E. A. D. E. Carp

Zukünftige Psychiatrie

ZUKÜNFTIGE PSYCHIATRIE

von

Prof. Dr. E. A. D. E. Carp

HIPPOKRATES VERLAG STUTTGART

Deutsche Übertragung von J. E. und E. Berkenbosch
Titel der holländischen Originalausgabe: Toekomstige Psychiatrie

ISBN 3 – 7773 – 0019 – 5
 Printed in Germany 1970. Druck: Sommer, Feuchtwangen.

Inhaltsverzeichnis

Zur Einleitung

Manchen wird die Frage beschäftigen, was und wie die Zukunft des Wissenschaftszweiges sein wird, für den er sich viele Jahre hindurch interessiert hat. Im allgemeinen wird er sich darauf beschränken, die auf seinem Gebiet erschienene Literatur zur Kenntnis zu nehmen, oder er setzt mehr oder weniger hoffnungsvoll Erwartungen in Diskussionen subjektiver Prägung. Man kann jedoch auch weitergehen und versuchen, sich von suggestiv wirkenden Aussprachen und Voraussagen, von den Erwartungen, die manchen spekulativen Betrachtungsweisen zugrunde liegen, zu befreien. «Science fiction» erscheint wertlos, solange man sich noch zuwenig bewußt ist, daß der Aspekt der Wissenschaft fortwährend wechselt und sämtliche wissenschaftlichen Ergebnisse, Erkenntnisse und Wahrheiten lediglich eine *zeitliche* Wahrheit verkörpern. Man braucht kein JULES VERNE zu sein, um an das glauben zu können, was man als unvermeidlich, wenn nicht als hoffnungsvoll betrachtet. Welchen Wert hat nun ein solcher Blick in die Zukunft? Eine Frage, die sich schwer beantworten läßt. Sie ist von unserem menschlichen Werturteil abhängig und damit wiederum von unserer augenblicklichen Stimmung, unserer Sympathie, unserer Hoffnung und unserer eigenen Erwartung. Erheblich beteiligt ist auch eine gewisse Furcht vor dem Unbekannten bei unserer Ablehnung des möglichen Wertes dessen, was sich als Zukunft anbietet.

Psychiatrie, im Sinne des Wissens über den psychisch gestörten Menschen, darf zwar als ein sehr alter Wissenschaftszweig bezeichnet werden, von ihrer wirklich methodischen oder mehr planmäßigen Ausübung kann erst seit dem letzten Jahrhundert die Rede sein. Vor dieser Zeit blieb es bei einer mehr oder weniger ungeordneten Sammlung von Tatsachen und Daten, welche dann die Basis bildeten für das, was sich allmählich zur «Psychiatrie» entwickelt hat.[1]

[1] Das Wort «Psychiaterie» wurde erstmals von JOHANN CHRISTIAN REIL in seiner zusammen mit HOFFBAUER veröffentlichten Schrift verwendet (Halle 1808). Dieser Begriff deckt sich mehr, als dies jetzt der Fall ist, mit dem, was gegenwärtig unter «Psychotherapie» verstanden wird.

Und wie in fast jedem Wissenschaftszweig, ist auch die Psychiatrie von einer nahezu überwältigenden Anzahl von Leuten praktiziert worden, und die Literatur auf diesem Gebiet ist unübersehbar angewachsen. Wer in den letzten fünfzig Jahren regelmäßig an den Kongressen teilgenommen hat, wird durch die ständig wachsende Anzahl der Vorträge, durch eine zunehmende Unübersichtlichkeit der Fragestellung sowie durch die Änderung der Erkenntnisse beeindruckt worden sein. Diese Änderung der Erkenntnisse ist es auch, die das Leben einer Wissenschaft verkörpert, da jede Erstarrung ihren Tod bedeutet. Nur so kann das Wort «Zukunft» Bedeutung haben, da dieser Begriff auf eine Wandlung dessen hinweist, was in einem bestimmten Augenblick für «wahr» gehalten wird. Jede Voraussage des Zukünftigen kann jedoch selbstredend nur auf dem Ergebnis der Vergangenheit basieren. Kenntnis der Vergangenheit ist ohne Zweifel eine unbedingte Voraussetzung für die Fundierung dessen, was man im Zukünftigen wahrzunehmen glaubt.[2]

Es müßte ein umfassendes Werk sein, das einigermaßen befriedigend die Vergangenheit der Psychiatrie darzustellen hätte, um dem Leser jene Basis zu vermitteln, auf der die Zukunft stets fundiert bleiben wird. Bis heute ist noch kein

[2] Die Daten, die dem Kapitel I (Geschichte des psychiatrischen Denkens) zugrunde liegen, wurden den nachstehenden Werken entnommen: G. Zilboorg, A History of medical Psychology, 1941; H. Sigerist, A History of medecine, Vol. I, Primitive and Archaic Medecine, 1951; J. Frazer, The Golden Bough, 1922; J. Ehrenwald, From Medecine Man to Freud, 1956; J. M. Schneck: Magico-religious Medecine, Psycha. Revue, 1954; D. Stafford-Clark, Psychiatry today, 1964; K. Birnbaum, Handbuch der Geisteskranken, Bumke, Bd. I, Geschichte der psychiatrischen Wissenschaft; Kirchhoff, Geschichte der Psychiatrie 1912, Nolan Lewis, Reflections on the past, present and future of psychiatric progress, Hamilton memorial lecture, 1962; E. Régis, Précis de psychiatrie, 1923; R. Benedict, Patterns of culture, 1947; H. Ellenberger, The ancestry of dynamic psychotherapy, Menninger Clinic. Bull, 1956; Nolan Lewis, Short History of psychiatric Archievement, 1942; J. M. Schneck, A History of Psychiatry, 1960; G. Thausing, Seelenkunde und Seelenheilkunde im alten Ägypten. Zschr. f. Psychotherapie. Heft 13.; W. Riese, Phenomenology and existentialism in psychiatry, an historical analysis, Journal of mental disease, vol. 132, 1961.; W. G. Eliasberg, die Psychotherapie unserer Zeit geschichtlich betrachtet, Handbuch der Neurosenlehre. 1957.; J. C. Bay, Historical mindedness in Medicine. Bull. Menninger Clinic. 1959.; K. Dewhurst, Seventeenth-century symposium on manic-depressive psychoses. Brit. J. of med. Psych. 1962.; E. Grünthal, Über Theorien der Großhirnfunktion im 19. Jahrhundert von Gall bis Meynert. Confinia Psychiatrica. 1958; M. D. Altschule, Roots of modern Psychiatry. Essays in the history of Psychiatry. Grune and Stratton, 1965.

Standardwerk, das sich diese Aufgabe gestellt hat, erschienen. Man ist nach wie vor auf verschiedene Werke angewiesen, die alle doch nur eine relativ beschränkte Übersicht über die Geschichte der Psychiatrie seit dem klassischen Altertum sowie ihrer verschiedenen Schulen vermitteln. Ich bin mir jedoch des Umstandes bewußt, daß ein solches Werk zu schreiben ein Menschenalter erfordert, und da mein Leben bereits nahezu verstrichen ist, werde ich mich wohl oder übel mit diesem Entwurf einer Zukunft der Psychiatrie begnügen müssen und dies nur unter Verwendung dessen, was die verfügbare Literatur mir über die Vergangenheit zu bieten vermochte. Dem Verfasser sei die Eitelkeit zugestanden, weiterhin die Illusion zu hegen, daß er zu dem, was man als Wissenschaft anbieten möchte, auch etwas Neues hinzufügen könnte. Ein Blick in die Zukunft enthält immer etwas Neues – auch wenn viele Leser dieses Neue unmittelbar – oder nach reiflicher Überlegung – als wertlos zur Seite schieben werden. Dem Verfasser bleibt dann zu seiner Rechtfertigung nur noch, sich auf das hinter ihm liegende Leben zu berufen, in dem er nach bestem Wissen und Können versucht hat, seine Erkenntnisse zu bereichern.

Kapitel I

Ein Blick in die Vergangenheit (Geschichte des psychiatrischen Denkens)

Psychische Leiden müssen wohl so alt wie die Geschichte der Menschheit sein. Man würde sich dabei auch auf Kains Verblendung berufen können, als er den Brudermord beging. Trotzdem reicht aber die Geschichte der Psychiatrie nur ein paar tausend Jahre zurück, obwohl anzunehmen ist, daß auch vorher der Mensch sich entsetzt nach dem Wie und Warum der Geisteskrankheit eines Mitmenschen gefragt haben wird. Von echtem psychiatrischem Denken kann jedoch erst gesprochen werden, als in der ältesten Periode (Zeitalter des sogenannten paläo-medizinischen Denkens ca. 5000–600 v. Chr.) in den Ländern des Nahen Ostens, in China und Ägypten, in Mexiko und Peru die psychischen Erkrankungen mehr oder weniger eingehend studiert und das Ergebnis schriftlich festgelegt wurden. Im Papyrus Ebers (ca. 1550 v. Chr.) werden Rückbildungserscheinungen im Alter, die Schwermut, Verwirrung durch Giftwirkung, Formen des ansteckenden Irrsinns usw. beschrieben. Aber auch das Alte Testament ist voll von Bildern psychischer Störungen und Erklärungen dafür.

Die heute noch lebenden primitiven Menschengesellschaften bieten manches Beispiel für das, was man archaisch-medizinisches Denken nennen könnte. Ihre Betrachtungsweise des Psychisch-Gestörtseins ist – wie in prähistorischen Zeiten – vorwiegend magisch-religiös. Ihr Denken hat als Ausgangspunkt die böse Gesinnung von Geistern der Verstorbenen oder beleidigter göttlicher Mächte. Die Geisterwelt der Primitiven ist Ausfluß ihrer Angst. Für sie besteht kein Unterschied zwischen dem körperlichen Krank- und dem psychischen Gestörtsein, da beides durch übelwollende Geister verursacht wird. Die Erklärungen tragen einen übernatürlichen Charakter, wobei im Grunde genommen Erklärung und Behandlung ineinander übergehen. Für das paläo-medizinische Denken bilden Magie, Religion und medizinisches Denken eine untrennbare Einheit. Magisch wirkende Heilkunde ist Kunst, keine Wissenschaft, da das Bedürfnis zu näherer Erforschung und Überlegung fehlt. «C'est la foi qui guérit»; diese berühmt gewordenen Worte wird Charcot viele Jahrhunderte später noch als höchste Weisheit aussprechen, und die gegenwärtige Psychiatrie kann diese Worte lediglich wiederholen. Dies bedeutet mit anderen Worten, daß die psychologischen Gesetzmäßigkeiten, die von Levy-Brühl, Frazer u. a. als Äußerungen einer primitiven Mentalität erforscht wurden, auch heute noch für den Menschen des 20. Jahrhunderts Geltung haben – genauso wie Freuds Abwehrmechanismen und Jungs Archetypen, Urbilder menschlicher Erfahrung.

Das älteste psychiatrische Denken hat an der Wiege der Psychotherapie gestanden. Die hierzu Berufenen haben Psychokatharsis mit den Hilfsmitteln betrieben, über die ihr damaliges Wissen verfügte, sie waren magischer Natur, wie sie es heute *noch* sind. In der frühen Psychiatrie ist davon die Rede, daß böse Geister, die Besessenheit verursachen, auf den Priester-Medizinmann als den Berufenen übertragen werden. Dieser, der mit Mana (göttlicher Kraft) Beladene, ist fähig, die Genesung durch Bannung des Bösen herbeizuführen. Zwar werden heute ganz andere Ausdrücke und Begriffe verwendet, die den therapeutischen Prozeß erklären können, ihrem Wesen nach erweisen sich die Grundlagen des psychiatrischen Denkens als nicht so sehr verändert, als es der Wandel der Erkenntnisse vermuten ließe. Für den Versuch, einen Blick in die Zukunft zu wagen, ist die Erkenntnis des ältesten psychiatrischen Denkens unerläßlich. Nicht die veränderte Terminologie ändert die Grundlagen des Denkens, weniger als die Form des Denkens spiegelt sich in ihr der Zeitgeist wider, und aufgrund dessen bildet die Terminologie jeweils eine neue Sprache, in der manchmal die gleichen Gedanken neuen Ausdruck finden.

Die wissenschaftliche Terminologie läßt sich gewissermaßen mit einem bebilderten Buch vergleichen, auf dessen Blättern die Geschichte der Kleidermode gezeigt wird. Die Prinzipien, nach denen man sich kleidet, mögen sich seit dem Feigenblatt am Anfang wenig geändert haben, aber die Mode selbst ändert sich fortwährend. Ohne zu übertreiben darf gesagt werden, daß die psychiatrische Wissenschaft sehr großzügig der jeweils sich ändernden Mode gefolgt ist, so daß ihr Jargon sogar berüchtigt wurde. Die Identifizierung des Patienten mit der Person, den Worten und dem Willen des Arztes, die Übertragung (und Gegenübertragung) frühinfantiler Bindungen, lassen sich bei tieferer Besinnung auf das Wesen dieser Situationen auch im paläo-medizinischen Denken wiederfinden. Die entweder spontan auftretenden, oder mehr oder weniger bewußt durch Tänze und Gesänge, Gebete und betäubende Mittel hervorgerufenen Trance-Zustände spiegelten Tod und Wiedergeburt wider. Sowohl das paläo-medizinische Denken der grauen Vorzeit und das magische Denken heute noch lebender primitiver Urwaldbewohner als auch die Psychotherapie unseres Jahrhunderts verwenden die heilsame Wirkung einer Aktivierung der Todes- und Wiedergeburtsproblematik. Diese Problematik muß so alt wie die Menschheit sein, und es darf als eine geniale Erfindung gelten, daß der Mensch bereits in seinem paläo-medizinischen Denken verstanden hat, die Erkenntnis der befreienden Wirkungen auszunutzen, die in der Erlösung von der Angst liegt. In den modernen Theorien über die Hypnose spielen das Todeserleben und die Erwartung einer Wiedergeburt eine hervorragende Rolle, und noch immer verkörpert die Persönlichkeit des Arztes den Träger des magischwirkenden Prestiges. Das moderne medizinische Denken hat die künstlich geschaffene Kluft zwischen dem Rationellen und dem Suprarationellen überbrücken können, und zwar so, daß für den Begriff «irrational» faktisch kein Platz mehr da ist. Es mag richtig sein, daß im paläo-medizinischen Denken in der Macht von Dämonen die Quelle alles Bösen gesucht wurde, während sie das moderne Denken in den unbewußt bleibenden Konflikten zwischen dem infantilen Triebleben und der Bestimmung des Menschen vermutet, diese Wandlung der Erkenntnis ist doch weniger wesentlich, als man auf Anhieb meinen könnte. Sogar die modernen Techniken, die durch die Faszinationsmethode eine hypnotische Wechselbeziehung einleiten, unterscheiden sich nicht von dem «magic stone», mit dem der Medizinmann von Neusüdwales seine verzauberten Patienten auf dem Ruhebett in einen Trance-Zustand bringt, um sie in die Macht von (guten und bösen) Dämonen zu geben. In den Werken ethnologischer Forscher findet sich eine Fülle derartigen Materials, so daß es überflüssig scheint, weitere Beispiele als Beweise anzuführen. Zahllos sind die Beschreibungen von spontanen oder bewußt hervorgerufenen Trance-Zuständen, die bei Menschen mit einer primitiven Mentalität beobachtet werden. Es ist keineswegs notwendig, zu prähistorischen Zeiten zurückzukehren, um Beispiele für einen Glauben an das Entweichen der Seele (mit anderen Worten des Lebensprinzipes) und für eine Wiedergeburt, die einer Genesung gleichkommt, zu finden. Mit vielen Variationen erweist sich seit den frühesten Zeiten das psychotherapeutische Denken, durchsetzt von der Todes- und Wiedergeburtsproblematik, als Richtschnur für das psychotherapeutische Handeln. Schlaf-, Betäubungs- und Elektroschockkuren sind heute als Auswirkung dieser therapeutischen Grundgedanken anzusehen. Die verlorene Seele kehrt – nachdem sie saubergewaschen ist – in den Körper zurück. Katharsis, d. h. Seelenreinigung, und Exorzismus, d. h. Vertreibung des Bösen, beherrschen das älteste psychiatrische Denken, und noch immer hat dieser Gedanke für die Psychotherapie fundamentale Bedeutung. Lediglich das Gewand, das dieses psychiatrische Denken umhüllt, hat sich dem veränderten Zeitgeist angepaßt. Heute wird mit Begriffen hantiert, die den neuen Entdeckungen entnommen sind. Eine mehr der in den Naturwissenschaften entsprechenden Terminologie wird verwendet. Heute schämt sich gewissermaßen der das psychiatrische Denken Praktizierende, eingestehen zu müssen, daß die Psychiatrie *auch* Geisteswissenschaft ist und dem Immateriellen Rechnung zu tragen hat. Anscheinend hat heute die Biopsychiatrie die Oberhand über die Noopsychiatrie, welche die Seele zwar als Lebensprinzip anerkennt, aber auch den im Wesen immateriellen Geist als Wirklichkeit betrachtet. Genau wie heute war sich auch in den frühesten Zeiten der Mensch im allgemeinen nicht der in ihm wohnenden bösen Geister bewußt, die sich in seiner psychiatrischen Störung manifestierte. In einer Hinsicht darf jedoch von einem wesentlichen Unterschied zwischen dem Psychotherapeuten in den Zeiten des paläo-medizinischen Denkens und dem unserer Epoche gesprochen werden. In jener weit zurückliegenden Periode vollzog der Psychotherapeut seine Heilbehandlung im Namen einer von ihm angerufenen Gottheit; der heutige Psychotherapeut handelt im Namen seines Berufes und seines «Berufenseins». Wieweit die Übereinstimmung zwischen damals und heute reicht, zeigt sich aus folgendem. Der Anthropologe Boas berichtet, daß die Schamanen eines unter sehr primitiven Umständen in Südamerika lebenden Indianerstammes eine vierjährige Probezeit absolvieren müssen und dann bei der Ausübung ihres Berufes zur Geheimhaltung verpflichtet sind. Er traf bei ihnen auf verschiedene miteinander wetteifernde «Schulen» mit unterschiedlichen Auffassungen und Behandlungsverfahren. Der Autor erwähnt nicht, ob die Spuren sogenannter «aufgeklärter» Geister unter den Schamanen festzustellen waren, die diese Schulen zusammenbringen könnten. Bekanntlich hat der Psychiater Wilhelm Bitter versucht, die heutigen Schulen in einer «Synoptischen» Psychotherapie zusammenzufassen. Etwas Ähnliches unternahm auch bereits Frankl.

Große Bedeutung ist der Entdeckung prähistorischer, trepanierter Schädel beigemessen worden, insbesondere im Zusammenhang mit der Möglichkeit einer Behandlung von Geistesstörungen. Es ist anzunehmen, daß im paläo-medizinischen Denken Geistesstörungen auch zum Kopf (zum Inhalt des Schädels) in Beziehung gesetzt wurden. Broca (ca. 1850), der sich für diese prähistorischen Funde besonders interessiert hat, war der Meinung, daß dieser Eingriff die Kranken von bösen Geistern befreien sollte, die Geisteskrankheiten, Schmerzen und Krämpfe verursachten. Die Urmedizin dürfte denn auch weniger die Heilung des Leidens selber, als vielmehr die Befreiung von der Angst vor bösen Geistern zum Ziel gehabt haben. Die Wirkungsweise von Heilmitteln war nahezu völlig unbekannt. Betont wurde hingegen die vorliegende Situation und die Person des «Heilers», der die Heilmittel verabreichte. Für diesen Punkt sei noch auf die Aussage eines heutigen Arztes hingewiesen. Er erklärte, daß gut 70 % der gegenwärtig angewandten Medikamente eine rein suggestive Wirkung hätten. Zu erwähnen ist auch ein geflügeltes Wort des großen Psychiaters Eugen Bleuler über die Behandlung der Pneumonie. Es wurde jedoch einige Jahrzehnte vor der Entdeckung der Antibiotika, ausgesprochen. Imhotep, eine überragende Gestalt des alten Ägyptens, (ca. 2850 v. Chr.), war berühmt ob seiner Fähigkeit, dämonische Einflüsse zu bannen. Auch später, zur Zeit der Blüte griechischer Kultur, genossen die Tempel Saturns in Ägypten durch die Genesung psychisch Leidender den Ruf eines Heiligtums. Im alten Indien enthielten die heiligen Bücher eine große Anzahl ritueller Vorschriften, die zur Bannung böser Dämonen bestimmt waren.

Man begegnet hier dem Versuch, die Geistesstörungen im Zusammenhang mit der Rache verschiedener Dämonen zu klassifizieren. Auch Verwirrtheitszustände durch Giftwirkung, sowie Krampfzustände waren bekannt. Der «Prana»-Begriff der alten Hindus entspricht dem «Pneuma» der Griechen. SUSUTRA und CHARAKA, beide für das indische medizinische Denken von größter Bedeutung, vermischten wissenschaftliche mit theologischen Gesichtspunkten. Bis zum heutigen Tag hat sich das indische medizinische Denken nicht von Weltbildern getrennt, in denen die Erlösung des Bösen und die Befreiung von wesentlicher Bedeutung geblieben sind. Unter den heutigen psychotherapeutischen Auffassungen weist die Komplexpsychologie von CARL GUSTAV JUNG (und seinen Schülern), die z. B. Begriffe wie «Werden zur Persönlichkeit», «Selbstverwirklichung», «Verselbstung» und «Individualisierung» verwendet, auf die Fähigkeit hin, verborgene Eigenschaften im menschlichen Geist zu mobilisieren. Das paläo-medizinische Denken im alten Ägypten, Indien, China und Mexiko war von religiösen und astrologischen Vorstellungen durchsetzt. Sie dienten dem Austreiben böser Einflüsse. Die Idee des Sündenbocks, der, mit den Sünden der Menschen beladen, diese dadurch von ihren Sünden befreite, existierte lange vor dem Christentum bereits als therapeutischer Gedanke, wie dies aus Abbildungen in der alt-peruanischen Kultur hervorgeht. Noch im späten 19. Jahrhundert wurden Magnete verwendet, um einen psychisch Kranken von seinen Beschwerden zu befreien und sie auf einen anderen zu übertragen.

Mit dem Eintritt in die griechische Periode (600—150 v. Chr.) wandelt sich das paläo-medizinische Denken und erhält einen mehr heilkundlichen Charakter. PYTHAGORAS hält nach wie vor an dämonischen Einflüssen fest. Sein Schüler ALCMAEON von Croton hingegen sucht die Ursache von Geistesstörungen in einer gestörten Hirntätigkeit. Auf ihn folgt die Zeit der Asklepiaden, Priester-Ärzte und Tempelhüter, die durch Beschwörungen und Befehle die Gottheit dazu veranlassen, den Körper des Besessenen zu verlassen. Die Behandlung wird durch Reinigungen, Diät und Waschungen ergänzt, wobei besondere Bedeutung einem wohltuenden Tempelschlaf, vor allem aber kostbaren Opfergaben für die Priester beigemessen wird. Mit Auftreten von HIPPOKRATES (geb. ca. 460 v. Chr.) bricht die zweite griechische Periode an. Unter seinem und seiner Anhänger Einfluß werden psychische Störungen als die Folge einer gestörten Gehirntätigkeit angesehen. Er beschreibt delirante Zustände, Schwermut und Ausgelassenheit, Entfremdung von der Wirklichkeit, Epilepsie und Schwachsinn. Die Philosophie PLATOS und ARISTOTELES' (Vater aller Wissenschaften) sowie die anatomischen Studien von HEROPHILUS (ca. 300 v. Chr.) vermitteln einen Einblick in den möglichen Zusammenhang zwischen Geisteskrankheit, Hirnanatomie und -physiologie, Magie und Volksglauben. Die Behandlung ist hauptsächlich eine Psychotherapie. Hippokrates beschreibt die Phrenitis (ein Sammelbegriff für Fieberdelirien), die durch eine falsche Zusammensetzung von Gallen- und Blutbestandteilen verursacht wird. Hiervon geht die Lehre von den Temperamenten aus. Ein Zusammenhang zwischen Magie und Melancholie wird gefunden. Die zunehmenden Erkenntnisse über die krankhafte Natur der psychischen Störung führt zu einer Behandlung mit Brech- und Abführmitteln, Aderlässen, Waschungen, Massagen und Diätregelung. Heilpflanzen, wie z. B. Veratrum album und Mandragora, genießen bei der Bekämpfung der Melancholie großes Ansehen.

Im psychiatrischen Denken des alten Griechenlands sind zwei Strömungen unverkennbar: das supra-naturalistische gegenüber dem naturalistischen Denken. Das erste findet sich am eindruckvollsten bei dem Dichter Homer, während Hippokrates der Exponent der anderen Richtung ist. Der Geburtsvorgang des psychologischen Denkens läuft durch die untrennbare Verbundenheit mit Theologie und Religion mühsam ab. Der Gedanke, daß sich verschiedene Aspekte des Geisteslebens in kosmischen Einflüssen widerspiegeln, wird nach wie vor durch die supranaturalistischen Betrachtungsweisen genährt. Das noopsychiatrische Denken vermag sich noch nicht von der Wirkung von Dämonen zu lösen. Andererseits versucht das biopsychiatrische Denken (Anaxagoras, Empedokles), den Sitz der Seele in den lateralen Hirnkammern, den Sitz des Bewußtseins im Herzen zu lokalisieren.

Während der alexandrinischen Periode werden die Erkenntnisse von Hippokrates weiter vertieft, ohne daß die Psychiatrie neue Impulse erhält. Das psychische Leiden wird als Krankheitszustand betrachtet, der Schwerpunkt liegt weit mehr auf der Behandlung und der Prognose als auf der Diagnose. Verschiedene der von Hippokrates für die Diagnostik verwendeten Bezeichnungen finden, sei es auch in verändertem Sinn, heute noch Anwendung. Die geringste Wandlung hat ohne Zweifel der Begriff der Melancholie erfahren. Bei der Abgrenzung des Krankheitsbildes der Hysterie betont Hippokrates die Verlagerung der Gebärmutter bei der ledigen Frau, und er empfiehlt die Ehe als Heilmittel. Seine Lehre der Temperamente bleibt viele Jahrhunderte vorherrschend, während Begriffe, wie z. B. Erblichkeit, Disposition, Konstitution, Charakter und Reagibilität zum dauernden Besitz des medizinischen Denkens geworden sind. In seiner Lehre der Temperamente spiegelt sich gleichsam die Geschichte des philosophischen Denkens. Die griechische Naturphilosophie als Weltanschauung richtet sich wie die der Inder und Chinesen auf die Erlösung vom Leiden. Den Ausgangspunkt bildet die Einheit im Kosmos. Dieser besteht aus einer beschränkten Zahl sogenannter Ur-Elemente, die durch ein energetisches Prinzip zusammengehalten werden. Für Hippokrates sind es Wärme und Feuchtigkeit. Man begegnet hier den gleichen Voraussetzungen, die das Leben auf der Erde entstehen ließen und auch die weitere Entwicklung aufrechterhalten haben. Ihrem Wesen nach ist die alte Lehre von den Temperamenten auch eine Lebenslehre. Die Beurteilung des leiblich-seelischen Befindens auf Grund der sichtbaren sogenannten Ausscheidungsprodukte, gelbe und schwarze Galle, heller gefärbtes Blut und Schleim, hängt mit den Lebensphänomenen zusammen. Diese Grundlage des hippokratischen Denkens ist besonders durch die Alexandriner (HEROPHILUS, ERASISTRATUS u. a.) und später durch GALEN weiterentwickelt worden bis ca. 1500 nach Chr. HIPPOKRATES gilt als Gründer der Konstitutionspathologie. In einem weiteren Schritt wird die Übereinstimmung zwischen Temperament und Körperbau festgestellt, womit die Ansätze einer Typenlehre gegeben sind. Diese hat nun vor einem halben Jahrhundert durch das Werk von KRETSCHMER ihren vorläufigen Abschluß gefunden. Die Vermischung der «Körpersäfte» als biologischer Grundlage für das Temperament entsprach bereits für HIPPOKRATES dem, was wir gegenwärtig «Stimmungsuntergrund» nennen. Das Gestimmt-Sein wird durch den Ontologen HEIDEGGER als ein Existential des menschlichen Daseins gekennzeichnet. In seinem Werk «Quod animi vires corporis temperamenta sequuntur» setzt bereits GALEN auseinander, wie das gesamte Seelenleben vom Temperament abhängig ist.

Obwohl diese nosologischen Muster in der hippokratischen Psychiatrie noch relativ einfach anmuten, war ihr bereits die Verwandtschaft zwischen Melancholie und Manie bekannt. Das Bedürfnis einer Klassifizierung psychiatrischer Krankheitsbilder wird erst gegen Ende des 19. Jahrhunderts mit KRAEPELIN ihren Höhepunkt erreichen, obwohl bereits im gleichen Jahrhundert Stimmen laut werden, die nur eine einzige Form der Geistesstörung anerkennen wollen. Dieser Ansicht begegnet man hauptsächlich in den Vereinigten Staaten von Nordamerika.

Zu der Zeit, als die sogenannte arabische Medizin von der griechischen Psychiatrie befruchtet wurde und die Werke von HIPPOKRATES und GALEN ins Syrische und Arabische übersetzt wurden, tritt der Name von ABU'ALI HUSAYN, besser als AVICENNA bekannt, hervor. Alles psychiatrische Denken mündet in der Auffassung von einer gestörten Hirntätigkeit. Das Gehirn wird als Sitz der Schleimausscheidung benannt. Schädeloperationen werden zu anderen Zwecken als der Befreiung des psychisch Kranken von bösen Dämonen vorgenommen. Aus altindischen Schriften geht hervor, wie laut Ideen von SUSUTRA ungeregelte Leidenschaften die Ursache psychischer Störungen sein können, die einen operativen Eingriff erfordern. Dennoch bleibt bis 500 n. Chr. der Sitz der Seele im Herzen lokalisiert. Ihr Wesen, Mana genannt, wird als mit der für Körper und Geist so wichtigen Funktion der Atmung (Prana) verbunden betrachtet. Anscheinend ohne Zusammenhang mit diesem Aspekt indischen Denkens begegnet man bei HIPPOKRATES der Vorstellung, die Atmung (hier «Pneuma» genannt) werde auf dem Wege vom Gehirn aus durch den ganzen Körper verbreitet. Auch PLATO und

ARISTOTELES machen sich über die Lokalisierung der Seele Gedanken. Das indische Denken betrachtet die Dewas (und insbesondere die bösen Asura) als Mächte, die durch Leugnung der «Quelle alles Lebendigen» (Suksma Kawekas) den menschlichen Geist zur Besessenheit zu bringen vermögen. Hier zeigt sich der alte Dämonenglauben als Merkmal des überwiegend kontemplativen Geistes der indischen Völker. Das griechische psychiatrische Denken – in seinem Bedürfnis nach Klassifizierung – unterscheidet nicht nur, neben der Melancholie, die Manie, die Paranoia, die Epilepsie, die Krankheitsbilder der Phrenitis und der Lethargie, sondern auch viele andere Krankheitsbilder erhalten eine passende Bezeichnung. Hingegen fehlt der Wunsch, diese Bilder miteinander in Zusammenhang zu setzen. Trotz eines physiologischen Denkens, sogar in bezug auf das Traumleben, verneint HIPPOKRATES die Möglichkeit von Träumen durch göttliche Eingebung nicht. Das Pneuma spielt weiterhin eine überragende Rolle, und emotionelle Faktoren werden auf humorale und physiologische Prozesse zurückgeführt. Von naturphilosophischer Seite erforscht ARISTOTELES den Zusammenhang zwischen Geistesleben und Hirntätigkeit. Trotz seiner Auffassungen über den totalitären Charakter der psychischen Prozesse betrachtet er das Herz als das Zentrum der Empfindungen. Dort vollzieht sich die Wandlung von Erinnerungsbildern in Gedanken. ARISTOTELES widersetzt sich der Auffassung, zwischen normal und abnorm bestehe eine Kluft. Sein Schüler HEROPHILUS glaubt an einen Zusammenhang zwischen dem Reichtum an Hirnwindungen beim Menschen mit dessen höherer Intelligenzstufe.

Zur Zeit des PTOLEMÄUS verlagert sich der Schwerpunkt des psychiatrischen Denkens von Alexandrien nach Rom. Damit beginnt die griechisch-römische Periode, die von 150 v. Chr. bis ca. 500 n. Chr. dauert und die in erster Linie durch das Auftreten von ASKLEPIADES (124 v. Chr.) gekennzeichnet ist. Berühmt wegen seiner Kenntnisse über psychische Störungen sowie durch seine Unterscheidung zwischen Wahnideen, Illusion und Halluzinationen wird er von manchen Kennern als «Vater der Psychiatrie» betrachtet. Daneben sind die Namen von Männern zu nennen wie CELSUS, der drei Formen von Insania beschreibt, SORANUS, dem wir die Beschreibung von Stupor-Zuständen verdanken, und vor allem ARETAEUS, der die manisch-depressiven Mischzustände erkannt hat. Über sie ragt die Figur von CLAUDIUS GALENUS hervor. Seine Kenntnisse über Geistesstörungen werden von religiös-dogmatischen Betrachtungen gewissermaßen überschattet. Er stellt zwei Formen psychischer Störungen auf: die idiopathische und die sympathische, wobei er letztere besonders betont. Im weiteren stimmen seine Auffassungen in mancher Hinsicht mit denen von HIPPOKRATES überein. Für das psychiatrische Denken der römischen Periode ist vor allem charakteristisch, daß man versucht, den weiteren Verlauf psychischer Störungen vorauszusagen und die Äußerungen des gesunden und des krankhaft gestörten Geistes zu einander in Beziehung zu setzen. Den vom Kranken selbst und von seiner Umgebung vermittelten Angaben wird eine größere Bedeutung beigemessen. Auch zwanghafte Vorstellungen und Wahnideen, die bestimmten Krankheitsbildern ein besonderes Gepräge geben können, finden Beachtung. Das vertiefte Interesse für die schicksalhafte Bestimmung des psychisch Gestörten führt zu einer menschlicheren Behandlung. SORANUS (und vor allem auch sein Zeitgenosse AURELIANUS) werden durch die späteren Generationen mit Männern wie CHIARUGI, PINEL und TUKE verglichen. Demgegenüber hielt AURELIANUS an seinem Glauben an Dämonen fest. Er wird im nun folgenden Mittelalter einen neuen Höhepunkt erreichen. Bis zum Fall von Rom (476 n. Chr.) bleibt GALEN die führende Figur in der Medizin. Obwohl seine größten Verdienste Anatomie und Physiologie betreffen, legt er doch auch das Fundament für die Erkenntnisse des psychosomatischen Zusammenhangs beim Kranksein. Die Ursache von Beschwerden, Schmerzen und anderen Krankheitserscheinungen körperlicher Art werden in einer gestörten Hirntätigkeit gesucht. Anstelle der verlagerten Gebärmutter werden von GALEN ein verstärkter Blutandrang, sowie eine Retention ovarieller Produkte im Zusammenhang mit einem zu häufigen oder zu seltenen Geschlechtsverkehr angenommen. In seiner Auffassung über den Menschen als mikrokosmische Offenbarung gegenüber der Welt als Makrokosmos nähert sich GALEN bereits dem mittelalterlichen Denken von PARACELSUS. Die alten Kirchenväter im Mittelalter (500–1000 n. Chr.) zeigen wenig Interesse für die Nöte des psychisch Gestörten und hemmen das freie wissenschaftliche Denken. Offenbar findet eine Rückkehr in die Dämonologie statt in den Zeiten von Teufelsaustreibungen und Quälereien. Unter der Führung der Theologie dieser Zeit wird die Psychiatrie erneut supranaturalistisch, und infolgedessen wird das psychotherapeutische Denken von der Überzeugung beherrscht, nur die Bekehrung zum «wahren» Glauben vermöge den Abtrünnigen zu retten. Wir wissen, wie dies durch Folterungen und Verbrennung auf dem Scheiterhaufen geschah. Und zugleich ist dies die Zeit des masochistischen Flagellantismus, der Tanzprozessionen, des Zungenredens und heimlicher Hexenverehrung. Andererseits zeigt sich z. B. bei einem PAULUS VON AEGINA die Erkenntnis von der psychogenen Ursache des nach heutigen Auffassungen hysterisch-psychisch Gestörten. Es erforderte eine außergewöhnliche Tapferkeit in jener Zeit, Ansichten zu vertreten, die der geistlichen Macht unliebsam waren und die Lehre der Kirche in Zweifel zogen. Die ersten Hinrichtungen der Hexerei angeklagter Frauen fanden um 430 statt. Erst im 19. Jahrhundert wurde der Hexenverfolgung ein Ende gemacht. Sogar der Vater der modernen Chirurgie, AMBROISE PARÉ, befürwortete noch im 16. Jahrhundert die Hinrichtung von Menschen, die angeblich über teuflische Kräfte verfügten. PARACELSUS (um 1500) ist hingegen der Meinung, daß diese

Leute als psychisch Gestörte betrachtet und behandelt werden müssen. Immer bestimmte die Furcht, als Ausdruck der inneren Schwäche, die Anwendung von sogenannten Heilmitteln, mit denen die psychisch Leidenden Jahrhunderte hindurch gequält worden sind. So griff auch die katholische Kirche, aus Furcht vor Abtrünnigkeit und Aberglauben, zur Anwendung solch unmenschlicher Strafen. Und obwohl die Renaissance einen großartigen Durchbruch auf dem Gebiet der Kunst und Wissenschaft zeitigt, bleiben die Auffassungen in der Psychiatrie noch oft in der Schwebe zwischen vagen Vorstellungen astrologischer Art, teuflischer Einflüsse und Einwirkung übler Säfte.

Bereits um 490 wird in Jerusalem ein Krankenhaus für Geisteskranke gegründet. Die arabische Welt ist nicht, wie die christliche, dem Einfluß des Dämonenglaubens ausgesetzt. RHAZES und AVICENNA sind der Auffassung, daß eine Krankheit durch eine andere bekämpft werden kann, wie dies viele Jahrhunderte später durch WAGNER VON JAUREGG bewiesen worden ist. Der jüdische Gelehrte MAIMONIDES führt gegen Ende des 12. Jahrhunderts psychologische Begriffe ein, wobei den emotionellen Einflüssen noch wenig Bedeutung beigemessen wird. Um 1500 kommt im Elsaß eine Anstalt für psychisch gestörte Epileptiker zustande. Auch in England, Italien, ja sogar in Mexiko entstehen solche Anstalten für Geisteskranke. Große Männer, wie VESAL, SYLVIUS und VAROLUS, beschäftigen sich mit dem Studium des Nervensystems, und nach und nach richtet sich die Aufmerksamkeit auf Bau und Funktion des Gehirns im Zusammenhang mit geistigen Störungen. In Spanien entsteht um 1425 ein Asyl für Geisteskranke, das in kurzer Zeit berühmt wird. Vor der Gründung dieses Heims in Saragossa (Zaragoza) genossen die Ärzte von Valencia einen gewissen Ruhm für ihre Behandlung von Geisteskranken. 1436 wurde ein Spital in Sevilla eröffnet, ähnliche Anstalten in Toledo und Granada folgten. Diese Spitäler lenkten so sehr die Aufmerksamkeit auf sich, daß Spanien in gewissem Sinne als Heimat der mittelalterlichen Psychiatrie und Psychotherapie gilt. Dies geschah in einer Zeit, die als die «düstere» Periode im psychiatrischen Denken gilt, und in einem Land, das sozusagen die Wiege der Inquisition und der christlichen Unduldsamkeit ist.

In der Renaissance wird die Hexenverfolgung unverringert fortgesetzt. Hierfür zeugt die 1488 erschienene, mit Furcht und Haß gegenüber den geistig Gestörten erfüllte Schrift «Der Malleus maleficarum» – sanktioniert von Papst INNOZENZ VIII. Tausende von Geisteskranken fallen dieser nunmehr alles beherrschenden Form des psychiatrischen Denkens zum Opfer. Man kann wohl sagen, daß sich gleichzeitig mit diesen grausamen Maßnahmen eine Propagierung des Teufelsglaubens über die gesamte Christenheit wie eine ansteckende Krankheit verbreitet. Wellen von religiösem Sadismus und religiösem Masochismus treffen zusammen, und zahllose Menschen bekannten sich nur allzu eilig dazu, vom Teufel besessen zu sein. Wenige Jahre nach dem Erscheinen der obengenannten Schrift verkündet der 1492 in Valencia geborene JUAN LUIS VIVES – als der Vater der medizinischen Psychologie bezeichnet – seine Ansichten über die psychischen Störungen. Er unterstreicht die Bedeutung der Emotionalität sowie die Nachwirkung lang zurückliegender Erlebnisse. Daher kann er gewissermaßen als ein Vorläufer der dynamischen Psychologie des 20. Jahrhunderts gelten.

Mehr bekannt ist sein Zeitgenosse THEOPHRASTUS VON HOHENHEIM, genannt PARACELSUS. Dieser – neben PARÉ und VESAL – größte Vertreter des medizinischen Denkens der Renaissance bestätigt zum Teil die hippokratischen Auffassungen über die Temperamente. Daneben akzeptiert er eine krankhafte Veränderung der «Spiritus vitae», durch die der Mensch seines psychischen Gleichgewichts beraubt werden kann. Dieser Lebensgeist ist, laut PARACELSUS, materieller Natur. Einiges deutet darauf hin, daß PARACELSUS die Rolle der unbewußten Motive beim Entstehen psychischer Störungen bekannt war. Auch wußte er vom Einfluß sexueller Störungen in Fällen von Hysterie. In seinen medizinischen Forschungen suchte er die Wirkung eines Pflanzenextrakts mit der äußeren Erscheinungsform der Pflanze in Beziehung zu bringen. Als ein Vorläufer von MESMER glaubte auch PARACELSUS an einen heilsamen tierischen Magnetismus. Gleich wie sein Zeitgenosse AGRIPPA stieß auch PARACELSUS auf Widerstand bei dem Versuch, seinen Ansichten über die psychischen Krankheiten Gehör zu verschaffen. AGRIPPAS Schüler, JOHANN WEYER (WIERUS), war es bestimmt, die größten Beiträge zum psychiatrischen Denken der Renaissance zu liefern. Mit einer für diese Zeit unerhörten Kühnheit wagt er es, zu behaupten, daß das Gebiet der Geistesstörungen der Medizin und nicht der Theologie, Philosophie oder Rechtswissenschaft zustehe. Sein erfolgreicher Kampf gegen die unmenschliche Hexenverfolgung darf als bekannt vorausgesetzt werden. Gleichzeitig setzt er die genaue Zahl der Dämonen auf 7 409 127 (!) fest. Wenn wir der Epoche, in der WEYER lebte, Rechnung tragen, dann wären wir geneigt, dieser Zahl eine symbolische Bedeutung beizumessen. Seine Wiege stand auf der Grenze zwischen den Niederlanden und Westdeutschland. In der Geschichte der Psychiatrie gilt WEYER als einer der ersten Kliniker, die auch für die vielen Variationsmöglichkeiten der psychischen Erkrankungen ein Auge hatten. Weiterhin wird er als einer der ersten Psychiater auf juristischem Gebiet betrachtet. In dem Engländer SCOTT findet er einen seiner wenigen Bundesgenossen und Verfechter der neuen Ansichten. Der Glaube an die Existenz des Teufels muß auch in dieser Zeit das Bedürfnis nach wissenschaftlichem Denken nicht ausschließen. Um 1600 erarbeitet PLATER nach eingehendem Studium eine Klassifizierung der Geistesstörungen. Außer seiner Beschreibung von Zwangsleiden ist seine Darstellung der Stuporzustände mit Katalepsie bekannt. Obgleich er für deren Entstehung eine gestörte Hirntätigkeit verantwortlich macht, hält er halluzinatorische und Wahnzustände für das Werk des Teufels.

Ende des 16. Jahrhunderts taucht erstmals das Wort «Psychologie» in einer Schrift von GOECKEL (1590) auf. In England ist unter dem Einfluß von FRANCIS BACON eine Spaltung des psychiatrischen Denkens aufgetreten. Die erste Richtung betrachtet die psychische Tätigkeit und auch deren Störungen als materieller Natur, wobei das Zentralnervensystem eine besondere Stellung einnimmt. Die zweite – unter Anerkennung des Daseinsrechts für eine physiologische Psychologie – sucht nach Motivierung unter Verwendung psychologischer Begriffe. Diese Strömung achtet auf den Inhalt des Denkens und Fühlens des Geisteskranken, obwohl sie die Wahrnehmung für ein souveränes Hilfsmittel hält, um Erfahrungen zu sammeln. Allmählich zeichnet sich der Unterschied in der Methodik zwischen objektiver und subjektiver Erfahrung ab. Vorläufig behalten die Daten, welche die objektive Wahrnehmung zu vermitteln vermag, das Wort. Die iatrochemische Betrachtungsweise wird von THOMAS WILLIS (1621–1675) eingeführt. Seine bahnbrechende Arbeit auf dem Gebiet der Neuroanatomie liefert auch die Grundlage für seine Beschreibung der progressiven Paralyse und der manisch-melancholischen Zustandsbilder, die mit Demenz verbunden sind. Er unterscheidet zwischen verschiedenen Formen und Graden des Schwachsinns. Er akzeptiert noch mit einer gewissen Zurückhaltung die Möglichkeit teuflischer Einflüsse. Während er das Kleinhirn als Sitz der vitalen Aktivität betrachtet, wird von seinem Zeitgenossen VIEUSSENS das Corpus striatum als Sitz der Vorstellung aufgefaßt. Obwohl die Geistesstörungen, die als Irrsinn betrachtet werden, sorgfältig beschrieben werden, erregen neurotische und Charakterstörungen noch in keiner Weise das Interesse der Forscher. Physik, Chemie, Anatomie und Physiologie bleiben weiterhin die Grundpfeiler der Psychiatrie. Ein Bedürfnis nach psychologischem Verstehen zeigt sich noch kaum. Man kann sagen, daß mit RENÉ DESCARTES (1596–1650) das Zeitalter der physiologischen Psychologie eingeleitet wird. Aber er wies der Seele ihren Platz in der Glandula pinealis zu. In seinem Denken wird das emotionelle Leben als eine Form der intellektuellen Tätigkeit betrachtet. Die im Gehirn eintreffenden Reizimpulse werden auf das Denken und die Gefühle übertragen. Das Hirn stellt ein Körper und Geist koordinierendes Organ dar. Die Ansichten DESCARTES über das unbewußte Geistesleben basieren auf dem physiologischen Denken. Zwischen dem im Prinzip Materiellen und dem Immateriellen bestehen unüberbrückbare Unterschiede. Das philosophische Denken dieses Zeitalters fürchtet sich vor dem Nichtwahrnehmbaren, das sich einer objektivierbaren Erfahrung und mathematischen Berechnung entzieht. Dennoch zeigt sich, daß Philosophen wie z. B. THOMAS HOBBES und GOTTFRIED WILHELM LEIBNIZ die physischen Erscheinungen, die mit dem objektiv Gültigen in keinem Zusammenhang stehen, keineswegs außer acht lassen. Diskussionen über das, was als das Wesen unbewußter, psychischer Prozesse betrachtet werden muß, kommen schon in dieser Periode des psychiatrischen Denkens in Gang.

Während um 1641 in Frankreich mit Charenton die erste psychiatrische Krankenanstalt erwähnt wird, an der zwei Jahrhunderte später BAYLE und kurz nach ihm ESQUIROL das psychiatrische Denken befruchten werden, stagnieren die psychotherapeutischen Erkenntnisse – zumindest vorläufig – im Bann der Teufelsaustreibung. Das Untertauchen in Wasser, Herumschleudern im Drehstuhl, Hungerkuren, Zwangsjacken u. a. bleiben die üblichen Mittel, um das Böse aus dem Geisteskranken zu vertreiben. BOERHAAVE (1668–1738) ist der Meinung, daß der auf diese Weise erreichte Zustand der Bewußtseinssenkung sich therapeutisch günstig auswirkt. Der Einfluß auf das medizinische Denken seiner Zeit ist sehr groß, obwohl seine zahlreichen Schriften über das Nervensystem nur indirekt mit Betrachtungen über psychische Störungen zusammenhängen. Im großen und ganzen teilt auch er den Standpunkt der humoralen Theorien von HIPPOKRATES.

Zur Psychiatrie des 17. Jahrhunderts gehört auch die animistische Theorie, die in Deutschland von STAHL ausgearbeitet wurde. Obwohl von Haus aus Physiker und Chemiker, betrachtet er das Geistesleben als ein – im vitalistischen Sinne aufgefaßtes – Erzeugnis der Seele. Psychische Störungen sind Seelenkrankheiten, die aus Mangel an vitaler Energie entstehen. Der große Entdecker des Blutkreislaufes, HARVEY, der sich auch für die Psychosomatik interessiert, verzichtet auf theoretische Betrachtungen. Er übt eine rein klinische Psychiatrie aus. Hiervon zeugt seine Beschreibung der Induktionspsychosen, einige Jahrhunderte bevor BAILLARGER, FALRET und LASÈGUE ihre Fälle von «Folie à deux» veröffentlichen. Auch die Beschreibung hysterischer Zustandsbilder, wie wir ihnen bei SYDENHAM begegnen, behalten ihre klinische Prägung. SYDENHAM wurde von verschiedenen Seiten mit dem Ehrentitel «Englands HIPPOKRATES» ausgezeichnet. Seiner Meinung nach sind die hysterischen Zustandsbilder am häufigsten bei Frauen, wie auch bei Männern, deren Hysterie vordem als Hypochondriasis fehlgedeutet wurde. Als einer der ersten weist er auf die Häufigkeit psychischer Störungen bei seinen Zeitgenossen hin. Zweifelsohne ist er durch seine enge Verbundenheit von JOHN LOCKE beeinflußt, der wie SYDENHAM das medizinische Denken seiner Epoche in bezug auf den Zusammenhang zwischen Geist und Stoff aufmerksam verfolgte.

Immer klarer zeichnet sich das Bedürfnis nach Kenntnis der Vielfalt und Variabilität der psychischen Störung ab. Um 1750 werden von SAUVAGE die psychischen Störungen in eine große Zahl von Klassen eingestuft. Die der verschiedenen Typen von Vesania bleibt dabei die wichtigste. CALLEN kommt zu einer anderen Klassifizierung. Er weist darauf hin, daß die letzten Ursachen der Geisteskrankheiten in der Veranlagung liegen. Die Krankheitserscheinungen sind als

Fehlbildungen normaler psychischer Vorgänge zu betrachten. Manie und Melancholie sind die Grundformen für sämtliche Geistesstörungen.

Aus dem psychiatrischen Denken des 17. Jahrhunderts ragt die Figur von Thomas Browne (1605–1682) heraus. Er ist ein Forscher, der für die Vielfalt psychologischer Dynamismen, die in der psychischen Störung zum Vorschein kommen, Verständnis zeigt. Seine Beschreibungen würde man heutzutage Verdrängung psychischer Inhalte, Reaktionsbildung, Identifizierung, Rationalisierung und Kompensierung nennen. Unbewußt bleibende Komponenten in den Formen des Verhaltens, der Symbolisierung und anderer Traum-Psychismen, sind wohl bekannt. Besonders wertvoll sind auch Brownes Ausführungen über die Bedeutung der Projektion und über die der psychischen Reifung.

Wie stark das 17. Jahrhundert (und zum Teil auch noch das 18.) von der Idee der dämonischen Besessenheit erfüllt ist – und dies trotz der wichtigen Entdeckungen in der Anatomie des Gehirns –, dafür zeugt die trostlose Behandlung, der sich die Geisteskranken immer noch unterziehen müssen. In Frankreich werden die Patienten, nachdem sie kurze Zeit im Hôtel-Dieu mit «Beschwörungs»-Mitteln behandelt worden sind, für unheilbar erklärt und den Anstalten Bicêtre oder La Salpêtrière zugeteilt. Dort werden sie an Ketten geschmiedet und dem Publikum zur Schau gestellt. Anderswo ist es ebenso, und Felix Plater findet keinen Anlaß einzugreifen, obwohl er persönlich die Geisteskranken in ihren dunklen Zellen aufsucht und untersucht. Trotz allem halten Aberglauben und Mißverständnisse die Probleme der psychischen Krankheit gefangen. Erst dem 18. Jahrhundert bleibt es vorbehalten, das Schicksal der Irren an eine Wende zu führen. Dies geschieht in zwei Perioden, an die sich die Namen Mesmer und Pinel knüpfen. Der erste, ein Österreicher, schließt sein Studium in Wien mit einer Schrift ab (1766), welche die Grundlage für alles bildet, was wir heutzutage als Psychotherapie bezeichnen. Es hat keinen Sinn, den vollständigen Entwicklungsgang des damaligen Mesmerismus und seine Lehre des tierischen Magnetismus auseinanderzusetzen. Es sei lediglich erwähnt, daß Mesmer – außer ein geschickter Quacksalber – ein Mann mit einer ernstzunehmenden Aufgeschlossenheit für die Nöte, insbesondere von neurotisch Gestörten, gewesen ist. In seiner 1779 veröffentlichten Schrift «Mémoire sur la découverte du magnétisme animal», welche die theoretische Basis seiner Behandlungsmethode darstellt, rechtfertigt Mesmer gewissermaßen sein Auftreten als Psychotherapeut. Sein «nervöses Fluidum» ist die damalige Bezeichnung für das Phänomen der Übertragung (bzw. Gegenübertragung) und geht auf die alte Lehre der Dyskrasien und die hippokratischen Grundgedanken über das Kranksein zurück. Mit Mesmer setzte eine Methodik der suggestiven (und sogar hypnotischen) Beeinflussung zu therapeutischen Zwecken ein. Man darf sagen, daß – trotz aller Kritik, wozu Mesmers Person und Theorien Anlaß geben – sein Auftreten aus der

Geschichte des psychotherapeutischen Denkens und Handelns nicht wegzudenken ist. Es mag zutreffen, daß auch in den verflossenen Jahrhunderten Trance-Zustände für psychisch Gestörte ausgenützt worden sind, MESMER ist es gewesen, der — als Priester-Arzt maskiert — auf magisch wirkendem Wege Bewußtseinsstörungen erzeugt hat, die wie das jetzt noch übliche Elektroschockverfahren auf kurze Frist eine Regulierung des Gestimmt-Seins bewirken können. Als sich 1784 die französische Académie des Sciences veranlaßt sieht, MESMERS Theorien mit einem vernichtenden Urteil abzulehnen, zeigt sie für die Hintergründe seines psychiatrischen Denkens kein Verständnis. Auf seinen Ideen haben CHARCOT, BERNHEIM, LIÉBAULT und schließlich BREUER und FREUD weitergebaut. Betrachtungen über die Priorität von Ideen bilden in der Geschichte des Denkens immer ein heikles Unternehmen, besonders wenn man versucht, nachzuforschen, inwiefern ein Autor die Ideen von Zeitgenossen und Vorgängern gekannt haben kann. Das unbewußte Plagiat scheint im wissenschaftlichen Denken nicht vermeidbar zu sein, aber man muß eine gewisse Weisheit erworben haben, um diese Wahrheit einsehen zu können. Bis zum heutigen Tag wird MESMER noch vorgeworfen, daß er seine Idee von kosmischen Einflüssen auf die Wirkung des tierischen Magnetismus von dem Engländer MEAD übernommen habe. Auch hätten bereits andere vor ihm die suggestive Wirkung der Elektrizität ausgenützt und damit Erfolge erzielt. Bereits die alten Römer verwandten die elektrischen Entladungen des Zitteraals für verschiedene Zwecke, und so könnte man in der Geschichte des Denkens weitere Beispiele finden. Zu Recht und auch teils zu Unrecht bleibt die therapeutische Bedeutung der Übertragung und der Gegenübertragung mit MESMERS Namen verbunden wie der Name PINELS nahezu gleichzeitig mit der Entdeckung des *(auch)* Menschseins der psychisch Kranken. Und wenn man sich darüber wundert, wie träge sich das menschliche Denken durch die Jahrhunderte entwickelt hat, dann könnte auf die Problematik der Nächstenliebe hingewiesen werden, die seit dem Auftreten von Christus (vor nun 2000 Jahren) noch so wenig Fortschritte gemacht hat. Da nun der Glaube an eine teuflische Beeinflussung von außen dem Glauben an einen inneren Teufel gewichen ist, haben Verachtung und Furcht die Form dessen angenommen, das man als «Mitleid» bezeichnen kann.

Im 18. Jahrhundert werden Krankenhäuser und Anstalten für psychisch Kranke auf einigermaßen humaner Basis und mit ärztlicher Pflege noch nicht als allgemeines Bedürfnis empfunden. Das Bethlem-Hospital in London zieht die Besucher lediglich an, um ihnen die Gelegenheit zu geben, sich an den Irren zu belustigen, und Abscheu erregend sind die Schilderungen, die der französische Psychiater ESQUIROL von den herrschenden Zuständen zu geben weiß. Nun erheben sich aber in England WILLIAM TUKE (1792) und in Frankreich PINEL (1793), um das Gewissen der Menschheit wachzurütteln und einen besseren Einblick in das Wesen der psychischen Störung zu geben. In Italien ertönt zu gleicher Zeit aus Florenz der Aufruf CHIARUGIS. Die Zeit scheint reif zu sein, den Geisteskranken in seiner Menschlichkeit zu entdecken. Abbildungen mit PINELS erlösender Tat verfehlten ihre Auswirkungen nicht, und die Angst vor dem psychisch Gestörten kleidet sich von nun an in das Gewand des Mitleids.[1] Nun tauchen auch in anderen Ländern immer mehr Menschen auf, die es wagen, nachdrücklich eine mehr systematische Behandlung und eine menschenwürdigere Betreuung von Geisteskranken zu fordern. In Deutschland ist es LANGERMANN (1768–1832), der – nach dem Abschluß der ersten psychiatrischen Dissertation, die der Behandlung dieser Patienten gewidmet ist – sich für die sogenannte «no restraint»-Pflege einsetzt, d. h., für die Abschaffung von Zwangsjacken.

CULLEN wird gemeinhin als der erste betrachtet, der das Wort «Neurose» verwendet hat, wenn auch in einer anderen Bedeutung als die gegenwärtig übliche. Beim Entstehen einer «Neurose» spielt das Zentralnervensystem eine – zunächst unbekannte – Rolle. In diesem Sinne verwendet, trifft man das Wort noch in OPPENHEIMS «Lehrbuch der Nervenkrankheiten» an (6. Auflage 1913). In diese Zeit fällt auch die Einführung des Begriffes «funktionell» im Sinne von: «Organisch, ohne bekannte anatomische Grundlage». PINEL vereinigt in seiner Person die guten Eigenschaften eines Menschenfreundes und eines tüchtigen Forschers. In seinem Buch «Traité de la manie» beschreibt er die vier wichtigsten Formen psychischer Störungen: Manie, Melancholie, Demenz und Idiotie. Daneben beobachtet er eine Anzahl von weniger wichtigen Zustandsbildern. Besondere Aufmerksamkeit schenkt er den Stuporzuständen. Einer seiner Schüler, HEINROTH, wird zum Gründer der spiritualistischen Strömung. Sie sucht die Quelle der Geistesstörungen im Verlust der inneren Freiheit, wenn die Moral verlassen wird. BENJAMIN RUSH, der Vater der amerikanischen Psychiatrie, schreibt ein Werk über Geisteskrankheiten, in dem er noch die alten Quälmethoden erwähnt. Von nun an steht das Gehirn vollkommen im Mittelpunkt des Interesses. CHIARUGI betont in seinem großen Werk über die Geisteskrankheiten nachdrücklich die Notwendigkeit der Hirnsektionen, sowie einer sorgfältigen Untersuchung der verstorbenen Patienten. HASLAM, der in seinem um 1800 erschienenen Werk auch die vorgenommenen Hirnsektionen erwähnt, berichtet über Bilder, die mit der später sogenannten progressiven Paralyse (Dementia paralytica) übereinstimmen. Einige der von ihm beschriebenen Zustandsbilder erinnern an schizophrene Zustände.

[1] Daß diese Angst bis zum heutigen Tag unverringert auch bei den Psychiatern noch vorhanden ist, zeigte sich mir, als ich in Erfahrung bringen konnte, daß der medizinische Direktor einer psychiatrischen Anstalt sich beim Betreten der damals noch bestehenden Zellen für sogenannte gefährliche Geisteskranke von zwei Pflegern beschützen ließ.

Ungefähr Anfang des 19. Jahrhunderts entbrennt der Kampf zwischen «Psychikern» und «Somatikern», namentlich in Deutschland, in oft erbitterter Weise. Diese werfen jenen vor, daß sie die organischen Grundlagen der psychischen Störung nicht beachten und in spekulativen Betrachtungen ertrinken. «Geisteskrankheiten sind Gehirnkrankheiten», so lautete die Maxime von GRIESINGER, dem wichtigsten Verfechter der somatischen Betrachtungsweise. Vor ihm haben sich Forscher, wie z. B. NASSE, JACOBI, FRIEDREICH und der Holländer SCHROEDER VAN DER KOLK, mehr oder weniger extrem als Anhänger dieser somatischen Richtung bekannnt. GALL, ein zu seiner Zeit berühmter Hirnanatom (1758–1828), stellt die lokalisierbaren Charaktereigenschaften zusammen und wird zum Begründer der Phrenologie. Wie in früheren Jahrhunderten die Dämonologen werden nun die Psychiker als unwissenschaftlich nach und nach in die Defensive gedrängt, so daß Männer wie HEINROTH und IDELER vollkommen in den Hintergrund geraten.

Obwohl dieser Streit sich in jedem Lande abspielt, wird er doch durch die Eigenart der Forscher selber geprägt. Die Physisch-Monisten, die das Bedürfnis einer materialistischen Weltbetrachtung empfinden, die psychischen Phänomene auf materielle Ursachen zurückzuführen, bekennen sich als Somatiker. Psychologische Betrachtungen erregen ihr Mißtrauen und werden zur spekulativen Naturphilosophie gezählt. Die Psychiker hingegen betrachten es als eine Hirnmythologie, Hirnstörungen anzunehmen, wo diese keineswegs nachgewiesen worden sind. Für sie sind Geisteskrankheiten keine Krankheiten im üblichen, sondern im übertragenen Sinne. Die Psychiatrie könne keineswegs einen Teil der Neurologie bilden, deren Kenntnis ohnehin noch fehlt. Zum ersten Mal setzt sich das Verlangen durch, ein Menschenbild zu entwerfen, das nicht nur das Hirn und das gesamte Zentralnervensystem, sondern den ganzen Menschen umfaßt. Während GALLS Phrenologie die Überzeugung der Somatiker unterstützt, daß es lokalisierbare psychische Eigenschaften gibt, und sie aus ihr die Hoffnung schöpfen, einmal auch die psychischen Störungen lokalisieren zu können, bleibt die Kritik nicht aus. Allerdings muß erwähnt werden, daß beide Parteien mehrmals zeigen, daß sie für die gegenseitigen Argumente nicht völlig blind sind.

Während dieser Streit in der Psychiatrie Deutschlands während nahezu des ganzen 19. Jahrhunderts anhält, bemühen sich die Forscher in den meisten anderen Ländern weiterhin, Kenntnis und Erfahrung auszubauen. In Deutschland liegt in dieser Periode der Psychiatrie vornehmlich das monistische Denken zugrunde. Dagegen scheint in Frankreich das Denken mehr dualistisch geprägt zu sein. Dies dürfte dem Grundgedanken des GRÜNBAUMschen Werkes: «Lieben und Herrschen als Grundprinzipien der monistischen und dualistischen Weltanschauung» (1925) entsprechen. Eine dualistische Weltbetrachtung ließe sich ja auch eher als eine monistische mit der französischen Mentalität in Einklang bringen, wird doch in ihr dem «Lieben» ein so sehr bevorzugter Platz eingeräumt. Auch die Welten der Materie und des Geistes können mitunter aus einer dualistischen Betrachtungsweise verstanden werden. Für den Zusammenhang zwischen Leib und Seele bekennt sich BENJAMIN RUSH (1745–1813) in Amerika zu einer dualistischen Betrachtungsweise. Im Einklang hiermit betont er das Individuelle im Patienten, sowie die Bedeutung der Psychologie für die medizinische Ausbildung.

Das Schaffen PINELS im Bicêtre und in der Salpêtrière beeinflußt die erste Hälfte des 19. Jahrhunderts. Nach seinem Tod 1826 wird er allgemein als der Fortsetzer der Arbeit von JOHANNES WEYER anerkannt. Ein Jahrhundert später sind es ein Engländer, CONOLLY, sowie ein Amerikaner, CLIFFORD BEERS, die seine Bemühungen einen Schritt nach vorwärts führen werden. Zeit seines Lebens bemüht PINEL sich auch persönlich um die psychisch ernsthaft gestörten Patienten, und er versucht, den Inhalt ihrer psychotischen Erlebnisse zu erforschen. Indem er die gesamte Persönlichkeit des Kranken, seine Umgebung, sein Arbeitsmilieu und seine Vergangenheit mit in das Interesse einbezieht, gibt PINEL die ersten Hinweise für eine echte Anamnese, eine Krankheitsgeschichte des psychisch gestörten Menschen.

Das 19. Jahrhundert darf für die Psychiatrie als das fruchtbarste unseres ganzen Kulturkreises gelten. In zunehmendem Maße zeichnen sich die Strömungen ab, die bestimmt zu sein scheinen, das Denken in Richtung einer immer tiefer reichenden Erkenntnis zu lenken. Gegen Ende des Jahrhunderts erhalten diese Strömungen Bezeichnungen, wie z. B. allgemeine und besondere Psychopathologie, Pathopsychologie, klinische Psychiatrie, experimentelle Psychologie, Sozialpsychiatrie, experimentelle Psychopathologie, Psychoanalyse und Psychotherapie. Zunächst herrscht die klinisch-nosologische Betrachtungsweise überall vor. Man ist bestrebt, Kenntnisse zu sammeln, wozu immer sorgfältiger beschrieben wird, was man als psychische Krankheitsbilder zu erkennen hofft. GALLS Beispiel erweckt die Erwartung, daß mit Hilfe des Mikroskops die Hirnrinde als Mosaik von Hirnfunktionen entdeckt wird, deren Störung das Rätsel der Geisteskrankheiten lösen kann. Hirnanatomie und -physiologie (insbesondere der Rinde) entwickeln sich in raschem Tempo. Dies entspricht dem Vorherrschen einer physisch-monistischen Weltbetrachtung, besonders in den germanischen Ländern. Die Enttäuschung über die Unhaltbarkeit der GALLschen Phrenologie wird weitgehend durch seine Entdeckungen in der Rinde bei Aphasie wieder gutgemacht. In England erscheint eine Beschreibung von Geistesstörungen (HASLAM), die ein Jahrhundert später von KRAEPELIN als Dementia praecox zusammengefaßt und zuvor bereits von französischen Psychiatern erwähnt werden. Der Wetteifer steigert sich immer mehr, und die Priorität von Ansichten und Entdeckungen in den verschiedenen, miteinander konkurrierenden Ländern läßt sich auch immer schwieriger feststellen. Veröffentlichungen erscheinen, in denen etwas verärgert darauf hingewiesen wird, daß der bekannte Reflex von BABINSKI bereits 50 Jahre vor dem großen Franzosen durch den Engländer HALL entdeckt worden sei. Damit diese kurze Darstellung der Geschichte des psychiatrischen Denkens nicht in eine Beschreibung der Prioritäten ausartet, sei auf weitere Beispiele verzichtet. Ideal wissenschaftlichen Denkens ist die (zeitgebundene) Wahrheit und nicht die (zeitgebundene) Ehre der Denker.

In Amerika wird das 1812 erschienene Buch von BENJAMIN RUSH das Standardwerk und wird dies viele Jahre hindurch auch bleiben. Er befürwortet die Theorie einer Einheitspsychose. Geistesstörungen hält er für Blutstauungen im Gehirn. Sein Sohn JAMES wird der Begründer der behaviouristischen Betrachtungsweise, die in den Vereinigten Staaten bis zum heutigen Tag jedem metaphysischen Denken überlegen ist und die sich auf die verschiedenen Formen des Verhaltens stützt.

Um 1830 breitet sich MESMERS Lehre von Westeuropa nach England aus, um gegen Ende des 19. Jahrhunderts in gewandelter Form auf den Kontinent, nach Frankreich, zurückzukehren. In England wird die Methode zunächst unter der Leitung von ELLIOTSON und später von JAMES BRAID angewendet. Um 1843 erhalten die Bezeichnungen «Hypnose» und «Suggestion» Bürgerrecht, hauptsächlich im Zusammenhang mit dem dadurch erzeugten Schlafzustand, jedoch auch durch ihre Verwendungsmöglichkeiten als Anästhetikum in der Chirurgie. Der Weg hat sich nun für die Erforschung einer bis dahin vernachlässigten Gruppe psychischer Störungen geöffnet, nämlich der als neurotisch betrachteten, an deren «organischem» Ursprung jedoch anfänglich noch festgehalten wird. BRAID selber sucht vorläufig auch noch nach physiologischen Erklärungen für das Phänomen der Hypnose. 1886 veröffentlicht in Nancy der französische Psychiater LIÉBAULT seine Arbeit über die durch Hypnose hervorgerufenen Schlafzustände. Einige Jahre später erhält er BERNHEIM als Mitarbeiter, der 1886 eine Arbeit mit dem Titel «La thérapeutique suggestive» publiziert. Daraus entsteht die berühmte Schule von Nancy, in der das psychotherapeutische Denken zu Hause ist. Vom Nachsinnen über eine verfeinerte Diagnostik hat sich das psychiatrische Denken auf Versuche, das psychisch gestörte Leben an seinen Wurzeln zu erfassen, verlagert; das ganze Interesse richtet sich nun darauf, die «neurotischen» Krankheitserscheinungen zum Verschwinden zu bringen. Gleichzeitig wird der Streit zwischen den Schulen von Nancy und der Salpêtrière entfesselt, in der JEAN CHARCOT (1825–1893) herrscht. Er betont die physischen Aspekte der Hypnose, sowie die Bedeutung von Magneten für die Erzeugung des hypnotischen Zustandes, den er als einen künstlich erzeugten Krankheitszustand betrachtet. Die therapeutische Bedeutung der Hypnose wird noch von vielen Leuten abgestritten. Zwischen den

Schulen von Nancy und der Salpêtrière steht die der Charité, deren Vorsteher LUYS ist. Es darf behauptet werden, daß – trotz der ziemlich auseinandergehenden Meinungen – die Schule von CHARCOT den meisten Einfluß gehabt hat. Das Hypnosephänomen erhält dadurch eine gewisse Aureole. Zu dieser Schule gehört auch BABINSKI (1857–1932), der die Meinung vertritt, daß die Hysterie (zu jener Zeit «Pithiatismus» genannt) durch Suggestion entsteht, und daß sie durch Kontrasuggestion wieder verschwinden kann. Es ist möglich, daß im psychiatrischen Denken CHARCOTS der Gedanke an unbewußte Geistesvorgänge Wurzel gefaßt hat, und daß dies bei dem jungen FREUD einen Funken entfacht hat. Wie dem auch sei, CHARCOTS Schüler, PIERRE JANET (1859–1947), hat etwas von den vielen fruchtbaren Gedanken seines großen Lehrmeisters übernommen. Jedoch auch der von CHARCOT unabhängige Engländer MAUDSLEY hat eingesehen, daß nicht alle Geistesinhalte der Selbstwahrnehmung zugänglich sind. In seiner Auffassung der Hypnose als einem experimentell hervorzurufenden neurotisch-hysterischen Zustand verliert die Zuverlässigkeit der Ergebnisse, die durch die Hypnose erzielt werden können, an Bedeutung. Viele Experimente arten in Schauspiele aus, die durch wiederholte «Dressur» zustande kommen. Das Interesse BERNHEIMS richtet sich ebenfalls auf die Wirkung der Suggestion auf nichthysterische, als normal klassifizierte Personen. Damit schafft er die Grundlage für das Verständnis emotioneller Einflüsse auf das allgemein-menschliche Verhalten. Wie vordem JOHANNES WEYER weist nun auch BERNHEIM auf das Vorhandensein autosuggestiver Einflüsse bei impulsiven Handlungen hin.

In dieser Zeit, in der die Degenerationslehre MORELS Eingang findet und das Problem der Erblichkeit Nahrung erhält, wird die Hysterie als Muster der menschlichen Entartung betrachtet. Im Sinne der Lehre MORELS handelt es sich bei der Entartung um ein progressives Phänomen, das in der vollständigen Degeneration und zuletzt in der Unfruchtbarkeit seinen Abschluß findet. Einer der Schüler CHARCOTS, PIERRE JANET, der vorbestimmt ist, eine wichtige Rolle in der Psychiatrie zu spielen, bezeichnet die Erscheinungen der Hysterie aufgrund bestimmter (Degenerations-) Stigmen. Nicht in Betracht gezogen wird, inwiefern sie durch suggestiv wirkende Einflüsse bei der Untersuchung entstanden sind. Darüber hinaus widmet JANET seine volle Aufmerksamkeit auch anderen neurotischen Zustandsbildern. Er legt außerdem die Basis für eine allgemeine Psychopathologie, in der die Herabsetzung des Bewußtseinsgrades, begleitet von einem Verlust des Wirklichkeitsgefühls, eine hervorragende Rolle spielt. Mehr oder weniger im übertragenen Sinne verwendet JANET auch den Ausdruck «unbewußt» als Erklärung hysterischer Phänomene. Auch weist er auf die automatische Wirkung vieler neurotischer Erscheinungen hin. Der Einfluß JANETS reicht weit in das 20. Jahrhundert hinein. Das psychiatrische Denken dieser Periode wird in besonderem

Maße durch seine Auffassungen befruchtet. 1898 schreibt Janet in seiner Arbeit über die Psychasthenie: «L'explication de l'obsession consciente ne peut pas être fournie, à notre avis, si on néglige ou si on ignore ces données essentielles du problème, qui sont les faits subconscients» («Les obsessions et la psychasthénie», p. 154). Trotzdem würde man fehlgehen, wenn man deshalb auf eine tiefere Übereinstimmung zwischen den Auffassungen Janets und Freuds schließen würde. Die für den letztgenannten Forscher wesentliche Rolle des Unbewußten, sowie der Einfluß einer Entwicklungshemmung des Geschlechtslebens werden von Janet verneint. Die Hypothese vom Vorhandensein einer psychischen Spannkraft beherrscht das psychiatrische Denken Janets. Sie ist, als eine Art metaphysisches Prinzip, die Quelle aller Energie, während Störungen in ihr die Krankheitserscheinungen auslösen. In einem Jahrhundert, das dem Energiebegriff einen hervorragenden Platz einräumt, in dem die Gedanken von Aristoteles, Paracelsus und Stahl neue Bezeichnungen erhalten, in dem von Monakow zur Annahme eines regulierenden Lebensprinzips kommt, darf es nicht wundern, daß auch die Begründer der Tiefenpsychologie (Freud und in der Folge Jung) den Energiebegriff an den Anfang ihrer theoretischen Betrachtungen stellen. In Frankreich leitet der Philosoph Bergson mit seinem «élan vital» eine Lebensphilosophie ein, die den Zeitgeist ausdrückt. In seinem späteren Leben – wir überschreiten nun die Wende des 19. Jahrhunderts – werden von ihm die Grundgedanken Janets zu den verschiedenen Stufen der psychischen Spannkraft weiter ausgebaut und auf verschiedene Stufen des Wirklichkeitsbewußtseins angewandt.

Wenden wir uns wieder der Mitte des 19. Jahrhunderts zu, dann sehen wir, daß insbesondere die Schüler Esquirols die klinischen Beschreibungen der verschiedenen Geistesstörungen differenzieren. In der Spur ihres Meisters – es sei an Esquirols Aussage: «L'embarras de la parole est un signe mortel» erinnert – bearbeiten sie die Klinik der progressiven Paralyse. Falret und Baillarger erforschen die zyklothymen Zustandsbilder. Falret veröffentlicht 1822 eine wichtige Studie über die Hypochondrie und die Selbstmordtendenz. Baillarger widmet seine Aufmerksamkeit den hypnagogischen wie auch den alkoholischen Halluzinationen. Calmeil und Bayle kommen zu einer gewissen Abrundung des neuro- und psychopathologischen Bildes der progressiven Paralyse, deren Verwandtschaft mit der syphilitischen Infektion durch von Krafft-Ebing festgestellt wird, bevor Bordet und Wassermann ihre bekannte Komplementbindungsreaktion entdeckten. 1850 beschreibt Morel unter der Bezeichnung «Dementia praecox» eine Gruppe von Geistesstörungen in relativ jugendlichem Alter, die schließlich in einen eindeutigen Zustand der Demenz münden. Bereits jetzt fällt ihr recht wechselhafter und unberechenbarer Verlauf auf und auch die Tatsache, daß anatomische Abweichungen im Gehirn vollkommen zu fehlen scheinen. Das Interesse MORELS richtet sich ebenfalls auf den Zusammenhang zwischen dem psychischen Leiden und der erblichen Entartung. In der Psychiatrie Frankreichs im 19. Jahrhundert nimmt er eine führende Stellung ein. Zusammen mit seinem jüngeren Zeitgenossen MAGNAN erforscht er die psychischen Zustandsbilder degenerativer Natur, die von dem Engländer PRICHARD als «moral insanity» bezeichnet werden. MAGNAN und sein Zeitgenosse LASÈGUE beschreiben Bilder von Verfolgungswahn, der in einen Demenzzustand mündet. Sie tragen hierdurch zu einer besseren Einsicht in die schizophrene Geistesstörung bei. Zur gleichen Zeit beeinflußt in England DANIEL TUKE (1827–1895) das psychiatrische Denken. In England wie auch in den Vereinigten Staaten hat er sich zwar auf unschätzbare Weise um die Verbreitung und Integrierung von humanitären Ideen verdient gemacht, sein Einfluß auf die weitere Entwicklung der Psychiatrie ist jedoch gering geblieben. Dies trifft auch für das zu, was die Neue Welt im 19. Jahrhundert bietet. Im angelsächsischen Sprachraum beschränken sich die Forscher auf die Durchführung praktischer Maßnahmen, auf die Verbesserung von Pflegemethoden und die Aufstellung von Richtlinien für die Verurteilung kriminell gewordener psychisch Gestörter. Im 19. Jahrhundert ist es in Amerika DOROTHEA LYNDE DIX, die das Gewissen für eine menschenwürdigere Behandlung der Geisteskranken wachrüttelt. Wie sehr dies notwendig gewesen sein muß, werden die bestätigen können, welche die dort bis vor kurzem noch bestehenden Zustände in verschiedenen Irrenanstalten persönlich beobachten konnten. Nach dem Vorbild der bereits seit Jahrhunderten bestehenden «offenen» Pflege durch die Einwohnerschaft des Dorfes Gheel in Belgien entstehen auch in Schottland, Kanada und in den Vereinigten Staaten offene Pflegeanstalten.

Das psychiatrische Denken des 19. Jahrhunderts findet seinen Niederschlag in der erstarkenden «gerichtlichen Psychiatrie». 1835 beschreibt PRICHARD mehrere asoziale bzw. antisoziale Typen von psychisch Kranken, die er unter dem Terminus «moral insanity» zusammenfaßt. Der etwa zur gleichen Zeit geführte, berühmt gewordene «MAC NAUGHTEN-Prozeß» wird übrigens von diesen neuen Gesichtspunkten nicht beeinflußt. In Italien wird CESARE LOMBROSO (1836–1909) mit seinen revolutionären Ansichten über den «Delinquento nato» zum Begründer der italienischen anthropologischen Schule. Im Zusammenhang mit seiner Unterscheidung verschiedener Verbrechertypen kommt es zu lebhaften Diskussionen mit der französischen Schule unter der Leitung von LACASSAGNE. In Belgien erlangt GUISLAIN Ansehen durch die Beschreibung klinischer Krankheitsbilder sowie durch die Einführung von Verbesserungen in der Pflege von psychisch Leidenden. Auf diesem Gebiet macht sich in England CONOLLY besonders verdient. Die Frage nach der Entstehung psychischer Zustandsbilder fängt allmählich an, die nach ihrem Formenreichtum zu überdecken. Dies trifft auch für den Zusammenhang zwischen den einzelnen Krankheitserscheinungen zu. Dieser Gedankengang findet sich auch bei GUISLAIN. Unterschiedliche Zustandsbilder werden als die aufeinanderfolgenden Phasen eines einzigen Krankheitsprozesses betrachtet, und auf diese Weise tritt die Konzeption einer Einheitspsychose erneut auf. In Deutschland wird die Psychiatrie seit Anfang des 19. Jahrhunderts von GRIESINGER (1817–1868) beherrscht. Die psychiatrische Klinik beruht auf anatomischer und hirnphysiologischer Grundlage und wird zu einer Neuropathologie. Die Untersuchungen WESTPHALS (ca. 1850) und in der Folge die bahnbrechenden Forschungen von MEYNERT, NISSL und ALZHEIMER, besonders auf dem Gebiet der Hirnrinde, enthüllen eine Reihe von Gegebenheiten, die es nun gilt zu ordnen und zu erklären. Die Zürcher Schule VON MONAKOWS vermittelt anhand von Entwicklungsstörungen und Mißbildungen des Gehirns eine wachsende Erkenntnis über die Ursachen des angeborenen Schwachsinns. MEYNERT (ca. 1870) geht von der Hirnanatomie aus und versucht so, zu einer Lehre von den Geisteskrankheiten zu gelangen. Besondere Aufmerksamkeit widmet er dem Stirnhirn, sowie den Störungen des Blutkreislaufes. Die Hypothese eines Antagonismus zwischen Hirnrinde und Hirnstamm führt zur Auffassung von einem mehr entwickelten und einem primitiver gebliebenen Teil der menschlichen Persönlichkeit. Es wird zwischen kortikalen und sub-kortikalen Reizzuständen unterschieden, dadurch ließen sich die verschiedenen Typen von Geisteskrankheiten erklären. Zu gleicher Zeit leistet WERNICKE seinen besonders sorgsam gearbeiteten Beitrag zur neuropathologischen Grundlage der Geistesstörungen. Er bekennt sich zu einem psychischen Reflexbogenschema, das sich auf eine gewisse Generalisierung seines Aphasieschemas stützt. Innerhalb dieses Schemas lokalisiert er bestimmte Bewußtseinsfelder und erklärt so verschiedene psychische Funktionsstörungen. Seine neurologisch fundierte Sejunktionstheorie, die auf einer Trennung von Faserverbindungen zwischen den hypothetischen Hirnzentren beruht, gibt eine Erklärung der Halluzinationen und der Wahnvorstellungen. Diese Lehre von den Hirnmechanismen stößt schon früh auf Widerstand. HAGEN und SCHÜLE weisen auf die Bedeutung psychologischer Erklärungen hin, und gegen Ende des 19. Jahrhunderts wird der aus der experimentell-psychologischen Schule WUNDTS stammende EMIL KRAEPELIN zum Gründer der klinisch-nosologischen Forschungsrichtung. In dieser Periode lenken die psychischen Störungen unter dem Einfluß von Alkohol und anderen Giftwirkungen ganz besonders die Aufmerksamkeit der Forscher auf sich. MAGNAN und HUFELAND prägen den Ausdruck «Dipsomanie», HUSS beschreibt den chronischen Alkoholismus, WERNICKE die Alkohol-Halluzinose, SUTTON das Delirium tremens und KORSAKOFF das nach ihm benannte und mit Polyneuritis einhergehende Syndrom. Psychische Störungen durch Morphin und andere Gifte werden von BONHOEFFER beschrieben. Daraus entsteht seine Lehre der exogenen Reaktionstypen. Die von MOEBIUS vorgeschlagene Einteilung in «endogene» Gruppen von Geistesstörungen wird allgemein akzeptiert. Nachdem man sich im 19. Jahrhundert hauptsächlich mit der Klassifizierung der Geistesstörungen psychotischer Prägung beschäftigt hatte, rücken nun auch die Störungen neurotischer Natur in das Interesse des Psychiaters. BEARD (1839–1883) veröffentlicht eine Abhandlung zum Thema Neurasthenie. In Amerika betont MITCHELL die Bedeutung der Ruhekur und der Isolierung für den psychisch gestörten Patienten.

Als KRAEPELIN in Deutschland mit seiner Tätigkeit anfängt, hegt er das Ideal einer klinischen Systematik – den Gedanken an eine Unterscheidung der psychiatrischen Krankheitsbilder nach gleicher Ursache, gleichem Zustandsbild, gleichem Verlauf und schließlich gleichem Ablauf. Er knüpft hier an KAHLBAUM an, der in seinem psychiatrischen Werk mit der von den französischen Forschern und später auch von GRIESINGER vertretenen Ansicht von einer Einheitspsychose mit aufeinanderfolgenden Phasen bricht. Während KAHLBAUMS Schüler, HECKER, die Hebephrenie beschrieben hat, werden nun von KRAEPELIN mit genialem Griff drei augenscheinlich sehr voneinander abweichende Zustandsbilder zu einer bestimmten Krankheitseinheit unter dem Namen Dementia praecox zusammengefaßt. Diese Zusammenfassung entspricht nur teilweise seiner ursprünglichen Vorstellung. Der Dementia praecox fehlen vorderhand noch die Merkmale einer nosologischen Einheit, die KRAEPELIN als Prototyp vorschwebt: Die Dementia paralytica, deren Nachweis durch die Entdeckung der Spirochäten im Gehirn 1913 von NOGUCHI geliefert wird. Mögen KRAEPELIN auch französische Forscher mit der Benennung dieser Gruppe von Krankheitsbildern zuvorgekommen sein, seine Zusammenfassung, wie auch die der manisch-depressiven Psychosengruppe, bleiben Meilensteine in der Geschichte der Psychiatrie.

Wie Anfang des 20. Jahrhunderts durch vereinte Kräfte das Paralyseproblem seiner Lösung näher gebracht wird, zeigen EHRLICH, der zusammen mit dem Japaner HATA 1910 ein zweckmäßiges Mittel zur Bekämpfung der Syphilis-Spirochäte zusammenstellt, und Sir ALEXANDER FLEMING, der 1929 das Penicillin entdeckt, während 1917 WAGNER-JAUREGG bei der progressiven Paralyse die Malaria-Therapie erfolgreich anwendet.

Die Idee der Krankheitseinheiten, der wir in KRAEPELINS nosologischen Gedankengängen begegnen, wird im psychiatrischen Denken seines Schweizer Zeitgenossen EUGEN BLEULER zur Seite geschoben. Während KRAEPELIN in seinem Bedürfnis, zu klassifizieren, vor allem das biopsychiatrische Denken seiner Zeit vertritt, ist BLEULER viel mehr Pathopsychologe, der seiner Schizophrenielehre seine Ansichten über die für die sogenannten schizoiden Persönlichkeiten charakteristischen Merkmale zugrunde legt. In seinem 1911 erschienenen Buch wird eine zusammenhängende Gruppe von psychischen Reaktionsformen besonders hervorgehoben, weniger die Annahme einer spezifischen Krankheits-Einheit. Bleuler bezweifelt, daß mangelnde Gefühlsäußerungen bzw. eine affektive Verödung unbedingt zur Schizophrenie gehören, auch daß diese Psychose allemal unheilbar sei. Aus verschiedenen seiner Gedanken zeigt sich seine innere Verwandtschaft mit Freuds Vorstellungen. Obwohl er psychologische Erklärungsmethoden bevorzugt und die Bedeutung psychischer Faktoren betont, ist Bleuler der Ansicht, daß die Schizophrenie eine organische Ursache habe. Hingegen hält sein nach Amerika ausgewanderter Landsmann Adolf Meyer die psychologischen Einflüsse für die wichtigsten.

Bleulers Unterscheidung jener mit «schizophren» bezeichneten Phänomene in primäre und sekundäre führt zu einer Vertiefung des psychiatrischen Denkens. Wahnideen und andere Äußerungen, die auf eine Entfremdung von der objektiv gültigen Wirklichkeit hinweisen, werden als Reaktionen der Seele auf die primären Phänomene, die durch die Krankheit selbst verursacht werden, aufgefaßt. Bleuler muß jedoch zugeben, daß über die Ursache dieser primären Phänomene nichts bekannt ist. Es handelt sich hier also um die Konstruktion einer Ordnung analog der des Engländers Hughling Jackson für seine Einteilung der Krankheitserscheinungen negativer und positiver Natur. Die negativen Symptome, die dadurch entstehen, daß Ausdrucksformen auf niedrigem Niveau erneut hervortreten, sind für die eigentlichen Krankheitssymptome bestimmend. Mit anderen Worten: Durch die Krankheit werden die psychischen Vorgänge und sämtliche Formen psychischer Tätigkeit auf Erscheinungen früherer Entwicklungsstufen reduziert. Im Sinne Jacksons trifft dieser evolutionistische Gesichtspunkt für neurologische wie auch für psychiatrische Zustandsbilder zu. Bleuler steht mit seiner von Freud übernommenen Auffassung von der Regression diesem Gedanken sehr nahe. Mit Bleuler stellt sich gegen Ende des 19. Jahrhunderts die dynamische Betrachtungsweise in der Psychiatrie ein. Freuds Lehre des unbewußten Seelenlebens, seine Entdeckung der Bedeutung frühkindlicher erotischer Ausdrucksformen, seine eingehende Untersuchung des Traumlebens, sie alle stammen noch vom Ende des 19. Jahrhunderts. Zu Anfang des 20. Jahrhunderts leuchtet bereits die Psychoanalyse Freuds auf. Sie wird sich in den nun folgenden fünfzig Jahren zu einem weitverzweigten Netz von Erkenntnissen auswachsen, die nicht nur die Psychiatrie, sondern ebensosehr Soziologie, Anthropologie, Ethnologie sowie die Kunst befruchten werden. Mag es auch zutreffen, daß er durch seinen Aufenthalt in Paris und Nancy Anregungen erhielt, denen er seine Grundgedanken über die Bedeutung unbewußter psychischer Vorgänge für das Verständnis des psychisch gestörten Menschen zu verdanken hat; die von Freud begründete Lehre von der Psychoanalyse ist zu einem Monument psychiatrischen Denkens geworden, wie sich kein zweites in der Geschichte nachweisen läßt. Zunächst richtet sich das Interesse Freuds vor allem auf das Studium der hysterischen Neurosen.

Zwischen 1892 und 1900 erscheinen die Ergebnisse seiner Untersuchungen (zunächst in Zusammenarbeit mit Breuer) über die Hysterie, die «Abwehr-Neuropsychosen», die Angstneurosen sowie über die Rolle der Sexualität in der Ursache der Neurosen. 1900 erscheint seine «Traumdeutung», die viele Neuauflagen erlebt und in viele Sprachen der Welt übersetzt wird. 1904 zeigt Freud in seiner «Psychopathologie des Alltagslebens», wie untrennbar das psychische Leiden mit dem normalen Geistesleben verbunden ist. 1905 erscheinen die «Drei Abhandlungen zur Sexualtheorie», ein Werk, in dem das Problem der infantilen Sexualität in enge Beziehung zu den Äußerungen des gestörten Geisteslebens gesetzt wird. Immer enger geknüpft erscheint das Band zwischen Sexualleben und einer Neurosenlehre, die auch dazu vorbestimmt ist, die psychotischen Formen der psychischen Krankheit in sich aufzunehmen. 1924 kommt Freud zu der Ansicht: Die Neurose ist die Folge eines Konfliktes zwischen dem Ich und dem ‹Es› (d. h. dem unbewußt erlebenden Subjekt), die Psychose die Folge einer Störung in den Beziehungen zwischen Ich und Außenwelt. Zur gleichen Zeit verfolgt Freud ein weiteres Ziel: die grundsätzlichen Vorbereitungen für eine Metapsychologie des unbewußten Geisteslebens, in der die primäre Bedeutung des erotischen und des aggressiven Trieblebens betont wird.

Nach seiner «Es-Psychologie» (d. h. Psychologie der zurückgedrängten Neigungen und Bestrebungen) widmet sich Freud nun dem Studium der «Ich-Psychologie». Inzwischen ist die von ihm inaugurierte Form der Psychotherapie, die Psychoanalyse, bereits zu einem gewissen Abschluß gelangt. Nun gilt es, ihre zukünftigen Aussichten zu berechnen und die Möglichkeit, das entstandene «Übertragungsverhältnis» anzuwenden, in Betracht zu ziehen. In einer Reihe von Veröffentlichungen (zur Einführung des Narzißmus; Massenpsychologie und Ich-Analyse; das Ich und das Es) wird diese Ich-Psychologie weiter ausgearbeitet. Die Verbindung mit dem psychischen Leiden wird jedoch nie gelöst.

In den folgenden Jahren zeigt Freud, wie die psychoanalytische Betrachtungsweise imstande ist, Probleme auf dem Gebiet der Soziologie, Ethnologie, Mythologie, Kunst und anderen Zweigen des kulturellen Lebens zu klären. Das menschliche Bedürfnis nach Religion analysiert er in seiner «Zukunft einer Illusion» und in anderen Schriften. So gibt es im Grunde genommen keine einzige Facette des kulturellen Lebens, die nicht das Licht der Psychoanalyse widerspiegelt. Unterstützt von einem sich immer mehr erweiternden Mitarbeiterkreis, werden die Ansichten Freuds – zunächst nach heftigem Widerstand – noch solange er lebt, über die ganze Welt verbreitet. Alle divergierenden Ansichten, die sich von seiner Lehre abzweigen (Jung, Adler, Stekel, Rank, Reich u. a.) halten weiterhin Verbindung mit der «orthodoxen» Lehre der Psychoanalyse, auch wenn in späteren Jahren eine andere Terminologie dieses Band lockerer erscheinen läßt.

Mit FREUD hat sich die Psychiatrie durch seine vorwiegend dynamische Orientierung vom nosologisch-rubrizierenden Denken gelöst. Mit ihm hat sich die Psychologie ein Daseinsrecht erworben, das dem somatologischen Denken der vorangegangenen Perioden ebenbürtig wird. Zu der Erfahrung des sogenannten objektiv Gegebenen gesellt sich von nun an die innere Erfahrung, die auf dem Wege der Identifikation zu Verständnis und Verstehen führt. Der Begriff der Evidenz hat eine Erweiterung und eine Vertiefung erfahren: Dadurch, daß FREUD Vorhandensein und Bedeutung des unbewußten Seelenlebens aufgezeigt hat, ist der Mensch mit seiner Angst vor der Wirklichkeit, der innerlich erfahrenen Wirklichkeit, konfrontiert worden. Und als FREUDS Tochter ANNA ihre Arbeit zum Thema «Die Abwehrmechanismen des Ichs» veröffentlicht, weist dies darauf hin, wie nahezu unerschöpflich erfinderisch der Geist ist, sich gegen jede innere Erfahrung zu wehren.

Es zeigt sich, daß Analysieren und Einblick-Vermitteln nicht hinreichen, um das Ideal zu verwirklichen, das sich FREUD gestellt hat: die Heilung des neurotisch Gestörten. Er weist denn auch auf den besonderen therapeutischen Wert hin, den die Gefühlsübertragung darstellt, und daß sie einer Analyse zu unterziehen ist. Für die modifizierten Ansichten, die einige seiner Schüler von den Übertragungsmöglichkeiten psychotischer Patienten hegen, erweisen sich die Erkennntnisse FREUDS in bezug auf den Prozeß des Überganges einer infantilen Neurose in eine Übertragungsneurose von entscheidender Bedeutung. Es wird eine größere Geschicklichkeit erreicht, die Möglichkeiten anzuwenden. Außerdem werden die Ausdrucksformen dieser Übertragung des ernstlich psychisch gestörten Patienten besser begriffen. Dabei stellt sich heraus, daß der Psychismus der «projektiven Identifikation», wie MELANIE KLEIN sie bezeichnet hat, diese sehr primitive Beziehung auch in der therapeutischen Situation und in der Angst vor Ich-Verlust verständlich macht. In Anlehnung an FREUDS Begriff einer (therapeutisch gemeinten) Übertragungsneurose sprechen seine Schüler nun von einer künstlich hervorgerufenen Übertragungs-«Psychose». Das Dogma von der Unheilbarkeit (auf psychotherapeutischem Wege) der Kranken mit schizophrenen Geistesstörungen gerät hiermit ins Wanken. Bei der Anwendung der Spieltechnik durch Schüler FREUDS bei der Behandlung neurotisch gestörter Kinder wird darauf hingewiesen, daß das erneute Erleben verdrängter psychotraumatischer Ereignisse durch das sogenannte «acting out» («tun») einen besonderen therapeutischen Wert besitzt und befreiend wirkt. Auf analoge Weise wird diese Methodik bei ernstlich psychisch gestörten Patienten ausgebaut. Gestalt gewinnen diese Erkenntnisse alle in der ersten Hälfte des 20. Jahrhunderts, in der die Psychiatrie – von der Psychoanalyse befruchtet – überwiegend psychotherapeutisch ausgerichtet ist. Dies führt dazu, daß das Interesse an der Diagnostik, jedenfalls im Sinne einer Klassifizierung, nachläßt. Eine neue Terminologie entsteht, die den Begriff der Psychosen in dem der «narzißtischen Neurosen» aufgehen läßt. Hierzu werden an erster Stelle die schizophrenen und die Gruppe der manisch-depressiven Psychosen gezählt. Die vorwiegend psychotherapeutisch Orientierten und die mehr nosologisch Interessierten trennen sich voneinander. Hingegen wird auch versucht, die beiden Richtungen wieder zusammenzubringen und KRAEPELINS nosologisch orientierter Psychiatrie neues Leben einzuhauchen. Solche Versuche bleiben vorläufig noch im Hintergrund. Die genialen Vorstellungen FREUDS und die Perspektive für die Heilungsmöglichkeiten auf psychoanalytischem Weg haben vom psychiatrischen Denken so sehr Besitz ergriffen, daß einer Reihe fanatischer Gegner eine Reihe fast ebenso fanatischer Anhänger gegenübersteht. Viele der begabtesten Schüler FREUDS schlagen eigene Wege ein. Dadurch entfremden sie sich den sogenannten orthodoxen Psychoanalytikern. Auf diese Weise entstehen verschiedene Schulen: in Österreich unter STEKEL, ADLER u. a., in der Schweiz unter JUNG und MAEDER, in Deutschland und den USA unter FEDERN, SULLIVAN, FROMM-REICHMANN und KAREN HORNEY, in England unter JONES und MELANIE KLEIN. Durch die rasche Verbreitung der Psychoanalyse tritt erst in der zweiten Hälfte dieses Jahrhunderts eine größere Toleranz an die Stelle des gegenseitigen Mißverstehens.

Verallgemeinernd läßt sich sagen, daß das 19. Jahrhundert nahezu überall ein psychiatrisches Denken gezeigt hat, das – gleichsam unter dem Einfluß zahlreicher neuer Forschungsergebnisse und des Drangs nach Klassifizierung – durch ein nur geringes Bedürfnis, den individuellen Menschen (den Patienten selber) in das Interesse mit einzubeziehen, gekennzeichnet ist. Die Aufmerksamkeit für die Geisteskrankheit steht der für den Geisteskranken selbst im Wege, dies trotz der verbesserten Pflegemethoden und der intensiveren Bemühungen. Es war FREUD vorbehalten, den Geisteskranken zu «entdecken» und ihn aus seiner Erlebnisgeschichte her zu verstehen. Noch vor Beginn des 20. Jahrhunderts weist FREUD (zunächst in Zusammenarbeit mit JOSEF BREUER) den Weg zu einer Methode, die – außer zu einem tieferen Einblick in die Individualität des psychisch Leidenden – auch zu der Möglichkeit seiner Heilung führt. 1895 erscheint sein mit BREUER zusammen verfaßtes Werk: «Studien über Hysterie», dessen Vorgeschichte wie auch dessen Aufnahme wohl von der wissenschaftlichen Welt als bekannt vorausgesetzt werden dürfen.

Nachdem im 19. Jahrhundert das hippokratische Denken, das vor allen Dingen auf vitalistischen und dynamischen Prinzipien beruht, allmählich nahezu vergessen war, wird es nun rehabilitiert. Nach der Überwindung von KRAEPELINS mechanistischem und systematischem Denken (in Deutschland von WERNICKE,

GRIESINGER, KLEIST u. a. vorbereitet) folgt nun wieder in verstärktem Maße das dynamisch und vitalistisch orientierte Denken BLEULERS. Erst bei FREUD jedoch erscheint der psychisch Kranke in der Geisteskrankheit. Hierdurch wird im eigentlichen Sinne des Wortes der kranke (bzw. gestörte) Mensch entdeckt und in seinem Gestörtsein erkannt. Die hippokratische These «vis animatrix et regulatrix naturae» erscheint unter einem anderen Namen wieder auf der Bühne. BERGSONS «Elan vital», VON MONAKOWS «Horme», BLEULERS «Psychoid» und FREUDS «Libido sexualis», welch letztere JUNG zum allgemeinen energetischen Prinzip erhebt, finden alle ihren Ausgangspunkt im dynamischen Prinzip aus der Schule von Cos. Der hippokratische Vitalismus, zusammen mit der humoralen Theorie und der Lehre der Dyskrasien, weist auf Störungen eines Gleichgewichts hin, das seinem Wesen nach labil ist. Unter diesem Aspekt ist die Libidolehre den hippokratischen Lehrmeinungen nah verwandt. Dies trifft gleichfalls für sämtliche Regulationstheorien, sowie für die Streß-Theorie SELYES zu, die auch seit Anfang dieses Jahrhunderts zum Ausgangspunkt einer Theorie der Geistesstörungen geworden ist. Krankheit wird als ein Abwehrmittel des Organismus betrachtet, wobei regulatorische und dysregulatorische Mechanismen das Ausmaß des Gleichgewichts, aber auch an Erschöpfung der Abwehrkräfte erklären würden. Das psychiatrische Denken des 19. Jahrhunderts darf gewissermaßen als statisch (atomistisch) bezeichnet werden, dessen Ziel es ist, ein größeres Ganzes in immer kleinere Einheiten und Teile zu zerlegen. Im Gegensatz dazu richtet sich das dynamische Denken zu Beginn des 20. Jahrhunderts mehr auf das Ganze selbst. Für die Psychiatrie bedeutet dies, daß psychologische Motivierung und vor allen Dingen Individualisierung des Krankseins allmählich anstelle des Interesses für Systematisierung und Nosologie treten. Dies führt zur Entwicklung des psychotherapeutischen Denkens und Handelns. Zu Anfang des 20. Jahrhunderts entstehen die psychotherapeutischen Methoden, die auf verschiedenen Theorien über das menschliche Sein basieren.

Im hippokratischen Denken spielt das Ganzheitsprinzip die Hauptrolle, so daß Aufbau und Abbruch sich immer auf ein Ganzes beziehen. Ebenfalls darauf stützen sich die Theorien, die HUGHLINGS JACKSON in England und später GOLDSTEIN in Deutschland und EY in Frankreich ausgearbeitet haben. Gleichfalls aus dem hippokratischen Denken hervorgegangen, mit überwiegend dynamischem Charakter, entstand vor vier Jahrhunderten die Chemiatrie von PARACELSUS. In Konsequenz zu der, wie DESCARTES angenommen hatte, unüberbrückbaren Kluft zwischen «Res extensa» (das Materielle) und «Res cogitans» (das Immaterielle) wendet sich die Psychiatrie des 19. Jahrhunderts der Erforschung materieller Substrate für die psychische Störung zu. Dadurch mußte sie nicht nur zu einer vorwiegend materialistischen Betrachtung des Menschen neigen, sondern dieses Denken nahm auch einen antihippokratischen Charakter an. Dynamische, naturalistisch-vitalistische und ganzheitliche Gesichtspunkte gerieten so völlig in den Hintergrund, bis am Ende des 19. Jahrhunderts die Kurve wieder mehr in ihrer Richtung verläuft. Bereits die Psychoanalyse kündigt sich als eine dynamische Psychologie an, die mit den Begriffen Fixierung und Regression das Bewegliche aller Entwicklung akzentuiert. Leben ist *sich* bewegen! Diese alte Wahrheit erwacht sozusagen zu neuem Leben in einer Psychiatrie, die – trotz der Anerkennung der Realität von allem im Materiellen Erstarrten – dem Beweglichen und Gestaltbaren den Vorrang einräumt. Der Durchbruch zum kartesianischen Denken, der sich zusammen mit der Rückkehr zum hippokratischen Denken bereits Ende des vergangenen Jahrhunderts in der Lehre der Psychoanalyse ankündigte, setzt sich weiter am Anfang des 20. Jahrhunderts fort. In dieser Zeit gewinnt der Begriff «Psychogenie» auch außerhalb des zunächst noch engen Kreises von FREUDS Schülern Gestalt. 1925 erscheint «Psychogenie und Psychotherapie körperlicher Syndrome» von OTTO SCHWARZ. In den USA fordern WEISS und DUNBAR (1943) auf, zum Zusammenhang zwischen Soma und Psyche – der nie vollständig unterbrochen war – zurückzukehren. Eine Lehre der «Psychosomatik» ist im Werden und wird von der Psychoanalyse weiter entwickelt. Trotz des erwähnten Durchbruchs, welcher der dynamischen Betrachtungsweise neben der statischen einen Platz einräumt, wird von den beiden wichtigsten Vertretern der Psychiatrie, die sich auf die Seite der dynamischen Betrachtungsweise gestellt haben, FREUD und BLEULER, einer gewissen Dualität von Soma und Psyche Wert beigemessen. Die Libido-Lehre bleibt auf einem Prinzip materiellen Ursprungs fundiert. Dies wird auch von JUNG, dem Begründer einer 1912 in Erscheinung tretenden, der Psychoanalyse verwandten Lehre, nicht verneint. Nachdem sich JUNG mit seinen «Wandlungen und Symbole der Libido» von FREUDS psychoanalytischen Gesichtspunkten losgelöst hat und eigene Wege einschlägt, hält er doch weiterhin in seinem erweiterten Libido-Begriff an seiner Überzeugung fest, eine psychische Energie bestehe als metaphysisches Prinzip materieller Natur. Die materialistische Grundlage kommt jedoch am deutlichsten in der Lehre ADLERS zum Ausdruck, die sich auf die Thesen von MARX und seinen historischen Materialismus stützt.

Mit den sogenannten «Abtrünnigen» ADLER und JUNG, denen andere prominente Psychiater, wie z. B. STEKEL, FERENCZI, RANK, REICH, HORNEY, KLEIN, SCHULZ-HENKE u. a. folgen, scheint die Einheit im psychoanalytischen Denken durchbrochen zu sein. Bei näherem Betrachten zeigt sich, daß die Grundgedanken FREUDS diese tiefenpsychologischen Strömungen in hohem Maße befruchten und dem psychiatrischen Denken Impulse gegeben haben. Sie bilden Verzweigungen des psychoanalytischen Denkens, die sich mehr oder weniger weit vom Hauptstamm entfernt haben. Allmählich schwächt sich die Feindseligkeit zwischen diesen verschiedenen Strömungen ab, von denen jede meint, für sich einen Teil der «Wahrheit» errungen zu haben. In der FREUDschen Anschauung wird der psychisch gestörte Mensch vom naturwissenschaftlichen Standpunkt aus betrachtet. Er erscheint vorwiegend als «animal rationale». Als Vervollkommnung des tierischen Geschöpfs ist der Mensch durch die Möglichkeit charakterisiert, sich nach inneren Geboten und Verboten zu richten, sich in komplizierte Formen des Zusammenlebens zu finden und sich von der Ratio (der vernunftgemäßen Erkenntnis) führen zu lassen. Das Naturwesen folgt dem Ruf des Triebhaften (der Libido); das Kulturwesen stellt die moralische Forderung voran, die den Ansprüchen des Zusammenlebens entspricht. In der Religion, der Moral und den sozialen Bedürfnissen spiegelt sich eine Ich-Problematik wider, die ihren Kern im guten Verhältnis zum Vater-Imago hat. Die Probleme der Sexualität und Aggressivität sind zwei Facetten der Triebgebundenheit, die Moralität bildet das Gegengewicht. Da FREUDS Ich-Problematik das biologische Wesen Mensch stark betont und das Vorhandensein immanent-schöpferischer Kräfte verneint, erhält sie einen deterministisch-mechanistischen Charakter, der für einen Willen keinen Raum läßt. FREUDS Ich-Problematik wird im Wesen durch die «Triebe und Triebschicksale» bestimmt. Ein vorwiegend sozialer Trieb wird nicht anerkannt. FREUDS Lehre durchzieht ein Pessimismus, wie er auch im philosophischen Denken SCHOPENHAUERS angetroffen wird: «Das Ziel allen Lebens ist der Tod.» Eine größere Lebensbejahung zeigt FREUDS Schüler ADLER in der Problematik seiner Lehre. Allerdings ist auch sie auf einer materialistischen Betrachtungsweise und dem triebhaften Streben gegründet. Nach ADLER ist im Gemeinschaftswesen der «Sinn der Erde» zu finden und die Problematik des sogenannten Minderwertigkeitskomplexes im Erleben der Machtlosigkeit. Die Betonung der eigenen Individualität wird der Gemeinschaftsidee untergeordnet. Wie in FREUDS Lehre werden in der ADLERS zwei entgegengesetzt wirkende Triebkräfte unterschieden; die den Lebensplan gestaltenden stehen durch ihren deterministischen Charakter außerhalb jeder freien Willensentscheidung. In dem Schweizer C. G. JUNG erreicht das psychiatrische Denken eine vorher nie erreichte Tiefe der Einsicht. Verschiedene, von FREUD übernommene Erkenntnisse werden von ihm ausgearbeitet. Zudem schafft er aber eine Typologie, die auch für die Psychopathologie Bedeutung gewonnen hat. Darüber hinaus führen ihn seine vertiefte Symbolforschung und sein Studium des Traumlebens sowie des schizophren gestörten Geisteslebens zu seiner Lehre von den Archetypen (Urbildern) und dem kollektiven Unbewußten. Mit seinem Interesse für die Psychopathologie schizophrener Geistesstörungen tritt er in die Spuren BLEULERS und JANETS. In späteren Jahren verschiebt sich dies jedoch immer mehr in Richtung auf ein Menschenbild, in dem der Drang zur Individualisierung, sowie das Streben nach einer mystischen Verbundenheit vorherrschen. Im Zur-Persönlichkeit-Werden erreicht nach JUNG das Ich seinen höchsten Grad der Selbstverwirklichung. Diese Ansicht ist eine Erweiterung der Lehre JANETS über das «Niveau mental». Weiterhin wird von JUNG auf das «Gegensatzprinzip» als einen allgemein verbindlichen Grundsatz, der zur Vertiefung der Selbsterkenntnis beiträgt, hingewiesen. Für JUNG bedeutet Individualisierung ein kontinuierliches Geschehen, das nie eine Grenze erreicht und sich einer suprabiologischen und göttlichen Seinsform zuwendet. Der neurotische Mensch wählt einen Ausweg, wenn ihn seine Angst daran hindert, der Stimme, die zum Persönlichkeitwerden aufruft, zu folgen.

Man könnte sagen, daß die Psychiatrie zu Beginn des 20. Jahrhunderts eine Renaissance erlebt. Zwar fehlt ihr jene überwältigende Produktivität und ungezügelte Schöpferkraft des vergangenen Jahrhunderts, sie hat aber den Menschen neu entdeckt, abhängig von verschiedenen «Menschenbetrachtungen». Neben FREUD und ADLER ist der Schweizer JUNG für das psychiatrische Denken richtungweisend, indem er das Streben des Menschen nach einer weiteren Selbstverwirklichung hervorhebt. In FREUDS Ich-Problematik wird die Überwindung der Begehrlichkeit – und in der Problematik ADLERS die Selbstsucht – des Menschen betont. Selbstbefreiung im psychoanalytischen Sinne heißt: sich von der Diktatur des «Über-Ichs» befreien, den Forderungen des unbewußten Trieblebens ihre Berechtigung zugestehen und das Redlichkeitsprinzip anerkennen. Selbstbefreiung im psychologischen Sinn bedeutet: sich der von der Selbstsucht diktierten falschen Lebenshaltung entziehen, das Primat des Gemeinschaftslebens anerkennen. In diesen vitalistisch geprägten Menschenbetrachtungen bleibt jede Willens- bzw. Ich-Freiheit noch mehr oder weniger fiktiv. Erst bei JUNG sind durch die nachdrückliche Betonung der geistigen Freiheit Ansätze für eine mehr spiritualistische Betrachtungsweise gegeben. Das mystische Verhältnis, das JUNG in bezug auf die psychologische Wirklichkeit akzeptiert, läuft FREUDS und ADLERS rationalistischem Materialismus zuwider. Seine Denkweise ist als ein Gegenstück dessen zu betrachten, was die westliche Erfahrung auf diesem Gebiet gelehrt hat. Ein Streben nach Harmonie läßt sich feststellen, wie es im Denken seines Landsmannes MAEDER und in dessen Betonung des regulierenden Prinzips des menschlichen Geistes deutlich zu erkennen ist.

Das ethische Problem nimmt in der Gedankenwelt JUNGS eine zentrale Stellung ein. Hier treffen sich die analytisch-psychologische Denkweise und die existentialanthropologische, die beide im 20. Jahrhundert die Psychiatrie befruchten. Es ist an erster Stelle LUDWIG BINSWANGER, ebenfalls ein gebürtiger Schweizer, der in seinem 1942 erschienenen Buch «Grundformen und Erkenntnis menschlichen Daseins» das liebevolle und freundschaftliche gegenseitige Verständnis tiefgreifend erforscht. Bei der Nächstenliebe offenbart sich das Problem der Beziehung zum anderen. In ihr entfaltet sich die suprarationale Gefühlsfunktion innerhalb des Individualisierungsprozesses. Mit BINSWANGER in der Schweiz, MINKOWSKI in Frankreich, VON GEBSATTEL und STRAUS in Deutschland und England verlagert sich das Interesse der Psychiatrie nach und nach in die phänomenologisch-anthropologische Richtung. Hierzu haben die grundlegenden Gesichtspunkte der Philosophen des 20. Jahrhunderts (HEIDEGGER, TILLICH, SARTRE, MARCEL, MERLEAU-PONTY und BUBER) in hohem Maße beigetragen. BINSWANGER unterstreicht – indem er zwischen «Lebensfunktion» und «innerer Lebensgeschichte» unterscheidet – den wesentlichen Unterschied zwischen bio- und noopsychiatrischem Denken im Zusammenhang mit dem psychisch leidenden Menschen.

Auf Grund der Ansichten MAEDERS (SHERRINGTONS) über die regulativen und integrativen Funktionen versuchen österreichische und deutsche Psychiater zu einem neuen psychotherapeutischen Standort zu gelangen, von dem aus dem neurotischen Menschen geholfen werden kann. BITTER kommt zu einer synoptischen Psychotherapie. Sie soll von der religiösen Seite her und unter Verwendung der Lehren von FREUD und JUNG Hilfe bieten. FRANKL setzt sich besonders für eine Logotherapie ein, die an das Verantwortungsbewußtsein appelliert. CARUSO gelangt zu einer Zusammenfassung von psychoanalytischen und anthropologischen Gesichtspunkten als Grundlagen für eine von ihm inaugurierte psychotherapeutische Methodik. Er nähert sich hier den religiös fundierten Erkenntnissen NIEDERMEYERS und TOURNIERS, dessen «médicine de la personne» (1940) wieder mit den Vorstellungen des Franzosen BARUK zusammenhängt.

Die Ideen BLEULERS werden von dem gebürtigen Schweizer ADOLF MEYER (1866–1950) in den USA eingeführt, wo die Psychiatrie unter dem Einfluß von DEWEY, WATSON und nicht zuletzt des Hirnpsychologen IWAN PAWLOW der experimentellen Verhaltenslehre eine besondere Bedeutung beimißt. JELLIFFE, WHITE, der Österreicher PAUL SCHILDER, KARL MENNINGER, SULLIVAN und viele andere durchdringen das psychiatrische Denken in der Neuen Welt mit psychoanalytischen Gedanken. MEYER lenkt die Aufmerksamkeit besonders auf biologische und soziologische Faktoren beim Entstehen der psychischen Störungen. JELLIFFE legt das Fundament für psycho-somatologisches Denken; CLIFFORD WITTINGHAM BEERS schreibt ein Buch, das die Augen der Welt für die Nöte des psychisch Kranken öffnet. Der daraus entstandenen Bewegung gibt ADOLF MEYER die Bezeichnung «mental hygiene»; sie hat ihre Verzweigungen in der ganzen Welt. Während in den USA einerseits unter der Leitung von MENNINGER, FEDERN, FROMM-REICHMANN und vielen anderen eine große Anzahl von Forschern zu nennen wäre, die das psychiatrische Denken in FREUDS Richtung vorantreiben, sind andererseits die Ansichten KAREN HORNEYS und SULLIVANS zum Teil auch durch die von ADLER entwickelten Gedankengänge geprägt worden. Im allgemeinen trägt das psychiatrische Denken der Neuen Welt viel mehr den Charakter der «other-directedness», ist auf das Einverständnis mit dem Anderen gerichtet. Es ist weit mehr auf experimentelle Testforschung und auf die Prüfung statistischer Erhebungen eingestellt als auf spekulative und theoretische Betrachtungen. So konnte eine Betrachtungsweise wie z. B. die JUNGS in der Psychiatrie auf der anderen Seite des Ozeans kaum Fuß fassen. In Frankreich entwickelt sich die Psychiatrie zu Beginn des 20. Jahrhunderts in Richtung einer organisch-dynamistischen Auffassung des gestörten Geisteslebens; Bahnbrecher hierfür sind DE CLÉRAMBAULT und JANET. Der zuerst genannte folgt der von WERNICKE und KLEIST in Deutschland vorgezeichneten Spur, und auch KRAEPELIN schlägt diesen Weg ein. Der Grundgedanke ist, eine Anzahl von Störungen festzustellen, die zusammen zu einer Krankheitseinheit bzw. einem Syndrom psychischer Störung führen. In dieser mechanistischen Anschauungsweise wird eine Grundstörung vorausgesetzt. Als solche betrachtet DE CLÉRAMBAULT den «automatisme mental», den er in der Basis von Sinnestäuschungen und Wahnvorstellungen anzutreffen meint. Hierzu gehört die Vorstellung eines Reizzustandes, den ein mechanischer Schock in der Funktion des Nervensystems begleitet. Die psychischen Störungen treten an die Stelle von Begleiterscheinungen der physischen Phänomene. Einem ähnlichen Gedankengang begegnet man bei JANET, wenn er sagt: «Les phénomènes psychologiques ne sont que des phénomènes physiologiques traduits dans un autre language.» Eigentlich ist die Lokalisierbarkeit der psychischen Erscheinungen die Wunschvorstellung dieses psychiatrischen Denkens, das seinem Wesen nach mehr neurologisch bestimmt ist. Hier wird am Ideal einer Abgrenzung psychiatrischer Krankheitseinheiten, einer wirklichen Nosologie, festgehalten. Man weist hierbei auf die zur Krankheitseinheit gestempelte «Dementia paralytica» als begleitendes psychiatrisches Bild der progressiven Paralyse hin. Man kann sagen, daß die von DE CLÉRAMBAULT unterschiedenen positiven und negativen psychischen Störungen als das Produkt von Reizzuständen der nervösen Elemente betrachtet werden. Gewissermaßen im Gegensatz zu WERNICKE, der seiner «Sejunktionstheorie» einen sozusagen negativen Faktor zugrunde legt, stellt DE CLÉRAMBAULT ein positives Geschehen an die Seite des an sich ungestörten Bewußtseins. In Form einer «personnalité seconde» tritt diese an die Stelle des unversehrten Geistes als eine Art von durch den Krankheitsprozeß entstandene Neubildung. Verständlicherweise akzeptiert DE CLÉRAMBAULT – neben dem Vorhandensein reiner Krankheitseinheiten – auch eine Spezifizität von Ursachen der psychischen Krankheitsbilder, womit er dem Drang, Zusammenhänge zwischen beiden aufzudecken, entgegenkommt.

Zu Anfang des 20. Jahrhunderts ist es ebenfalls ein Franzose, der dem psychiatrischen Denken eine Richtung weist: PIERRE JANET. Nachdem bereits 1898 sein Buch «Névroses et idées fixes» erschienen ist, wird von JANET als Grundstörung des psychischen Leidens der Begriff einer Störung der «synthèse mentale» geprägt. Sie führte zu einem «abaissement du niveau mental» und zur «perte de la sensation du réel». Die «tension psychologique» beginnt in der Psychiatrie eine wichtige Rolle zu spielen, und sie gestattet, verschiedene psychische Störungen von ihr aus zu betrachten. Mit JANET offenbart sich jedoch auch ein gewisser Durchbruch des rein mechanistisch-energetischen Denkens, da er eine Hierarchie der psychischen Funktionen unterscheidet, die den Abweichungen von der «fonction du réel» entsprechen. Damit ist der Schritt zur Akzeptierung verschiedener Stufen der Integration getan. Auch zeigt sich hier eine mehr dynamische Anschauungsweise, die einerseits der Evolution, andererseits der Involution und der Rückbildung in der Beschaffenheit des psychischen Lebens Rechnung trägt. Von seiten der Neuropathologie wird dieser Gesichtspunkt durch die Schweizer VON MONAKOW und MOURGUE sowie den Engländer HUGHLINGS JACKSON vertreten. Ihre Auffassungen über die chronogene Lokalisierung neurologischer Vorgänge, über die Hierarchie neurologischer und auch psychischer Funktionen, über die SHERRINGTON entnommenen Begriffe der Integration und Desintegration, von Aufbau und Abbruch, von «solution» und «dissolution» lenken in der ersten Hälfte des 20. Jahrhunderts die Psychiatrie – teils nach dem Vorbild von FREUDS dynamischem Denken – auf die Bedeutung des psychoanalytischen Begriffes der Regression. Befruchtet durch die Ideen DARWINS über die Evolution richtet sich das Interesse auch in Zusammenhang mit dem psychisch gestörten Leben auf die verschiedenen Ebenen der psychischen Entwicklung.

In Frankreich ist es HENRI EY, der, vor allem in die Fußstapfen HUGHLINGS JACKSONS tretend, zu einer organo-dynamistischen Betrachtung des psychisch gestörten Menschen kommt. Mit einem Hinweis auf JANET, BLEULER und KRETSCHMER lehnt er die Theorie einer rein psychogenetischen Entstehungsweise psychischer Störungen ab, wie wichtig und sogar unentbehrlich diese für die Bestimmung des Inhalts dieser Störungen sein mag. EY drückt sich folgendermaßen aus: «Nous devons envisager la vie psychique comme une forme d'organisation dont la vie organique est une condition nécessaire, mais non suffisante.» Hier handelt es sich also um eine psycho-biologische Hypothese, aus deren Sicht das psychisch gestörte geistige Leben betrachtet wird. HUGHLINGS JACKSON betont, daß im Laufe der Evolution des geistigen Lebens von der Geburt bis zum Tode eine Hierarchie der psychischen Funktionen besteht. Auch im energetischen System JANETS ist von einer solchen Hierarchie die Rede, die sich als psychische Spannkraft manifestiert. Wie die erwähnten Forscher sieht EY, daß die durch den krank machenden Prozeß ablaufende Auflösung psychischer Funktionen andere freimacht, die sich auf einer tieferen Ebene befinden. Alle sogenannten negativen Störungen geraten unter den Einfluß des krank machenden Prozesses; positive Erscheinungen sind die einer

Reintegrierung auf niedrigerem Niveau, m. a. W. Wiederherstellungsversuche. In verschiedener Hinsicht entspricht diese Hypothese von JACKSON und EY der Unterscheidung BLEULERS in primäre und sekundäre Symptome. Wie JACKSON unterscheidet EY zwischen «globalen» und «partiellen» Auflösungserscheinungen. Während die letzteren vor allem zur Neurologie gehören, werden die «globalen» zum Bewußtsein und zu den anderen wichtigen psychischen Funktionen in Beziehung gesetzt, die das gesamte psychische Leben des Menschen ausmachen. Wie sehr sich im 20. Jahrhundert der evolutionistische Gedanke allseits durchsetzt, zeigt sich in der großartigen Erkenntnis des französischen Philosophen und Anthropologen TEILHARD DE CHARDIN. Er sieht das für die Menschheit Wesentliche in einer zunehmenden Komplexifizierung der Hirnstrukturen. In den Niederlanden zeigt sich RÜMKE als ein Anhänger des organo-dynamistischen Denkens in der Psychiatrie, obwohl er daneben auch dem Streben nach einer Nosologie im Sinne KRAEPELINS Wert beimißt. Die Klinik dagegen untersucht an Krankheitserscheinungen die mehr oder weniger typischen Stufen der Desintegration, die durch verschiedene ursächliche Faktoren verursacht und reaktiviert werden. Anstelle der bis dahin als Muster betrachteten Krankheitseinheiten waren nach dieser Betrachtungsweise lediglich bestimmte mehr oder weniger spezifische Syndrome entstanden, abhängig von den desintegrierenden Einflüssen ursächlicher Faktoren. Die unter dem Einfluß des Evolutionismus BERGSONS und TEILHARD DE CHARDINS stehende Psychiatrie des 20. Jahrhunderts spricht dem Psychischen so gut einen organischen Charakter zu, wie z. B. der toten Substanz. Zwischen physikochemischen Strukturen des toten und den Strukturen des lebenden Stoffes besteht kein wesentlicher Unterschied, sondern lediglich ein Unterschied in der Komplexität. Umso mehr trifft dies für psychische Strukturen zu, welche besonders gekennzeichnet sind, so daß sich der psychische vom biologischen Lebensaspekt unterscheidet. Eine reine Psychogenese (ohne organisches Fundament) wird für das Entstehen psychischer Störungen als unannehmbar betrachtet. Dies betrifft die psychotischen, wie auch die neurotischen Störungen. Wenn sich die Psychoanalytiker dieser letzten Betrachtungsweise widersetzen, so beruht dies auf einem Mißverständnis in bezug auf den Unterschied zwischen Inhalt und Form der Neurose, sie als Formstörung ist ein organisches Geschehen; ihr Inhalt wird von psychischen Faktoren bestimmt. Die Neurose, wie auch die Psychose sind durch organisch begründete Störungen im Bewußtsein, sowie in der Einheit der Persönlichkeit gekennzeichnet. Beide zeigen – zwar in sehr unterschiedlichem Grad und in sehr verschiedener Art – eine Desintegration psychischer Funktionen. So wird zu Beginn des 20. Jahrhunderts der Desintegrations- bzw. Reintegrationsbegriff zum Eckstein einer Auffassung über die psychische Störung. Man begegnet dem Gedanken bei FREUD, JUNG, BLEULER, JANET und EY. Fast alle lenken außerdem die Aufmerksamkeit auf die primordiale

Bedeutung des Traumlebens, obwohl namentlich FREUD auf unübertroffene Weise diese «Via regia» zum unbewußten Geistesleben dargestellt hat. Das Traumleben wird am stärksten zum bildhaften Vergleich mit allen Formen psychischer Störungen herangezogen, gerade wo es sich um den Rückfall auf niedrigere psychische Ebenen handelt. So wird auch der psychische Energiebegriff unter der Führung der oben erwähnten Forscher sozusagen zum metaphysischen Grundsatz ihrer vorwiegend dynamischen Anschauung. Ein auf Veranlagung und äußerlichen Faktoren beruhendes Defizit an psychischer Energie muß als Ursache aller psychischen Störungen verantwortlich gemacht werden. Psychische Störungen sind eigentlich Defektzustände. Dies scheint der Wesenskern des psychiatrischen Denkens in der ersten Hälfte des 20. Jahrhunderts zu sein. Es war trotz anderer großer Verdienste nicht JANET vorbehalten, die Bedeutung der Instinktbasis, auch im Zusammenhang mit einem Energiedefizit, weiter auszuarbeiten. FREUDS Libidolehre steht auf einer Instinktbasis, und sie läßt auf bis heute unübertroffene Weise der Priorität des Gefühlslebens Recht widerfahren.

Auch die Kinderpsychiatrie, die Anfang des 20. Jahrhunderts zur Blüte kommt, beruht in ihrem Denken vorwiegend auf der Instinktbasis der Libidolehre. Kinderpsychiater, wie z. B. ANNA FREUD und MELANIE KLEIN, treten in die Spur des Begründers der Psychoanalyse und trennen sich nur dort von ihm, wo sich die Akzentuierung unterscheidet. Auch die vor allem in den USA sich entwickelnde psychosomatologische Denkweise, die unter Leitung von DUNBAR und WEISZ bestrebt ist, psychologische Faktoren bei der Entstehung von Krankheiten körperlicher Natur aufzudecken, hat als Instinktbasis FREUDS Libidolehre. Unter dem Einfluß – nicht zuletzt von ADLERS Denken – findet die sich entfaltende Sozialpsychiatrie starke Betonung, begründet im instinktiven «Gemeinschaftsstreben», das in der Anlage jedes Menschen vorhanden sei. In den USA sind es die Schüler ADOLF MEYERS, welche die Sozialpsychiatrie kräftig vorantreiben. Sie wird als die sogenannte soziale Nachsorge, wie sie von den psychiatrischen Anstalten organisiert wird, durchgeführt. Die Überzeugung, daß eine Sozialfürsorge notwendig ist, setzt sich allseits durch, und damit festigt sich das Fundament der Sozialpsychiatrie.

Als die Psychiatrie in der ersten Hälfte des 20. Jahrhunderts psychopharmakologische Probleme mit einbezieht, kann sie auch auf diesem Gebiet an eine bestimmte systematische Betrachtungsweise anknüpfen. Es stellt sich heraus, daß gewisse sogenannte Psychopharmaka in bestimmten Hirnsystemen ihren Angriffspunkt finden, wie zuvor schon bekannt war, und daß manche Medikamente – in entsprechender Dosierung – ihre Wirkung an Rindenfunktionen entfalten, andere hingegen mehr auf dienzephale oder noch tiefer liegende Hirnregionen einwirken. Die erweiterten Kenntnisse über die Psychopharmaka führen zu einer Pharmakopsychiatrie. Dieser Begriff wurde 1950 von WALTHER-BÜEL eingeführt. Antidepressiva mit sedativer, sowie Anxiolytika mit inaktivierender Wirkung, Neuro- und Psycholeptika, die physiologische Verhältnisse wiederherzustellen vermögen und nervöse Spannungen herabsetzen, ersetzen größtenteils die ehemals gebräuchlichen Schlaf erregenden und die nur betäubenden Mittel. Die erweiterten Kenntnisse insbesondere über Anatomie und Physiologie des limbischen Systems veranlassen das psychiatrische Denken, dieses System und die Formatio reticularis einerseits und die bereits bekannten Funktionen der Hirnrinde andrerseits zueinander in Beziehung zu setzen. Es besteht ein Zusammenhang zwischen menschlicher Bewußtwerdung, Grundstimmung und Gefühlsleben und den obenerwähnten Hirnsystemen. Nachdem 1878 die «grand lobe limbique» von Broca als eine Randzone zwischen Hirnstamm und Neoenzephalon, hauptsächlich im Dienste des Riech- und Geschmacksinnes präzisiert wurde, lenkt Papez um 1937 die Aufmerksamkeit der Psychiatrie erneut auf sein «circuit». Er betrachtet das limbische System mehr als ein materielles Korrelat für das Ausdrucksvermögen und die Gestaltung von Gemütserlebnissen und Stimmungen. Klüver und Bucy (1939), später MacLean, gelangen auf tierexperimentellem Weg zu der Schlußfolgerung, daß das limbische System als ein phylogenetisch alter und zum Teil primitiv gebliebener Hirnteil eine Funktion bei der Verarbeitung von emotionalen und seelisch-körperlichen Informationen ausübt. Das limbische System verarbeitet die Vorgänge aus Innen- und Außenwelt auf der Empfindungsebene, während sie von der Hirnrinde, welche die Intellektualität vertritt, zum Wahrnehmungsniveau emporgehoben werden. Das limbische System vertritt jedoch auch das präintellektuelle Niveau, wie im Instinkt noch triebmäßige und gefühlsmäßige als auch präintellektuelle Faktoren vereint sind. Angeblich korrelieren diese instinktiven Ausdrucksformen mit verschiedenen, voneinander abhängigen Hirnsystemen. Untersuchungen der oben genannten und anderer Forscher weisen auf den Zusammenhang, der zwischen dem limbischen System und dem das Bewußtsein regulierenden System der Formatio reticularis besteht. Darüber berichtete bereits vor einem Jahrhundert Schroeder van der Kolk. Weiterhin konnte ein Zusammenhang mit di- und mesenzephalen Hirnregionen und mit bestimmten Rindenteilen nachgewiesen werden. Hess, der bezüglich der Verbindungsbahnen zum Zwischenhirn, im Zusammenhang mit neuro-sekretorischen und neuro-endokrinen Systemen, eine bahnbrechende Arbeit geleistet hat, weist auf die Lokalisierung reflexogener Zonen von oralen, analen und genitalen Affekten hin, die sich nebeneinander befinden. Die Psychoanalyse räumt diesen sogenannten Partialtrieben in der Organisation der Libido in der psychosexuellen Entwicklung des menschlichen Wesens einen Platz ein. So zeigt sich mehr und mehr, daß das limbische System, als ein Kreislauf von Nervenimpulsen und überdies durch eine Rückkoppelungswirkung verstärkt, die primitiven Lebensäußerungen, wie z. B. Annäherung, Abweisung, Angst- und Furchtverhalten, Aggressivität, Bewegungsdrang und Ruhe, sexuelle Äußerungen und andere emotionelle Ausdrucksformen, «übersetzt». Die Psychopharmakologie, die über die Anwendung chemischer Mittel im Experiment wie auch in der Behandlung psychisch Gestörter nachdenkt, ist bestrebt, positiv Grundstörungen aufzudecken, die durch den Krankheitsprozeß hervorgerufen werden. BLEULER und JANET sind hier vorangegangen, obwohl ihre «primären» Störungen einstweilen einem pharmakologischen Eingreifen keinen Halt zu bieten vermögen. Eine größere Unterstützung erfährt die Psychopharmakologie bei der Erforschung der Symptombehandlung; die oben erwähnten Ergebnisse in Verbindung mit einem möglichen Angriffspunkt in der Funktion bestimmter – zum limbischen System gehörender – Hirnregionen stellen dies in Aussicht. Der hypothetische Krankheitsprozeß wird in seinen Symptomen angegangen, so daß die Psychopharmakologie vorläufig auf die Behandlung von Symptomen ausgerichtet bleibt. Es sind auch die Formstörungen (und nicht der Inhalt) des psychischen Leidens, die in die Interessensphäre dieses Denkens fallen. Sie bestimmen auch die Diagnose, womit zugleich gesagt wird, daß die Psychopharmakologie vom Vorhandensein psychiatrischer Krankheitseinheiten verschiedener Prägung überzeugt ist. Die erste Hälfte des 20. Jahrhunderts bringt eine lange Reihe sogenannter Neuro- und Psycholeptika, die affektive Entspannung und die Wiederherstellung des körperlichen (und psychischen) Wohlbefindens bewirken können, ohne jedoch Schlaf zu erregen. Allen gemeinsam ist, daß sie Hirnsysteme beeinflussen, die von Physiologen und Pharmakologen erforscht und in das psychiatrische Denken einbezogen worden sind. So hat sich die Vorstellung einer ineinandergreifenden und schichtweisen Gliederung von Hirnsystemen gebildet, von denen die am tiefsten gelegenen sich am engsten an das Instinktleben halten. Vor allem die neurotischen bzw. die psychotischen Formerscheinungen des Instinktverhaltens scheinen auf die verschiedenen Psychopharmaka zu reagieren, die übrigens noch einen unterschiedlichen Angriffspunkt aufweisen. In Frankreich erzielen insbesondere JEAN DELAY und DENIKER wichtige Ergebnisse mit neuroleptischen und psychoplegischen Mitteln, nachdem HENRI CLAUDE bereits auf die Bedeutung biologischer Methoden bei der Behandlung psychisch Kranker hingewiesen hatte. In England sind es SARGANT und SLATER, in den USA KALINOWSKY und HOCH. Die Psychopharmaka treten an die Stelle von Methoden zur Reintegrierung des psychischen Lebens, um durch Betäubungs- und Schlafmittel ein durch den Schlafzustand künstlich hervorgerufenes niedriges Bewußtseinsniveau zu erreichen. So betrachtet der Schweizer KLAESI (1922) die Wirkung der von ihm inaugurierten «Somnifen-Schlafkur». Auf einem ähnlichen Gedanken beruht die Behandlung mit anderen Schlaf erregenden Mitteln zu Beginn des 20. Jahrhunderts (WOLF 1901). Dies gilt auch für die Versuche, durch starke Abkühlung den

Metabolismus zu verlangsamen, von LABORIT, HUEGENARD u. a. als Hibernation eingeführt. Die meisten Methoden sollen einen Zustand ängstlicher Spannung durchbrechen. Diesen entspannenden Mitteln stehen die tonisierenden gegenüber, die versuchen, nach einer Verminderung die psychische Spannkraft wieder zu steigern, wie u. a. der Däne PETERSEN (1950) und der Schweizer KUHN (1957). Außerdem wird versucht, den psychisch Gestörten in einen Zustand zurückzuversetzen, der von MOREAU DE TOURS als «état primordial du délire» bezeichnet wird. Aus dieser, durch Lysergsäure-diäthylamid (LSD 25) herbeigeführten Situation des regredierten Wirklichkeitserlebens kann der menschliche Organismus allmählich wieder höhere Stufen der Integration erreichen. Die 1917 von WAGNER-JAUREGG vorgeschlagene Malariatherapie, die hypoglykämische Schockbehandlung von SAKEL (1932), der Cardiazolschock von MEDUNA (1936), die Elektroschockbehandlung von BINI und CERLETTI (1938) und noch andere Methoden gehen davon aus, durch ein künstlich herabgesetztes Bewußtseinsniveau eine Basis zu erreichen, von der aus die Reintegrierung versucht werden kann. Durch dieses biopsychiatrische Denken ist es möglich, das psychische Leben aus verschiedenen, sich mehr oder weniger überschneidenden Erlebnis- und Aktivitätsniveaus zu erklären. Eine Schockbehandlung – wenn auch in sehr unterschiedlicher Form – könnte einerseits ein stark herabgesetztes Bewußtseinsniveau zustande bringen (eine Regression des Wirklichkeitserlebnisses) und andererseits eine Möglichkeit zur erneuten Integration des Geisteslebens einleiten. Schockbehandlungen für Geisteskranke kannte man bereits in den ältesten Zeiten, als die Induzierung von heftigen Emotionen, Folterungen und Quälereien durch eine Bewußtseinsdepression zur Wiedergeburt führen sollte. Auch der heilsame Tempelschlaf des Altertums bezweckte im Grunde das gleiche. Das psychiatrische Denken aller Zeiten war immer mehr oder weniger der Auffassung, eine plötzliche Unterbrechung der Erlebniskontinuität der objektiv gültigen Wirklichkeit könne eine Neuordnung des Erlebens herbeiführen. So kommt MONIZ 1935 sogar auf den Gedanken, auf operativem Wege mittels eines Frontalschnitts bestimmte Verbindungsbahnen mit dem übrigen Teil des Gehirns zu unterbrechen. Dann folgen anatomisch-physiologisch besser durchdachte Eingriffe, die sich mit den Namen der Amerikaner FREEMAN und WATTS (1947), sowie um 1950 der französischen Hirnchirurgen ABELY und GUYOT verbinden. Auch hier spielt die ausschlaggebende Rolle das psychiatrische Denken über Desorganisation und Reorganisation der Geistestätigkeit im Zusammenhang mit den von bestimmten Hirnzentren ausgehenden krankhaften Reizzuständen.

In der ersten Hälfte des 20. Jahrhunderts wird die Psychiatrie in ihren bio- wie in ihren noopsychologischen Grundgedanken von vital-energetischen Auffassungen beherrscht. Die psychische Störung ist an zunächst unbekannte Hirnprozesse gebunden. Sie verursachen eine Störung der verfügbaren psychischen (bzw. vitalen) Energie. Als Erbe des vorangegangenen Jahrhunderts vermag sich die Psychiatrie nicht von einem energetisch-vitalistischen Prinzip zu lösen, wodurch sie dem medizinischen Denken verhaftet bleibt. Dem Psychiater wird jedoch immer klarer, daß sein biopsychiatrisches Denken nur die Formstörungen erklären kann, die den Krankheitsbildern zugrunde liegen. Die den Prozeß beeinflussenden Mittel werden im Charakter dieser Krankheitsbilder einen Angriffspunkt finden. Das biopsychiatrische Denken sieht sich ebenfalls der immer deutlicher hervortretenden Erfahrungstatsache gegenüber, laut der Krankheitsprozesse (d. h. psychische Formstörungen) teils Ausdrucksformen auf niedrigerem Niveau veranlassen, teils den Charakter psychischer Deformierungen (Mißbildungen) tragen. Auch setzt sich die Erkenntnis durch, daß diese sichtbar werden, nachdem der – zunächst noch unbekannte – Prozeß zum Stillstand gekommen ist. Ein Vergleich mit den Erscheinungen der Poliomyelitis drängt sich hierbei auf.

Bereits vor Jahrhunderten ist die Psychiatrie zur Erkenntnis gekommen, daß sie mehr als alle anderen Formen medizinischen Denkens einer Ergänzung des noopsychiatrischen Aspekts bedürfe. Die Geschichte des psychiatrischen Denkens zeigt auch seit ihren frühesten Anfängen eine Menschenbetrachtung, die neben den Vorstellungen von Krankheiten auch dem Nachdenken über den kranken Menschen einen Platz einräumt. Insbesondere nimmt bei den mehr philosophisch Veranlagten wie bei mehr psychotherapeutisch Orientierten das Bedürfnis zu, den psychisch leidenden (bzw. kranken) Menschen in seinem «So-Sein» und «So-Gewordensein» zu verstehen. Diesen Entdeckungen über das menschliche Sein eine gesonderte Betrachtung zu widmen, erscheint nicht möglich, da man dann eine Übersicht über ein Stück Kulturgeschichte geben müßte, von der nur ein Teil das philosophische Denken beträfe. Abgesehen daher von allen großen Philosophen, Theologen und Humanisten der vergangenen Jahrhunderte, von denen sich jeder auf seine eigene Art in Betrachtungen über die Struktur von psychisch Gestörten und ihre Nöte vertieft hat, scheint die Erkenntnis der Subjektivität von Menschenbetrachtung und psychiatrischem Denken doch erst gegen Ende des vorigen Jahrhunderts durchgebrochen zu sein. Das dieser Zeit vorangehende sogenannte noopsychiatrische Denken wird von Anschauungen wie eines allgemeingültigen christlichen Menschenbildes, einer allgemeingültigen Psychologie, einer allgemeingültigen Moral beherrscht. Als zu Anfang des 20. Jahrhunderts der Psychologe, Psychiater und Philosoph Karl Jaspers seine «Allgemeine Psychopathologie» (1913) herausgibt, wird dieses Werk denn auch sofort als ein erstes wirklich wissenschaftliches Streben begrüßt, als psychiatrisches Denken, das an erster Stelle den psychisch gestörten Menschen in seinem So-Sein und in seinem So-Gewordensein verstehen will. Selbstredend hatte auch Jaspers seine Vorgänger, die von der

Philosophie her (z. B. HUSSERL) zur Aufklärung des pathopsychologischen Denkens beitragen. JASPERS ist jedoch der erste, der durch seine Unterscheidung zwischen «erklären» und «verstehen» das psychiatrische Denken in eine bestimmte Richtung lenkt. Übrigens wurde dieser Aspekt bereits Ende des 19. Jahrhunderts von CHARCOT und JANET hervorgehoben, was noch stärker auf die von FREUD entwickelte biographische Methodik der Psychoanalyse zutrifft.

Wie immer kann auch hier gesagt werden, daß das philosophische Denken für die Entwicklung allen Denkens bahnbrechend ist. Die bereits Ende des vergangenen Jahrhunderts sich offenbarende Abneigung gegen das systematische Denken HEGELS und der Neo-Hegelianer, sowie das wachsende Interesse für den Menschen in seiner konkreten Situation (wie dies in der naturalistischen Philosophie NIETZSCHES zum Ausdruck kommt) finden ihren Höhepunkt in HUSSERLS philosophischer Phänomenologie. Und als sich hieraus eine beschreibende Phänomenologie entwickelt, tritt die Psychiatrie durch ein Stadium objektivierend-positivistischen Denkens, objektivierender Psychologie und Psychophysik (FECHNER 1861), experimentaler Psychologie (WUNDT 1879) und ZIEHENS physiologischer Psychologie den Weg zu einer subjektivierenden Phänomenologie an. Sie ist eine beschreibende Methodik des einfühlenden Verständnisses für den psychisch gestörten Menschen. Hier gewinnt eine Abkehr vom Positivismus Raum, wie er in jeder «Psychologie ohne Seele» zum Ausdruck kommt. Dadurch wird auch mit der tiefen Kluft zwischen psychischen Störungen, die durch körperliche Faktoren erklärbar sind, und anderen, die es nicht sind, Schluß gemacht. In ihrer Methodik erkennt die Phänomenologie an, daß auch der geisteswissenschaftliche Aspekt des psychischen Lebens mit einzubeziehen ist, und gegen Anfang des 20. Jahrhunderts wird zum ersten Mal Kritik laut an der zuvor mit soviel Begeisterung aufgenommenen sogenannten objektivierenden Psychopathologie. Die Introspektion, die psychologisch reflektierende Versunkenheit mit dem Gefühl völliger Klarheit erhält den Platz, der ihr zuvor fehlte.

Ein erstes Zeichen einer sich anbahnenden Wandlung in geisteswissenschaftlicher Richtung sind die Vorstellungen von LIPPS, DILTHEY und SPRANGER. VON EHRENFELS (1895) bekämpft die sogenannte «Elemente-Psychologie» mit ihren eigenen Waffen, nämlich mit dem exakten Experiment. Die «Gestaltpsychologie», als Auffassung von der Einheit des psychischen Lebens, fängt an, ihren Einfluß auch auf das psychiatrische Denken und auf die Psychopathologie geltend zu machen. Als letztes scheint die Erneuerung des positivistisch-objektivierenden Denkens in der medizinischen Wissenschaft an der Reihe zu sein; das Eindringen der Psychosomatika gibt wohl den Anlaß dazu. Hierbei vollzieht sich nur zögernd – jedenfalls nicht betont – eine Besinnung auf das Wesen des Menschen.

Seit der romantisch-metaphysischen Periode im 18. Jahrhundert (Heinroth) und der Wendung zu einem Positivismus im darauffolgenden Jahrhundert, mit der ausschließlichen Zuwendung zum Empirisch-Faßbaren und seinem Ideal einer nosologischen Systematik zu Anfang dieses Jahrhunderts, gelangt die Psychiatrie zu einem subjektivierenden Denken, das von einem einfühlenden Verstehen ausgeht. Nicht nur die Philosophie, sondern auch die Psychiatrie legt sich die Frage vor, wie der (psychisch gestörte) Mensch und sein Platz in der Welt betrachtet werden müssen. Dies geht auch aus Jaspers 1922 erschienener «Psychologie der Weltanschauungen» hervor. Zwei Arten psychiatrischen Denkens setzen sich ungefähr zu gleicher Zeit durch; das phänomenologische und das dynamische Denken. Beide suchen nach einem tiefergreifenden Verstehen des psychisch gestörten und auch des normalen Menschen. Die dynamische Psychopathologie legt den Schwerpunkt auf die vorbewußten und unbewußten Motive, die beim Menschen die Formen seines Verhaltens auch in seinem psychischen Leiden bestimmen. Nicht sosehr die Phänomene, sondern vielmehr die dahinter gelegenen Motive und Triebfedern sind Gegenstand des Interesses. Die phänomenologische Psychopathologie richtet ihre Aufmerksamkeit auf die Möglichkeiten eines aufklärenden Verstehens der menschlichen Existenz in ihrer menschlichen Wesensprägung. Während mit der erstgenannten Anschauungsweise untrennbar der Name Freuds verbunden ist, weist die zweite auf Janet und Jaspers. «Verstehen», meint Jaspers in der 1913 erschienenen ersten Auflage seiner Schrift «Allgemeine Psychopathologie», bedeutet: «Das Ableiten des Psychischen aus dem Psychischen und dieses hiermit verständlich machen». Als Methodik führt er die Möglichkeit ein, sich in den Anderen zu versetzen. Für die Zuverlässigkeit der Methodik wird das dabei aufkommende Gefühl der Evidenz angeführt, die selbstredend Irrtümer nicht ausschließt und wodurch die objektive Gültigkeit beschränkt bleiben muß: Zwischen «verstehen» und «deuten» wird scharf unterschieden. Auch unterscheidet Jaspers zwischen einem rationalen und einem einfühlenden Verstehen. Die Grenzen des Verstehens sind mit dem Außerbewußt-Körperlichen gegeben, andererseits durch die Existenz selber gesetzt. Es ist klar, daß Jaspers durch das Einfühlen als souveränes Hilfsmittel beim Verstehen des psychisch kranken Menschen in seinem So-sein die Möglichkeit einer Identifizierung mit dem Anderen betont und damit einen Schritt in Richtung einer Anthropologie tut. Andererseits ist auch die philosophische Anthropologie durch die Schriften von Scheler, Plessner u. a. stark von der Phänomenologie beeinflußt worden und auch in umgekehrter Richtung. Die Besinnung auf das Wesen der menschlichen Existenz findet ihren Niederschlag in den Überlegungen über den Geisteskranken, und so bietet Martin Heideggers grundlegendes ontologisches Werk «Sein und Zeit» (1927) die Grundlage für die Untersuchungen einer Anzahl von Forschern, unter denen

Ludwig Binswanger und Zutt zu den wichtigsten gezählt werden können. Zusammen mit Erwin Straus und Eugène Minkowski sind sie die Bahnbrecher einer verstehenden Anthropologie; sie versuchen, die Wurzeln der psychischen Störungen in einer Analyse der gestörten Existenz aufzudecken. Die Auffassung vom menschlichen Wesen als einer instinktschwachen, jedoch der Welt zugewandten Erscheinungsform in der Evolution des Lebens beherrscht nicht nur zunehmend die Psychiatrie, sondern auch die gesamte Biologie. 1926 weist der Anatom Bolk auf den Zusammenhang zwischen der aufrechten Körperhaltung des Menschen und seinem Offensein für die Welt hin, dem ebenfalls ein bestimmter Sinn zugesprochen wird. Diese an erster Stelle stehende Verbundenheit mit der Welt, diese Fähigkeit, die eigene Leiblichkeit zu transzendieren und sich selber betrachten zu können, wird im 20. Jahrhundert für die Psychiatrie zum Kernproblem im Zusammenhang mit dem psychisch gestörten Menschen. Parallel zu Freuds Begriff der Sublimierung geht die Auffassung vom menschlichen Geist in seiner mangelhaften Erscheinungsform in das psychiatrische Denken ein. Als «Nesthocker» im biologischen Sinne (A. Portmann, 1944) ist der Mensch genötigt, sich eine Welt, sowie sein individuelles In-der-Welt-Sein aufzubauen. Daher kann ein Forscher wie Gehlen auf biologischem Wege dazu kommen, das Bedürfnis nach Sicherheit zu betonen, wie auch Heidegger – von einer völlig anderen Seite herkommend – die Angst in das Zentrum seiner Menschenbetrachtung stellt.

Die phänomenologisch-anthropologische Psychiatrie des 20. Jahrhunderts und die dynamische Denkweise führen zu einer Begegnung zwischen Bio- und Noopsychiatrie. Mehr und mehr entfernt sich dieses Denken auch vom strengen Cartesianischen Standpunkt mit seiner scharfen Trennung zwischen Materie und Geist. Verschiedene Phänomenologen unterscheiden sich in ihrer anthropologischen Konzeption. So schließt sich Binswanger eng an die ontologischen Betrachtungen Heideggers an, trotz der Tatsache, daß er nicht Heideggers «Sorge», sondern die «Liebe» voranstellt. Zutt zeigt sich als Anhänger einer «verstehenden» Anthropologie. In der Nachfolge der «Wir-Psychologie» Künkels und vor allem Martin Bubers, der in seinem «Ich und Du» (1935) den Vorrang des Anderen vor der Ich-Bildung betont, wird das sozialpsychiatrische Denken weiterentwickelt. Auch Binswanger erfährt den Einfluß Bubers, wie es seine Aussage bezeugt: «Wo Du bist, entsteht ein Platz für mich.» Die Problematik der Begegnung erhält gerade durch ihre Unvollständigkeiten, welche die Psychiatrie feststellen kann, eine zentrale Bedeutung. Die Psychopathologie des Ichs wird untrennbar mit dem Verhältnis des Ichs zum Anderen verbunden. So kann Binswanger sagen: «Nur wer Wir sein kann, kann auch Ich sein.» Daher wird die Sozialpsychiatrie einerseits vor allem durch die Phänomenologie befruchtet, zum anderen aber auch durch die dynamische Denkweise der tiefenpsychologischen Strömungen des 20. Jahrhunderts. Psychosen (und auch neurotische Daseinsformen) werden als defekte Seinsentwürfe, als Minus-Varianten des In-der-Welt-Seins, betrachtet. In diesem Sinne wird die Wahnwelt des psychisch Kranken als ein besonderer Weltentwurf begriffen, eine Thematisierung des eigenen Seins. Auch die Neurosen werden als Verfälschungen des ursprünglichen «liebend Beieinanderseins» aufgefaßt. BINSWANGER weist auf den Zusammenhang zwischen der manischen Gedankenflucht und einem für sie charakteristischen Weltbild hin. ZUTT unterscheidet zwischen dem zur Welt gehörenden Leib und dem vorbewußten leiblichen Ich. Er schließt sich hiermit PLESSNER und dem Franzosen MERLEAU-PONTY an. Seine Anschauungen vertiefen den Einblick in das krankhaft gestörte Verhältnis des Menschen zu seiner eigenen Leiblichkeit. Der französische Philosoph JEAN PAUL SARTRE und auch ZUTT vermitteln die Grundlage dafür, wie sich ein Mensch des anderen durch den Blick bemächtigen, von ihm Besitz ergreifen kann. Die Phänomenologie von Beeinflussung und Beeinflußtwerden (als präparanoider Situation) erhellt das psychiatrische Denken. Der eigene Leib findet seine Begrenzung nicht in der eigenen Körperoberfläche. Der «corps vécu» reicht bis in die «monde vécu». In der Psychose wird eine weitreichende Zerstörung dieser erlebten Welt gesehen, sowie eine Vernichtung anthropologischer Strukturen. Der psychotische Mensch vermag dem Von-der-Welt-getroffen-Sein nicht mehr standzuhalten und verliert die Fähigkeit, Abstand zu wahren. Entfesselung und Enthemmung kennzeichnen die Psychose. In der ersten Hälfte des 20. Jahrhunderts drückt der Zeitgeist dem psychiatrischen Denken seinen Stempel auf. Es sind die Philosophen, die den Zeitgeist repräsentierend (HEIDEGGER, SCHELER, PLESSNER, BUBER, SARTRE, MERLEAU-PONTY, MARCEL u. a.), zu diesem vertieften Einblick in das psychische Leiden beigetragen haben. Neben diesem vorwiegend phänomenologischen Denken versucht auch das sogenannte dynamische Denken in der Psychoanalyse, so auf dem Wege des Prä-Phänomenalen, mittels der unbewußten Motivierung zu einem Verstehen des psychisch Kranken zu gelangen. Wie sehr der Zeitgeist das Denken beeinflußt, geht aus der Verwandtschaft zwischen den Anschauungen KIERKEGAARDS, SCHOPENHAUERS und NIETZSCHES hervor, wie auch aus den Grundlagen von FREUDS Psychoanalyse, die mit von DARWINS Evolutionslehre geprägt worden ist. Die von KARL ABRAHAM noch näher präzisierten FREUDschen «Entwicklungsstufen der Libido» werden den neurotischen und psychotischen Abweichungen vom normalen psychischen Leben zugrunde gelegt, so daß gesagt werden kann, FREUD habe noch vor seinem Tod (er starb 1939) seine Libido-Lehre vollendet. Grundsätzlich trägt diese Lehre jedoch noch die Merkmale des positivistischen Denkens im 19. Jahrhundert, obwohl gerade FREUD als der Vertreter einer Entwicklung gelten kann, die vom positivistischen Denken in die «verstehende» Psychologie hinüberführt. Während einerseits die sich durchsetzenden phänomenologischen Richtungen ihren Ausgangspunkt im geisteswissenschaftlich-philosophischen Denken haben, entwickelt FREUD seine Lehre von einem naturwissenschaftlich-positivistischen Standpunkt aus. Charakteristisch dafür ist seine Konstruktion eines psychischen «Apparates», von «Partialtrieben», was im vergangenen Jahrhundert FECHNER in seiner «Physik der Seele» vorschwebte. Der Schritt aus dem positivistischen in Richtung eines geisteswissenschaftlichen Denkens wird von JUNG vollzogen, der nach seiner «Energetik der Seele» (1928) einem geisteswissenschaftlichen Denken immer größere Aufmerksamkeit widmet. Im Grunde genommen berührt seine Lehre in der «komplexen Psychologie» sämtliche kulturellen Probleme und dies in solchem Ausmaß, daß seine Gegner ihn als Mystiker bezeichnen. Die von JUNG entwickelte Methode zeigt, wie sich dynamisches Denken und Ganzheitsdenken keineswegs gegenseitig ausschließen müssen, sondern daß natur- und geisteswissenschaftliches Denken eine Einheit bilden können. Anerkennung der Autonomie des Willenslebens trägt dazu bei, auch das psychiatrisch-dynamische Denken von der mechanistischen Denkart des vergangenen Jahrhunderts loszulösen. Diese Neigung zu einer mehr ganzheitlichen Betrachtungsweise der menschlichen Persönlichkeit kommt auch bei der Psychoanalyse in der Weiterentwicklung der Ich-Psychologie zum Ausdruck. Begriffe, wie Selbstverantwortung und Zurechnungsfähigkeit, erhalten eine bestimmte Bedeutung, während andere, wie Ich-Stärke und Ich-Schwäche, vom psychologischen Denken verwendet werden. Der Gegensatz zwischen Triebhaftigkeit und Willenshandlungen entspricht nicht mehr ganz dem zuvor formulierten Gegensatz zwischen Lust- und Realitätsprinzip und nähert sich mehr dem Verhältnis zwischen Lebensprinzip und dem geistigen Prinzip im Sinne von SCHELER. ANNA FREUD betont die Eigenständigkeit des Ichs (1946), das nicht mehr – wie früher – zwischen dem «Es» und dem «Über-Ich» als ein mehr oder weniger hilfloses Differenzierungsprodukt von beiden eingeengt dastehe. Durch die Verlagerung von einem kausaldeterministischen auf ein dynamisch-verstehendes Denken unter dem Einfluß der sich entwickelnden Ich-Psychologie nähert sich die Psychoanalyse einer dynamischen Phänomenologie. Dies geht vor allen Dingen aus ihrer Anwendung im Bereich der Dynamik schizophrener Störungen hervor. Der Psychoanalytiker FEDERN, sowie eine Reihe analytisch geschulter Psychotherapeuten verwenden die der Ich-Psychologie entnommenen Gesichtspunkte, um einen tieferen Einblick in das psychotisch gestörte Leben ihrer Patienten zu gewinnen. Es droht sogar eine gewisse Inflation des Begriffes Ich-Schwäche.

Zugleich mit einer Annäherung zwischen phänomenologischen und dynamischen Strömungen – wie aus dem Vorhergesagten deutlich wurde – läßt sich in der Psychiatrie Mitte des 20. Jahrhunderts auch eine Annäherung in soziologischer Richtung beobachten. In den USA propagieren KURT LEWIN und seine Schule eine soziodynamische Denkweise. Von phänomenologischer Seite her weist KUHLENKAMPFF auf die Möglichkeit eines Zusammengehens mit soziologischen Anschauungen hin. Auch hier erwies sich die einschneidende Bedeutung des philosophischen Denkens (BUBER, MARCEL, u. a.). Bereits 1921 lenkt FREUD («Massenpsychologie und Ich-Analyse») die Aufmerksamkeit auf die Problematik der Identifizierung. Seither werden mehr und mehr sozialpsychologische Erkenntnisse unter psychoanalytischen Gesichtspunkten und mit verschiedenen Theorien im Zusammenhang mit Suggestion und Suggestibilität verwendet. Von phänomenologischer Seite her wird das Verhältnis zum Anderen aus der Sicht des «être engagé», d. h. das Teilnehmen bzw. das sich ganz in den Anderen Einleben, das «Liebend-Miteinander-(Zusammen-)Sein», betrachtet. Diese summarische Skizze des psychiatrischen Denkens seit seinen Anfängen wird in manchem ein nur sehr unvollständiges Bild seines Entwicklungsgangs vermitteln. Eine vollständige Darstellung dessen, was von den Psychiatern im Laufe der Jahrhunderte erreicht wurde, konnte man nicht erwarten, ebensowenig eine Geschichte der Psychiatrie, auch nicht im Taschenformat. Mein Ziel war es lediglich, die Hauptlinien psychiatrischen Denkens bis zur Gegenwart zu skizzieren. Und auch die Gegenwart gehört bereits der Geschichte an.

Es darf ohne Übertreibung gesagt werden, daß die niederländische Psychiatrie im Verlaufe der vergangenen 50 Jahre einen Höhenflug unternommen hat. Als JELGERSMA in seiner Ansprache anläßlich des 50jährigen Jubiläums der Niederländischen Gesellschaft für Psychiatrie 1921 eine Übersicht über die in den letzten 50 Jahren erzielten Resultate gab, konnte er auf einige wichtige Punkte des Fortschritts, des tieferen Einblicks in Probleme psychopathologischer Natur, sowie des Aufschwungs neuer Ansichten und Erkenntnisse auch auf therapeutischem Gebiet hinweisen.

Wie stark sich die Arbeit in der Psychiatrie im Unterricht an den niederländischen Universitäten im letzten halben Jahrhundert widergespiegelt hat, dürfte aus der Tatsache hervorgehen, daß jeder der Lehrstuhlinhaber der fünf Universitätskliniken ein Lehrbuch veröffentlicht hat. Die Leidener Klinik war 1932 vorangegangen, danach schrieb VAN DER HORST 1946 seine «Anthropologische Psychiatrie», KRAUS 1957 sein «Leerboek der Psychiatrie», RÜMKE von 1954–1960 seine «Psychiatrie» und PRICK zusammen mit einigen Mitarbeitern von 1958–1965 sein «Nederlands Handboek der Psychiatrie». Als Besonderheit sei erwähnt, daß jedes dieser Lehrbücher der Psychiatrie von einem anderen Gesichtspunkt aus geschrieben wurde, so daß sich sozusagen fünf verschiedene psychiatrische Schulen in den Niederlanden unterscheiden lassen. Die Blutauffrischung, die die Universitäten in dieser zweiten Jahrhunderthälfte erfahren haben, läßt erwarten, daß der Chronist des «Nederlands Tijdschrift voor Geneeskunde»[2] im Jahr 2000 auf wichtige Fortschritte im psychiatrischen Denken auch unserer Landsleute hinweisen können wird.

[2] Eine Übersicht über den niederländischen Beitrag im Fortschritt der psychiatrischen Wissenschaft von 1900 bis 1950 erschien in dieser Zeitschrift.

Kapitel II

Ein Blick in die nahe Zukunft

A. Das biopsychiatrische Denken

Nach diesem Blick in die Vergangenheit wollen wir nun versuchen, uns der Zukunft zuzuwenden, sofern diese sich in der Vergangenheit abgezeichnet hat. Die absichtlich kurzgefaßte Betrachtung der Geschichte der Psychiatrie läßt unverkennbar eine wellenartige Bewegung erkennen. Diese Wellen können als aufeinanderfolgende Perioden von bio- und noopsychiatrischem Denken bezeichnet werden. Der Gedanke von jeweils wiederkehrenden Wellen in bestimmten Wissenschaftszweigen ist keineswegs neu. Nach Ansicht vieler Forscher entwickelt sich alle Wissenschaft mehr oder weniger spiralförmig. Das Alte würde dabei in neuem Gewand, in seinem Wesen jedoch augenscheinlich unverändert, wiederkehren, aber auf einem anderen Niveau ergänzt worden sein und eine tiefere Erkenntnis vermitteln. Dies steht nicht im Widerspruch zur gleichfalls realen Erfahrung, daß jedes Problem die Tendenz hat, bei gründlicher Überlegung sich fächerförmig auszudehnen.

In einer zukünftigen Psychiatrie wird die Aufspaltung in eine Bio- und in eine Noopsychiatrie akzeptiert werden, und zwar weil sich seit Jahrhunderten die Überzeugung gehalten hat, daß materielle (d. h. leibliche) wie auch immaterielle (d. h. geistige) Ursachen für das Zustandekommen von psychischen Störungen verantwortlich sind. Bekanntlich ist bereits im klassischen Altertum – bei den alten Ägyptern und später auch unter dem Einfluß von Hippokrates – eine Biopsychiatrie entstanden. Zu gleicher Zeit war aber auch bereits Platz da für eine Noopsychiatrie, die meinte, dämonische – d. h. nichtmaterielle – Ursachen als die Grundlage psychischer Störungen zu erkennen. Seither haben sich allerdings die Meinungen über eine falsche Mischung der Körpersäfte geändert, ebenso die Auffassung vom Wesen des Dämonischen. Dies bedeutet jedoch keineswegs eine wesentliche Änderung der Anschauungsweise. Sie dürfte redlicherweise auch in der Zukunft nicht erwartet werden. Biopsychiatrie weist auf eine Betrachtungsweise hin, die den Akzent auf den Menschen als lebenden Organismus setzt, wie

Biochemie die «Chemie der lebenden Materie» bedeutet. Da das Wesen Mensch seit den frühesten Zeiten zugleich im Zusammenhang mit der geistigen Welt betrachtet worden ist, dürfte es auf der Hand liegen, daß dies auch in Zukunft beibehalten wird.

Es scheint wenig Sinn zu haben, über die Richtigkeit der Bezeichnungen Bio- und Noopsychiatrie zu spekulieren. Bekanntlich unterscheidet sich die heutige Psychiatrie von anderen Wissenschaftszweigen erheblich dadurch, daß sie dazu neigt, übereinstimmende Begriffe immer wieder in ein neues Gewand zu hüllen. Hierdurch sind Ansichten entstanden, die einander oftmals aufs heftigste befehdet haben. Mißverständnisse über vollkommen identische Begriffe haben zu einem nicht unwesentlichen Teil die psychiatrische Literatur angefüllt und dies gewiß nicht zugunsten ihrer Weiterentwicklung. Wenn an dieser Stelle für die zukünftige Existenzberechtigung der Bezeichnungen Bio- und Noopsychiatrie eingetreten wird, so geschieht dies doch in der Erwartung, daß mit mehreren anderen Bezeichnungen das gleiche gemeint sein wird. So ausgedehnt sind bereits die Gebiete, auf die sich die Bio- und die Noopsychiatrie erstrecken, daß sich eine Aufgabenteilung schon seit geraumer Zeit angekündigt hat. Mit fortschreitendem Wissen und zunehmender Erweiterung und Bereicherung der Erkenntnisse wird sich dies auch in der Organisation des Unterrichts, sowie in der Verteilung von Befugnissen widerspiegeln. Auf diesen Punkt wird jedoch in den nachstehenden Betrachtungen nicht näher eingegangen, da ich mich auf die Psychiatrie als Wissenschaft beschränken möchte. Ich will dennoch den Gedanken laut werden lassen, daß mit der fortschreitenden Klarheit des Denkens auch eine bessere Begriffsabgrenzung verwirklicht werden wird. Voraussichtlich wird das in der Ausübung der Psychiatrie noch überall vorhandene unklare Denken, das unvermeidlich zur Wortmißdeutung führt, immer seltener und sogar als eine anormale Erscheinung bezeichnet werden. Und auch dann werden noch Mißverständnisse vorkommen, da auch die Psychiater der Zukunft Menschen bleiben, deren Erkenntnissen stets Grenzen gesetzt sein werden.

Bio- und Noopsychiatrie werden als die beiden denkbaren Aspekte einer Psychiatrie in einer geläuterteren Form eine andere Gestalt erhalten, da sich der zukünftige Wissenschaftler Begriffe wie «Weltbetrachtung» und «Menschenbetrachtung» besser zu eigen gemacht haben wird. Eine Psychiatrie, die nicht von der Realität eines unterschiedlichen Menschenbildes ausgehen würde, die für die äußerst komplizierte Struktur des menschlichen Bewußtseins – wie auch von TEILHARD DE CHARDIN dargelegt – keine Auge hätte, würde das geistige Leben in seinem Gestörtsein nicht verstehen können.

Die von Anfang an bedeutenden Schwankungen im Interesse für die biologischen und die noologischen Aspekte der Psychiatrie lassen vermuten, daß sie auch in der Zukunft bleiben werden. Als Beispiel ließe sich hinweisen auf die früheste Periode, auf die unsere Kenntnis zurückgeht, jene Zeit, in der sich der Mensch von einer ihm übelwollenden Gottheit, einer dämonischen Macht, besessen wähnt. Sofern von einer Psychiatrie die Rede sein kann, wurde sie von Priestern, Auserwählten durch ein magisch wirkendes Prestige ausgeübt. So war es bei den alten Völkern Israels, Ägyptens und des Nahen Ostens; so war es möglicherweise auch anderswo in der Welt. Heilungen fanden in Tempeln und an anderen geweihten Orten statt. Dies war auch die Zeit des Exorzismus, der Austreibung böser Geister. Daneben – und manchmal dagegen – stand die Ansicht, daß die Ursachen einer Geistesstörung vielmehr in einer Erkrankung des Körpers und in einer ungünstigen Verteilung oder Natur der Körpersäfte zu suchen sei. Wir wissen, wie die sogenannte hippokratische Periode mit ihrer Charakterisierung der Krankheitsbilder, wie z. B. der Phrenitis (akute Geistesstörung), der Manie, der Melancholie (chronische Geistesstörung), des Morbus sacer u. a. das auch für spätere Klassifizierungen gültige Fundament legte. Zwangsläufig mußte ein Streit um den Vorrang zwischen einer Bio- und einer Noopsychiatrie entbrennen. Eine ungenügende Denkschulung, die sogar in der heutigen Zeit nicht überwunden ist und sich immer noch zwischen «Somatikern» und «Psychikern» abspielt, wird bei Entstehen eines erweiterten Bewußtseins durch eine neue Denkart ersetzt werden können. Bereits heute hat sich bei vielen die Ansicht durchgesetzt, nach der ein wesentlicher Unterschied zwischen Natur- und Geisteswissenschaften undenkbar ist. Sie akzeptiert lediglich einen Unterschied in der Methodik. Anstelle eines Streites zwischen den Asklepiaden von ehemals und den Verfechtern einer «reinen» Wissenschaft (Nachfolger des HIPPOKRATES) wird ein Denken treten, das fähig ist, eine Fülle von Aspekten zu umfassen. Die griechisch-römische Periode brachte für die Entwicklung der Psychiatrie lediglich eine Verschiebung von Akzenten, indem (beispielsweise bei CELSUS, ARETEUS, AURELIANUS, u. a.) das Vorhandensein verschiedener Typen von Geistesstörungen eingesehen wurde, damit wurden die Erkenntnisse von HIPPOKRATES erweitert. Die Biopsychiatrie behielt in dieser Periode das Übergewicht. Auch GALENUS (150 Jahre n. Chr.) sowie die arabischen Ärzte aus den folgenden Jahrhunderten schlossen sich ihr an. Während des Mittelalters herrschte wiederum eine Periode, in der einer Noopsychiatrie der Vorrang eingeräumt wurde. Diese Epoche wird denn auch von den Verfechtern der streng biowissenschaftlichen Richtung als das «düstere» Zeitalter der Psychiatrie gekennzeichnet. Es war jenes, in dem die sogenannnte dämonische Besessenheit (Dämonopathie), Behextheit und dergleichen mit Folterwerkzeugen und dem Scheiterhaufen bekämpft wurden. Bis ins 15. Jahrhundert dauerte es, bevor bei den damals die Psychiatrie Praktizierenden der Akzent sich wieder auf biopsychiatrische Anschauungen verlegte. Noch der große Arzt AMBROISE PARÉ hielt daran fest, daß dämonische Einflüsse bei der

Entstehung von Geistesstörungen eine Rolle spielten. Ende des 16. Jahrhunderts wächst mit dem Eintritt in das Renaissance-Zeitalter das Bedürfnis, den Ursachen des Weltgeschehens auf nahezu allen Gebieten nachzuspüren. In der Psychiatrie treten Namen, wie WILLIS, BOERHAAVE und MORGAGNI, hervor. Obwohl die Anzahl der bekannten psychiatrischen Krankheitsbilder wächst, hält sich WILLIS weiterhin an das Vorhandensein dämonischer Einflüsse. VIEUSSENS lenkt die Aufmerksamkeit auf eine gestörte Hirntätigkeit neben humoralen Störungen. BOERHAAVE weist auf Störungen in der Zusammensetzung des Blutes sowie der Körpersäfte hin. MORGAGNI wird zum Bahnbrecher der pathologischen Anatomie. Die verschiedenen Formen von Vesanie (Irrsinn) verbreiten sich und bekommen alle im Netzwerk der biopsychiatrischen Betrachtungsweisen einen Platz zugewiesen. Versuche werden angestellt (CULLEN), um aufgrund einiger psychischer Grundstörungen zu einer logisch erscheinenden Einteilung der Geistesstörungen zu gelangen. Der Manie und der Melancholie wird der Vorrang eingeräumt. Für die Psychiatrie stellt die Renaissance eine Periode dar, in der die Biopsychiatrie besonders betont wird und in welcher der Mensch mit Vorliebe als materieller Organismus betrachtet wird. Die nun folgende Periode widmet sich jedoch zunehmend – im Zuge des wachsenden Interesses für das innere Wesen des Menschen im allgemeinen – der Subjektivierung und dem Inneren des Geistesgestörten. In verschiedenen Ländern Westeuropas setzt sich die Einsicht durch, daß sowohl bio- wie noopsychiatrische Anschauungsweisen ihre Daseinsberechtigung haben. Dies führt zu dem Bedürfnis, den Geistesgestörten in seinem Leiden zu erklären, sowie auch ihn zu verstehen. Verständlicherweise spiegelt sich diese Ansicht in der veränderten Haltung zu dem als Patienten betrachteten Menschen wider. PINEL in Frankreich, CHIARUGGI in Italien und WILLIAM TUKE in England setzen sich für eine menschenwürdigere Behandlung ein. Daß ihr Unternehmen gelang, darf wohl vor allem als eine Folge des gewandelten Zeitgeistes gewertet werden. Mehr als ein Jahrhundert vorher versuchte der Niederländer WIER, mit einer für jene Tage wohl besonders klaren Erkenntnis, bereits die Geisteskranken von ihren Fesseln und den ihnen auferlegten Quälereien zu befreien, aber die Zeit war hierfür sicherlich noch nicht reif. Auch in Deutschland entwickelt sich unter der Leitung von Männern, wie z. B. LANGERMANN und HEINROTH, eine Anschauung, die das Problem der inneren Freiheit als Grundlage der geistigen Störung betont, während ESQUIROL, der in Frankreich die Arbeit PINELS fortsetzte, die Klinik der Psychiatrie um die Krankheitsbilder der Monomanien und der progressiven Paralyse bereicherte. Die allzu nachdrückliche Betonung noopsychiatrischer Gesichtspunkte traf in Deutschland auf Widerstand, so daß sich eine Schule von «Somatikern» bildete, die sich den biopsychiatrischen Ansichten zugetan zeigte. Personen, wie z. B. NASSE, FRIEDREICH, JACOBI und GRIESINGER, auch der Niederländer SCHROEDER VAN DER

Kolk, verteidigen mit Nachdruck den zerebralen (bzw. auch den viszeralen) Ursprung der damals bekannten Geistesstörungen.

An dieser Stelle sei bemerkt, daß ich keineswegs beabsichtige, nochmals eine kurze Übersicht über die Geschichte der Psychiatrie zu geben. Mein Ziel ist, nachzuweisen, wie seit den Anfängen der Psychiatrie bio- und noopsychiatrische Denkweisen entweder einander abgewechselt oder gleichzeitig bestanden haben. Es ist anzunehmen, daß dies auch in Zukunft der Fall sein wird. Der menschliche Geist schwankt stets hin und her – teils abhängig vom Zeitgeist – zwischen dem Wunsch nach einer Welt konkreter Vorstellungen und einer des abstrakten (begrifflichen) Denkens, zwischen einem an die Objektivität und einem an die eigene Subjektivität gebundenen Denken. Jenes pflegt man dann das wissenschaftliche, dieses hingegen – mehr oder weniger herablassend – das illusionäre Denken zu nennen. «La psychiatrie», bemerkt Régis, «a cessé d'être un chapître de la philosophie. Elle est maintenant et elle sera de plus en plus une branche à la fois psychologique, clinique, anatomique et sociologique de la science médicale ou, pour mieux dire, de la biologie» (Seite 20). Über diese 1923 geäußerte Ansicht könnte man doch, und dies – wie sich noch zeigen wird – aus guten Gründen, anderer Meinung sein. Abgesehen vom Zeitgeist, spielen hier auch die individuelle geistige Struktur sowie suggestiv wirkende Einflüsse eine ausschlaggebende Rolle. Man kann auch sagen, daß es in der Psychiatrie aller Länder Perioden gegeben hat, in denen einmal die eine, sodann wieder die andere fundamental verschiedene Anschauungsweise das bio- bzw. noopsychiatrische Denken gefärbt und sogar mitunter zu heftigen Meinungsverschiedenheiten geführt hat. Dies bedeutet, daß im Entwicklungsgang menschlichen Denkens der Gesichtspunkt, nach dem der Mensch in seiner Wesensart an zwei Welten gebunden ist, die grobweg eine Innen- und eine Außenwelt genannt werden, noch nicht allgemein anerkannt wird. Man wundert sich, daß diese allgemein menschliche Erfahrung anscheinend noch so wenig von der Wissenschaft aufgenommen worden ist. Möglicherweise ist eine Reife des Denkens, die sich im Sprachgebrauch widerspiegelt, noch zu wenig vorangeschritten, so daß Mißverständnisse das gegenseitige Verstehen hemmen. Denkbar wäre auch, daß, beeinflußt durch eine ängstliche Unsicherheit, das Bedürfnis sich durchsetzt, dem sogenannten «objektiv Feststellbaren» den Vorrang zu geben. Eine solche Illusion gibt wiederum zu einem hartnäckigen Mißverständnis Anlaß. Wie dem auch sei: Solange bei Befürwortern und Gegnern von nur einer dieser beiden Erfahrungswelten als der gegebenen Wirklichkeit die Rede ist, besteht auch die Möglichkeit, mißverstanden zu werden. Man kann sagen, daß das 19. Jahrhundert wohl besonders reich an den genannten Mißverständnissen gewesen ist. Die Psychiker und Somatiker in der Psychiatrie haben darüber heftig gestritten, wobei es eine Zeitlang danach aussah, als würden die Somatiker den Sieg davontragen.

Eigentlich braucht es ja auch nicht wunderzunehmen, wenn in einem Jahrhundert, das dem Positivismus solchen Beifall gab, auch die gesamte kulturhistorische Situation in jedem Wissenschaftszweig von einer materialistischen Betrachtungsweise beherrscht war. Ein Chronist der Psychiatrie könnte hier Namen großer Männer nennen, die – abgesehen von ihrem besonderen Verdienst – durch ihre Einseitigkeit verblendet blieben. Sie sahen nicht, daß Psychiatrie Natur- und auch Geisteswissenschaft umfaßt und sogar umfassen muß, da das menschliche Wesen einen zweiseitigen Aspekt enthält, der nur künstlich auf eine Einseitigkeit reduziert werden kann. Besser gesagt: In der Tat darf das menschliche Wesen eine Einheit genannt werden, jedoch nur in dem Sinne, daß jede Einheit eine Zwei-Einheit verkörpert. Voraussichtlich wird in einer zukünftigen Theorie der psychiatrischen Wissenschaft die Dualität von Leib und Seele als eine Zwei-Einheit des menschlichen Wesens ihre einzige denkbare Grundlage finden, auf der eine allgemeingültige Lehre der menschlichen Persönlichkeit aufgebaut werden kann. Eine solche Grundlage wird noch mehr, als dies jetzt der Fall ist, notwendig sein. Und dies wird nur durch die Philosophie vermittelt werden können. Die Auffassungen über die moderne Psychosomatik bewegen sich bereits in dieser Richtung, sie fußen auf vorwiegend parallel laufenden Hypothesen, die zunächst noch eine gültige Theorie vermissen lassen. Wenn Grünbaums Ansicht über «Lieben» und «Herrschen» als Fundamente einer Weltbetrachtung auch für die Zukunft Geltung behalten kann, dann wird zugleich mit der Vervollkommnung der Liebesfähigkeit auch ein Dualismus den Vorrang erhalten. Dieser Dualismus wird jedoch vor allen Dingen die Einheit des psycho-physischen Seins betonen, so daß eine größere Klarheit des psychiatrischen Denkens eintreten und die Bevorzugung des einen vor dem anderen als veraltet angesehen werden wird. Diese Tendenz läßt sich bereits im Werk des Psychologen-Philosophen Ludwig Klages beobachten, dessen Unterscheidung zwischen «Geist» und «Seele» eine Grundlage bietet für eine Bio- und Noopsychiatrie als Zwei-Einheit des Materiellen und des Geistigen (Immateriellen). Gerade die Todesproblematik wird im zukünftigen Denken die Einheit von Leben und Tod des an die Zeit und des nicht an die Zeit Gebundenen zu einem Dualismus führen, der als empirisch bzw. realistisch bezeichnet werden kann. Auch die Soziologie der Zukunft wird durch den wachsenden Gemeinschaftssinn der Völker auf die Theorie des psychiatrischen Denkens in hohem Maße befruchtend einwirken. Diese wird eine Zwei-Einheit des Psychischen und des Geistigen – als Bio-Noopsychiatrie – zur Grundlage haben. Das nunmehr fast berüchtigte «Leib-Seele»-Problem wird sich im Zusammenhang mit dem psychiatrischen Denken dahin entwickeln, daß für den Psychiater ausschließlich ein Dualismus denkbar ist. Auch eine zweckmäßige Psychotherapie wird sich bei der Betrachtung des Mitmenschen nur auf dessen beiderlei Wesensart stützen.

Tatsächlich ist die Psychiatrie ein Zweig der Medizin, wie dies übrigens bereits im Wort selber angedeutet wird. Und Medizin beruht auf dem Sammeln von Kenntnissen über alles, was das Fortbestehen des Lebens bedroht, und über die Verhütung dieser Bedrohungen. Alle Medizin beruht daher ihrem Wesen nach auf Vorbeugung. Das medizinische Denken beschäftigt sich, wie wir wissen, auch in zunehmendem Maße mit dem, was allgemein als Prophylaxe bezeichnet wird. Die Prophylaxe in engerem Sinne hat bekanntlich im Laufe der letzten fünfundzwanzig Jahre wichtige Fortschritte erzielt. Zu erwarten ist, daß immer mehr eingesehen wird, wie sehr jedes medizinische Handeln letzten Endes im Dienst dieser Prophylaxe steht. Dies setzt jedoch gleichzeitig eine nähere Präzisierung, wie auch eine Erweiterung des Krankheitsbegriffes, voraus. Wie rasch sich das medizinische Denken entwickelt, geht u. a. aus der heute bereits veralteten Formulierung des Begriffes Gesundheit (bzw. Krankheit) hervor: «Gesundheit ist ein Zustand des körperlichen, psychischen und sozialen Wohlbefindens und nicht nur die Abwesenheit von Krankheit oder Gebrechlichkeit», wie sie 1930 von der Welt-Gesundheits-Organisation in Genf aufgestellt wurde. Gehen wir davon aus, daß jede Definierung des Begriffes «Krankheit» von einer philosophischen Anthropologie ausgehen müssen wird, so muß man fragen, welche der zukünftigen Psychiatrie zugrunde liegen wird. Freilich mag dahingestellt bleiben, inwiefern in nächster Zukunft der Begriff «Krankheit» für psychische Störungen beibehalten, oder ob von abnorm bzw. psychisch Gestörtsein die Rede sein wird. Eine durchdachte Anthropologie, mit anderen Worten: eine Menschenbetrachtung als bewußt gedachtes Fundament einer zukünftigen Psychiatrie wird auch ihr Ausgangspunkt sein. Versuche werden bereits heute unternommen, und voraussichtlich wird sich in nächster Zukunft ein solches Bedürfnis in zunehmendem Maße regen. Eine philosophische Anthropologie wird daher der Möglichkeit vorangestellt werden müssen, um zu einer Persönlichkeitslehre zu gelangen, um eine allgemein akzeptierte Erkenntnis von der Struktur des menschlichen Seins in unlösbarem Zusammenhang mit einem auf empirischem Wege ermittelten Weltbild zu schaffen. Und auch dieses allgemein menschliche Weltbild wird verschiedene Aspekte je nach Rasse, Wesensart, Entwicklungsgrad und psychischer Reife aufweisen. Die Möglichkeit besteht, daß sich aus den Weltbildern, wie sie von Jaspers unterschieden wurden, schärfer konturierte entwickeln. Diese werden eine Grundlage für die künftige Psychiatrie in Übereinstimmung mit bestimmten Strukturtypen des menschlichen Seins bilden. Hiervon wird auf den folgenden Seiten noch die Rede sein. Das Kranksein bzw. das psychische Leiden oder Abnormsein und deren verschiedene Modifikationen, die auch «Krankheiten» genannt werden können, wird weiterhin auf ein gestörtes Verhältnis des Menschen zu seinem eigenen Selbst und zu seiner Welt hinweisen. Auch in Zukunft wird sich psychiatrisches Denken auf das gestörte Verhältnis zum

Leben richten. Der Mensch ist ja, auch in seiner psychischen Krankheit, ein lebendes Wesen. Wenn sie psychische Störungen im Sinn von Störungen psychischer Lebensfunktionen aufdeckt, wird die allgemeine Biopsychopathologie der Zukunft vor allem darauf aus sein, einen tieferen Einblick in die fundamentalste biopsychische Funktion des menschlichen Wesens zu gewinnen: das Gestimmtsein. In den Vordergrund des biopsychiatrischen Denkens werden Störungen der Stimmung, die Verstimmung, treten. Man wird sich erinnern, wie im früheren psychiatrischen Denken die manisch-depressive Psychose als die «Ur»-Psychose betrachtet wurde und daß viele überzeugt waren, jede psychische Störung würde mit einer Depression einsetzen. So wird im zukünftigen biopsychiatrischen Denken eine eingehende Besinnung auf den Grund des Verstimmtseins als Regulierungsstörung von Temperament und Affekten zu erwarten sein. An dieser Stelle sei darauf hingewiesen, daß heute bereits die Möglichkeit einer Lokalisierung von Hirnzentren, die das Temperament regulieren, erwogen und ihr ein Platz im «Circuit» von Papez eingeräumt wird. Das Verstimmtsein könnte daher die Bedeutung einer Lebensbedrohung im weitesten Sinn des Wortes erhalten, wodurch die Einheit von Lebens- und Todesproblematik nochmals betont wird. Die Struktur des psychischen Lebens wird im biopsychiatrischen Denken ebenso betont werden, wie die Struktur des menschlichen Organismus im medizinischen Denken. Die psychische Struktur wird jedoch weiterhin mehr hypothetischer Natur sein, da sie nicht wahrnehmbar bleibt, solange diese Hypothese keine Unterstützung durch materielle Korrelate im Zentralnervensystem erhält. Die Basis in der zukünftigen Psychiatrie wird eine Struktur der menschlichen Persönlichkeit bilden, die der des materiellen Organismus ebenbürtig ist und in der Temperament, Triebleben und Intelligenz (Begabung) als ungetrennte Unterscheidungen einen Platz erhalten. Die individuelle Daseinsform, die bis dahin als Charakter bezeichnet wurde, wird in ihren Verhaltensformen als Ausdrucks-Motorik ein besonderes Persönlichkeitsmerkmal bilden. Dies wird durch verschiedene Forschungsmethoden näher untersucht werden. So werden namentlich die Graphologie und sämtliche Formen des Ausdrucks, die man zum Sammelbegriff des unmittelbar Schöpferischen zu rechnen pflegt, Einblick in den Charakteraspekt der Persönlichkeitsstruktur vermitteln. Testmethoden müssen erdacht werden, die zu größerer Klarheit über die Charakterstabilität unter verschiedenen Umständen führen. Die experimentelle Forschung wird durch verschiedene, sich gegenseitig neutralisierende Psychopharmaka insbesondere Störungen im Temperament, im Triebleben und in der Begabung zu Tage fördern bzw. günstig oder ungünstig beeinflussen können. Ihre Auswirkung auf die verschiedenen Entwicklungsphasen (Jugend-, Erwachsenen- und Greisenalter) wird näher studiert werden, ebenso psychotraumatische Erlebnisse und bestimmte Konditionen. Mit einer wissenschaftlich vertretbaren Biotherapie wird begonnen werden, die über die vorläufig noch symptomatische Beeinflussung durch die heute bekannten Psychopharmaka hinausreicht.

In der psychiatrischen Vererbungsforschung wird unter dem Einfluß der zukünftigen Biopsychiatrie eine vollständige Wandlung vorgehen. Bekanntlich ist diese Forschung seit vielen Jahren in Auffassungen steckengeblieben, die zwischen Begriffen wie Endogenität, progressive Degeneration und Regeneration schwanken. Wir wissen, wie schon im 19. Jahrhundert der Begriff der Endogenität aus dem Gesichtswinkel der Entartung in erbbiologischer Hinsicht betrachtet wurde. In der von Morel geschaffenen Degenerationslehre versandete der Begriff der Endogenität vollends in unklaren Vorstellungen über die Wesensentartung. Aus der Geschichte der Psychiatrie geht hervor, daß diese Degenerationslehre im Anschluß an Morels «Traité des dégénérescences» (1857) und seiner Betonung sogenannter Stigmata degenerationis zunehmend einen pessimistischen Charakter erhalten hat; u. a. kommt dies in Zolas Familienroman «Les Rougon-Macquart» zum Ausdruck. Allmählich läßt die Lehre von einer progressiven Entartung durch Erbfaktoren mit ihrer Heterogenität, Polymorphie und einer Reihe unspezifischer Erscheinungen die Überzeugung aufkommen, sie müsse durch eine exaktere Vererbungslehre ersetzt werden. Doch hat die polymorphe Erblehre ihre Daseinsberechtigung bis vor wenigen Dezennien verteidigt. Eine allgemeine psychopathisch-neuropathische Veranlagung bleibt die gemeinsame Grundlage zahlreicher Erscheinungen auf psychopathologischem Gebiet. Die «hérédité morbide» (Féré 1898) besitzt nur einen allgemeinen Charakter, und das Vorhandensein einer sogenannten Einheitspsychose läßt sich weiterhin verteidigen. Diese Sachlage bezüglich der psychiatrischen Erblehre bleibt bis ca. 1900 bestehen, als Vorster und nach ihm viele andere darauf hinweisen, daß die Vererbung beim manisch-depressiven Kranken nicht wesentlich von der beim schizophrenen Kranken (Dementia praecox) abweicht. Die Zeit scheint vorbei zu sein mit den bis auf über hundert angewachsenen Degenerationsstigmata und den von Morel als Degeneration, von Moebius als Regeneration bezeichneten Vererbungsprinzipien. Die Mendelschen Gesetze wurden als verbindlich anerkannt (1900). Im Jahre 1911 formulierte Rüdin seine Forderungen an eine wissenschaftlich vertretbare Vererbungsforschung unter Verwendung dieser allgemein anerkannten biologischen Gesetzmäßigkeiten, sowie der statistisch erhaltenen Daten. 1916 erscheinen von ihm und seinen Schülern die ersten exakteren Mitteilungen über die Vererbungsverhältnisse bei Geistesstörungen spezifischer Art.

Die französischen Psychiater geben den Kampf jedoch nicht auf und halten an einer unspezifischen und polymorphen Vererbung von Geisteskrankheiten fest. Magnan nimmt eine solche Vererbung bei der Mehrzahl der psychischen Störungen, den Psychopathien und den angeborenen Defektzuständen an. Mit der «déséquilibration» und dem «dégénéré supérieur» wird an den bereits vor einem Jahrhundert vermuteten Zusammenhang zwischen Genie und Wahnsinn, wofür sich auch Lombroso interessierte, angeknüpft. Als vorübergehende Kulmination einer degenerativen Geistesverfassung werden die Monomanien, Phobien und Zwangszustände, vor allem aber manche kriminellen Erscheinungen angeführt. Auch die sexuellen Aberrationen werden in diesem Sinn verstanden, während die Psychiatrie in Frankreich noch lange Zeit an der Vererbung im allgemeinen Sinn nahezu aller Formen psychischer Störungen festhält. Die sogenannten «Degenerationspsychosen», die besonders in Deutschland Beachtung finden, werden zu einer Art Puffer zwischen der Schizophrenie und der manisch-depressiven Psychose, bis Schröder 1926 vorschlägt, diesen Begriff, der zu mancherlei Mißverständnissen Anlaß gibt, in den einer metabolischen oder metaptotischen Psychose abzuändern. Zuvor war noch die Labilität des Persönlichkeitsbewußtseins von Bonhoeffer und Birnbaum (1908) als eine Art Stigma einer Degenerationserscheinung bezeichnet worden. Als Prototyp gelten wohl die psychogenen Psychosen bei inhaftierten Kriminellen.

Eine Zeitlang bleibt der Endogenitätsbegriff, nicht zuletzt dank des Einflusses von Moebius, im Zeichen der Degenerationslehre stehen. Entartung bleibt ein biologischer Begriff. Auch in der Psychiatrie hat sie sich von ethischen Werturteilen gelöst. Sie bezieht sich auf eine vererbliche Übertragbarkeit auf die Nachkommenschaft. Als außerdem noch der Begriff der «Keimfeindschaft» von Hoffmann eingeführt wird, ist auch in der Psychiatrie die Unverträglichkeit zwischen den Genen der beiden Eltern (bzw. der Vorfahren) besonders hervorgehoben. Die sogenannte endogene psychotische Symptomatologie wird als eine Steigerung von angeborenen Charakter- bzw. Temperamentseigenschaften betrachtet. Die «prämorbide Persönlichkeit» rückt mit Tiling (1897) in das Zentrum eines Denkens, das die Geistesstörungen als ungewöhnliche Modifikationen des normalen Seelenlebens betrachtet. Endogene Psychosen heißen seit Berze (1910) «Anlagepsychosen», und eine auf der Vererbung basierende Konstitutionspsychiatrie bildet das Lebenswerk Kretschmers. Sein Zeitgenosse Kahn will die Schizophrenie dadurch erklärt sehen, daß ein Prozeßfaktor auf einen gleichfalls durch Vererbung entstandenen sogenannten schizoiden Charakter einwirkt. Allmählich wird der Begriff «endogen» durch den Begriff «erblich-konstitutionell» ersetzt. In der Pathogenese wird, mit wechselnder Intensität, der Einfluß eines exogenen «Verwirklichungsfaktors» auf eine (biologisch gedachte) ererbte Krankheitsanlage angenommen. Die sogenannten intermediären Psychosen sollen aus einer Verschmelzung sich summierender Faktoren entstanden sein, hier zeigt sich die Tendenz zur Atomisierung des biopsychiatrischen Denkens.

Als Bonhoeffer (1909) seine exogenen Reaktionstypen als mehr oder weniger spezifische Reaktionsformen des Zentralnervensystems auf verschiedene exogene Noxen beschreibt, tritt die Bedeutung der Vererbung bei der Entstehung psychischer Störungen augenscheinlich etwas in den Hintergrund. Im Grunde genommen wird die gesamte Vererbungslehre durch die Unterscheidung: endogen – exogen beeinträchtigt. Hiermit wird bloß angedeutet, daß «außen» und «innen» reine Ortsbestimmungen, bezogen auf einen bestimmten Ausgangspunkt, sind. Daher ist durchaus verständlich, daß Forscher wie Kleist und später auch Kurt Schneider (1956) den Begriff endogen durch «kryptogen» ersetzt sehen wollen, da hiermit ein «Nicht-Wissen» hervorgehoben wird. Neben dem exogenen Reaktionstypus ist der endogene als eine aus der konstitutionellen Veranlagung resultierende Prädisposition zu psychischen Störungen zu verstehen. Als die wichtigsten werden der zirkuläre und der schizoide Reaktionstyp beschrieben, wobei die Unklarheit in der Unterscheidung zwischen Ursache und Erscheinungsform, zwischen organisch und funktionell, zwischen exogen und endogen äußerlich bestehen bleibt. Jeder Versuch, eine ursächliche Grenzlinie zwischen degenerativen und nichtdegenerativen, zwischen erblichen und nichterblichen, zwischen anorganischen und organischen Geistesstörungen abzustecken, erweist sich als in hohem Grade spekulativ. Man schließt aufgrund einer offenkundigen psychischen Störung auf eine besondere Disposition und nimmt einen in der erblichen Veranlagung gegebenen – zunächst unbekannten – Faktor an. Allen äußerlichen Faktoren (exogen, psychogen, soziogen) wird als Rolle zugeschrieben, provozierend, manifestierend, realisierend, mobilisierend zu sein. Sie bestimmen den Inhalt (nicht die Form!), den Zeitpunkt. Zwischen dem «Da-Sein» und dem «So-Sein» der psychischen Störung klafft eine tiefe Kluft, die sich nicht mit Hypothesen füllen läßt. Hier wartet das biopsychiatrische Denken auf eine biologisch vertretbare Konstitutionslehre, die vor allen Dingen eine psychische Konstitutionslehre, eine Persönlichkeitslehre, sein soll, auf der eine psychiatrische Vererbungslehre aufgebaut werden kann. Kretschmer wies auf die Modifikationen der Persönlichkeit im Laufe des Lebens hin, was im übrigen nicht nur auf die psychische Konstitution zutrifft. Dies bedeutet, daß man für die psychische Konstitution Faktoren, wie z. B. Retardierung (Hemmung) Regression, Propulsion, Perversion und Dekomposition, einbeziehen muß. Tellenbach äußert 1961 in konditional-analytischen Studien seine Ansichten über die spezifische Struktur des Menschen im Zusammenhang mit seinen Welterlebnissen. Man kann sagen, daß die vitalistisch-dynamische Betrachtungsweise der Schule von Cos das biopsychiatrische Denken ungeduldig auf eine wohlfundierte psychische Konstitutionslehre warten läßt, die als Grundlage für die psychiatrische Vererbungsforschung dienen soll.

Zweifellos ist die psychiatrische Vererbungslehre – trotz der bahnbrechenden Untersuchungen von Rüdin, Luxemburger, von Verschuer, Pohlisch, Stumpfl u. a. – dadurch festgefahren, daß die prinzipielle Frage offen blieb, welche Faktoren in der gesamten Faktorenkonstellation erblich sind und welche nicht. Das zukünftige biopsychiatrische Denken wird sich nicht mehr mit Begriffen wie «Vererbung» begnügen, ohne zu fragen, was erblich ist und wie die Vererbung vor sich geht. Die Biochemie der Gene, die Einführung des Begriffes der Information, die Gruppierung bzw. Umgruppierung der Gene, die Entkoppelung und Rückkoppelung, sind zu Begriffen geworden, die auch in einer modernen psychiatrischen Vererbung nicht mehr entbehrt werden können. Eine zukünftige psychiatrische Vererbungslehre wird sich mit der menschlichen Konstitution beschäftigen müssen, mit bestimmten Biotypen, die in ihrer Struktur eine Disposition enthalten, auf die wiederum bestimmte schädliche Faktoren einwirken können. Der menschliche Geist kann in seiner psychischen Struktur bestimmte erblich festgelegte Reproduktions- und Regulationsstörungen enthalten, welche die Fähigkeit, sich in einer Welt von destruktiven Kräften zu halten, beeinträchtigen. In der Biopsychiatrie ist die psychische Struktur ein Mechanismus der Selbstregulierung (Psychismus), ein biologisches System von unvorstellbarer Komplexität. In der Vererbung sind Vergangenheit und Zukunft in physischen Dimensionen zusammengebracht. Wir wissen, daß alle lebenden Organismen (von der Mikrobe bis zum Menschen) aus der eigenen Art hervorgehen und die eigene Art hervorbringen. Aus den Erbmerkmalen und aus der besonderen Anordnung dieser Merkmale entwickeln sich sowohl auf körperlichem als auch auf geistigem Gebiet die Eigenschaften der Art. Eine zukünftige psychiatrische Vererbungslehre wird sich zum Ziel setzen, zwischen den Variationen (das sind die zufälligen und die nichterblichen) und den Erscheinungsformen zu unterscheiden, die aus erblichen Faktoren entstehen und daher entsprechend bestimmte Gesetzmäßigkeiten auf die Nachkommenschaft übertragen. Vor allem wird es die Aufgabe einer zukünftigen Vererbungslehre sein, die erblichen sprunghaften Variationen (Mutationen) unterscheiden zu lernen. Man könnte denken, daß die differenziertesten und am höchsten organisierten Lebewesen für das Entstehen von mutativen Genen – sei es durch eine veränderte Gliederung der anwesenden Gene, sei es durch eine Neu- oder Mißbildung von Genen – am anfälligsten seien, so müßte der Mensch als das höchstdifferenzierte und höchstorganisierte (jedenfalls was seine psychische Struktur betrifft) Lebewesen einer Mutation der Gene am ehesten zugänglich sein. Dabei ist zu berücksichtigen, daß nur eine sehr beschränkte Anzahl von Genmutationen nötig ist, um eine relativ große Anzahl von Phänotypen psychischer Störungen zu veranlassen.

Der Mensch ist mehr als alle Tierarten für alle möglichen peristatischen Einflüsse, wie auch für die Beeinflussung durch den Artgenossen, empfänglich. Ebenfalls Aufgabe einer zukünftigen psychiatrischen Vererbungslehre wird es sein, typische peristatische Einflüsse aufzuzeigen, die auf die genotypisch-erblichen Wurzeln einwirken und eine (mehr oder weniger) umschriebene psychische Störung entstehen lassen. Künftig werden daher auch eine wissenschaftlich vertretbare Persönlichkeitslehre, eine phänotypische psychiatrische Diagnose, sowie eine psychiatrische Erblehre eine enge Verbindung eingehen.

Haben die Kreuzungsversuche von GREGOR MENDEL die Gesetzmäßigkeit der Bastardierung aufgezeigt, so stecken die Kenntnisse über die Artkreuzung des heutigen Menschengeschlechts noch in ihren ersten Anfängen. Dies trifft insbesondere für die Kreuzung der psychischen Struktur beim Menschen zu, der ja seit vielen Jahrhunderten einer Rassenvermischung ausgesetzt ist. Gilt auch für viele die Auffassung, Inzucht führe beim menschlichen Wesen auf die Dauer zur Entartung (auch in psychischer Hinsicht), sind hingegen über die regenerativen Einflüsse bei einer bestimmten Rassenvermischung erst sehr wenig Gesetzmäßigkeiten bekannt. In einer zukünftigen psychiatrischen Erblehre werden über die Art der Bastardierung beim Menschen (und dies auch in eugenetischer Hinsicht) weitere Kenntnisse gesammelt. Der Begriff der «Keimfeindschaft», der in Anlehnung an HOFFMANN in der heutigen psychiatrischen Erblehre Eingang gefunden hat, wird weitgehend geklärt werden. Auch der «Keimfreundschaft» wird ein Platz eingeräumt werden.

Die biophysische Basis, die – dank der Genforschung und der von ihr erzielten Erkenntnisse über ihre spiralförmige Anordnung in Riesenmolekülen – die heutige Erbbiologen so sehr fasziniert, wird auch die kommenden Erkenntnisse über den an die Vererbung gebundenen Teil der psychischen Konstitution befruchten können. Die künftige Biopsychiatrie wird im Zusammenhang mit der Vererbung Begriffe wie Stabilität, Anordnung und Kontinuität von erblichen Faktoren, zu ihrem Werkzeug machen. Die Genmutation, die für das psychische Leiden einen analogen letalen Charakter trägt wie für die körperliche Krankheit, wird zeigen, daß sie an bestimmte Enzyme gekoppelt ist. Es wird sich herausstellen, daß die Mehrzahl der mutierenden Gene einen rezessiven Erbgang aufweist und daher als Phänotyp nicht sichtbar wird. Neben einer Anlage zur fortschreitenden Evolution der Art, enthalten die mutierenden Gene auch letale Faktoren, die, mit anderen Worten gesagt, artvernichtend wirken.

Die Gene, als zunächst hypothetisch materielle Teilchen mit einer gewöhnlich stabilen Struktur, werden auch eine Grundlage für die künftige psychiatrische Erblehre bilden. Dies bedeutet, daß das biopsychiatrische Denken auf die Entdeckung jener kleinsten Einheiten ausgerichtet sein wird, welche die Träger verschiedener Typen der menschlichen Persönlichkeitsstruktur sind, erbliche Varianten des menschlichen So-Seins. Dabei wird sich herausstellen, daß diese kleinsten Einheiten die Basis von Genotypen bilden, die letzten Endes zu Phänotypen führen, sie werden klinisch untersucht werden. Aus der Kopierung spezifischer chemischer Formationen kommt durch einen mysteriösen Individualitätsfaktor die menschliche Erscheinungsform zustande, und zwar in seinem einmaligen So-Sein, wie auch in seinem gattungsgebundenen Leiden. Eine Umgruppierung psychischer und körperlicher Eigenschaften der Eltern (wie auch der anderen Vorfahren) ist nur dann möglich, wenn bestimmte, unsichtbare genetische Einheiten vorhanden sind, die gesondert erneut gruppiert werden. So werden die künftige biopsychiatrische und vor allem die künftige psychiatrische Erblehre sich weniger damit befassen, die Vererbung psychiatrischer Syndrome zu erforschen, die bis jetzt als die klassifizierende Diagnose galten, sondern vielmehr die erblichen Grundlagen des defekten psychischen Zustandes selbst. Das biopsychiatrische Denken wird versuchen, sich dem biologischen anzuschließen. Dieses besinnt sich auf das Zusammenspiel von Viren, Enzymen und Genen. Hierbei wird der Information durch chemische Verbindungen größte Bedeutung beigemessen. Wie der psychischen Regulation ein dreifacher Auftrag erteilt wird (stabilisierend, harmonisierend und richtungweisend), so werden die Enzyme in zunehmendem Maße als Katalysatoren und Kontrollmittel in feinster Form betrachtet werden. Wie in der Biologie keine einzige Reaktion ohne die Mitwirkung eines korrespondierenden Enzyms denkbar ist, so ist eine analoge Informationstheorie auf ähnlicher materieller Basis denkbar, welche die psychische Struktur formt, neugestaltet, reguliert und integriert. Und wie Regulation nicht ohne Dysregulation denkbar ist, so ist Integration ohne die Möglichkeit einer Desintegration undenkbar, wobei sich diese auch produktiv auswirken wird. Wie in der Biologie für alle Gene ein spezifisches Enzym vorausgesetzt wird, so wird diese Theorie von Schloß und Schlüssel auch für die künftigen Grundlagen der psychiatrischen Erblehre gelten. Und wie in der Biologie die Vitamine als (lebensnotwendige) Stoffe bekannt sind, die von außen her zugeführt werden müssen, so werden die «psychischen» Vitamine besonders durch die Sozialpsychiatrie noch mehr als die Faktoren herausgestellt werden, die der Mensch braucht, um sich in seiner psychobiologischen Existenz entfalten zu können. In der Biologie sind die Gene Muster materieller Natur, die beim Entstehen der spezifischen Enzymmoleküle kopiert werden. Daher besteht zwischen beiden eine materielle Beziehung als Urbeispiel eines Einheitsverhältnisses. In einer künftigen Biopsychiatrie kann ein ähnlicher Mechanismus die Grundlage einer psychischen Organisation bilden. Man wird versuchen, Einblick in das pathogenetische Material zu erhalten, das sich genetisch auswirken kann.

Daten aus der Klinik lassen bereits heute vermuten, daß beim Menschen wegen der besonderen Verletzbarkeit seiner Persönlichkeitsstruktur bei jeder psychischen Störung die individuellen Reaktionsformen den supra-individuellen vorausgehen.

Für die künftige psychiatrische Erblehre kann von einer Trennung zwischen dem Individuellen und dem Supra-Individuellen im Menschen ausgegangen werden. Nur dieses bildet eine Basis für die Einordnung und ermöglicht, das Allgemein-Menschliche festzulegen. Das DNA ist als Träger der genetischen Information mit seiner Fähigkeit, sich zu verdoppeln und eine bestimmte Reihenfolge der Glieder in der langen Kette aufrechtzuerhalten, imstande, diese Information über die supra-individuelle Organisation und die allgemein-menschliche psychische Struktur zu vermitteln. Das gleiche könnte auch für die Vererbung der Ursachen von supra-individuellen psychischen Störungen zutreffen. Mit Hilfe der Mutationstheorie könnte eine Änderung in der Reihenfolge der Bestandteile von Genen und Enzymen die Vererbung von bestimmten Aspekten der supra-individuellen Organisation erklären. Ehe man sich eine Vorstellung von der Selbstregulation und Selbstintegration der supra-individuellen Organisation bilden können wird, ist zunächst ein Einblick in die Bestandteile dieser Organisation, d. h. in die Persönlichkeitsstruktur im allgemeinen notwendig. Diese Hierarchie mit ihren verschiedenen Organisationsstufen, mit der für sie charakteristischen Fähigkeit zur exakten Selbstregulation, wobei Steuerung und Rückkoppelung automatisch eine Rolle zu spielen scheinen, muß ebenfalls in der Vererbung verankert sein. Während sich heute die Biologen ernsthaft mit den Charakteristika der regulierenden Mechanismen auf verschiedenen Organisationsstufen befassen, wurde mit der Erforschung der Differenzierung psychischer Funktionen kaum erst begonnen. Im übrigen ist es immer wichtig, die möglichen Gründe für unsere Unwissenheit aufzuspüren, und zwar mit dem schuldigen Respekt für die Schwierigkeiten, die «fast» unüberwindlich scheinen. Alle Probleme sind «fast» unüberwindlich und verlangen für ihre Lösung viel Vernunft und Zeit. Und dies trifft ganz gewiß auf die Biologie des psychischen Lebens, des normalen, wie auch des defekten zu. Der menschliche Geist, den jeder Dummkopf als seinen «Besitz» betrachtet, ist ein so unvorstellbarer Begriff, daß seine psychischen Funktionen – auch wenn sie sich in Teilbezirken des Organismus auswirken – unvorstellbar kompliziert sein müssen. Das biopsychiatrische Denken wird auch weiterhin die Erforschung des Verhaltens, d. h. von objektiv feststellbaren Ausdrucksformen des psychischen Lebens, betreiben. So werden die Experimente PENFIELDS, die in die Richtung von Korrelationen zwischen der Befragung von Versuchspersonen und registrierbaren, abgeleiteten elektrischen Hirnströmen weisen, den Anfang einer Reihe von Untersuchungen in korrelativem Zusammenhang darstellen. Vor allem die qualitative Seite der Hirntätigkeit wird anregen, die unterschiedliche Form psychischer Funktionen, die mit durch den Inhalt bestimmt wird, genauer zu erforschen. Dadurch wird man den Unterschied und den Zusammenhang zwischen dem Wie- und dem Was-Erleben erkennen lernen, und dies unter normalen als auch unter krankhaft gestörten Umständen. Auch das Bewußtsein bzw. die Bewußtseinsstörungen, welche die hypothetische Grundlage für alle Formen der psychischen Störung liefern, können nicht nur gemäß dem Unterschied im Niveau, sondern vor allem dem Unterschied der Qualität nach erkannt werden. Sie werden das Fundament einer neuen Diagnostik bilden. In diesem Zusammenhang sind einige Bemerkungen über die zu erwartenden Fortschritte in der Hirnphysiologie und die Rolle der verschiedenen Hirnsysteme unerläßlich. Gewiß wird der Zusammenhang zwischen den höchstorganisierten Hirnanteilen und den verschiedenen Funktionen des Bewußtseins im künftigen biopsychiatrischen Denken zu den Kernfragen über Art und Verbindung zwischen Geist und Materie gehören. Neben den bereits heute beobachteten Formen von «Hirnwellen» in Bezug auf allgemeine psychische Funktionen, wie schlafen, denken und fühlen, werden auch feiner differenzierte psychische Funktionen, für die unsere heutige Nomenklatur noch keine Namen besitzt, das biopsychische Geschehen in bestimmten Grundmustern festlegen. Und wenn die wissenschaftlichen Fortschritte es erlauben, eine Anzahl psychischer Grundmuster, die mit bestimmten Funktionen des Zentralnervensystems verknüpft sind, festzulegen, wird auch die Biopsychiatrie die Früchte ernten.

Seitdem sich herausgestellt hat, daß die Bewegungsmuster der elektrischen Reizkurven, Rhythmus, Gliederung, Zeiteinteilung und Zwischenräume betreffend, eine Information über den Zustand des Bewußtseins vermitteln, und seit es Hinweise gibt, laut denen die Gedächtnisfunktion mit dem kreisförmigen Netzwerk zusammenhängt, das die Nervenzellen miteinander verbindet, scheint auch auf diesem Gebiet ein «Kode» vorhanden zu sein. Materielles wie auch psychisches Leben werden anscheinend in Kodeform niedergeschrieben. Aufgabe der künftigen biopsychiatrischen Forschung wird sein, diese Kodifizierung aufzuspüren und zu entziffern. Der Gedanke drängt sich hierbei auf, daß in dem kreisförmigen Netzwerk von Nervenzellen die Impulse, die in den Kreis gebracht worden sind, so lange, wie die vorhandene elektrische Energie ausreicht, in ihm zirkulieren. In ständig reflektierendem Kreislauf werden die Muster von Hirnimpulsen für unbestimmte Zeit aufbewahrt werden können. Dies ließe sich aus der reproduzierenden Funktion des psychischen Lebens ableiten. Man kann annehmen, daß die Anzahl von elektrisch gespeisten Mustern im Gehirn überwältigend groß ist, so daß sämtliche von der Erfahrung erhaltenen Informationen mit einer eindrucksvollen Zahl an Kodifizierungen arbeiten werden. Die zukünftige Psychiatrie wird versuchen, sich Zugang zu diesem äußerst komplizierten Kommunikationssystem, in dem sämtliche Informationen in Kodesprache verarbeitet werden, zu verschaffen. Bis auf weiteres stellen die künstlich hergestellten «elektronischen Gehirne» nur einen schwachen Abklatsch dessen dar, was sich dereinst als mit der Wirklichkeit übereinstimmend erweisen wird. Während die modernen Informations- und Kommunikationstheorien das biologische Denken – zumindest vorläufig – weiterhin bestimmen werden, wird das biopsychiatrische Denken seine Aufmerksamkeit besonders den Störungen in Information und Kommunikation widmen. Information lehrt uns die Gesetzmäßigkeiten des Lebens erkennen, die in bestimmten unauslöschbaren Mustern festgelegt sind. Kommunikation ist die vorübergehende Vereinigung alles Lebendigen, unter gleichzeitiger Aufhebung der Grenzen. Beide Begriffe sind an das Leben und das Lebende gebunden und gehören zu dessen Essenz. Jede Besinnung über Information und Kommunikation ist daher auch geeignet, den Zugang zu ihren Störungen zu finden, den sich die Biopsychiatrie als Objekt ihres Denkens gewählt hat.

Als Beispiel für die Information, die der Mensch bereits in seiner Erbanlage mitbekommen haben dürfte, können die sogenannten Archetypen gelten, die von dem Schweizer C. G. Jung mit instinktiven Erfahrungen verglichen wurden. Sie mögen als Urerfahrungen der Art gelten, hervorgegangen aus den Urerfahrungen alles Lebendigen. Es ist zu erwarten, daß diese archetypischen Erfahrungen auch wesentliche Bedeutung für die Grundlagen des psychischen Leidens gewinnen werden, sofern sie die psychische Entwicklung unter Umständen hemmen bzw. auf Seitenwege geraten lassen können. Wäre ein Vergleich mit den Genotypen gestattet, dann könnten eine Mißbildung, eine Überbetonung, die Abwesenheit oder falsche Eingliederung und Ordnung dieser Genotypen die Harmonie stören. Die Biopsychiatrie der Zukunft wird diese Genotypen den vielen Form- und Verhältnisstörungen zugrundelegen, welche die Klinik aufzeigt. Bereits heute hat sich bei der Erforschung des Syndroms des infantilen Autismus gezeigt, wie sehr das Fehlen bzw. die Verzerrung des infantilen Mutterbildes der Anpassungsfähigkeit an die objektiv gültige Wirklichkeit, der Entfaltung des sozialen Gefühlslebens, den Ausdrucksbewegungen und dem Empfindungsleben schaden kann. Das Studium anderer Genotypen (wie oben erwähnt im Vergleich mit den Archetypen), das noch kaum aufgegriffen worden ist, wird in der zukünftigen Psychiatrie eine größere Rolle spielen. Dabei steht deren Denken wiederum der zukünftigen psychiatrischen Vererbungsproblematik nahe, da z. B. das Charakterbild des Instinkts aufs engste mit der Vererbung der Art verbunden ist.

Mit Hilfe eines hypothetischen Schemas der menschlichen Persönlichkeitsstruktur und der allgemein-menschlichen Konstitution wird die Vererbungsforschung versuchen, stärker die verschiedenen Facetten zu erfassen, welche die Struktur aufweist. Möglicherweise wird die von Siemens vorgeschlagene ein-eiige Zwillingsforschung künftig dazu beitragen, die Kenntnisse über erbliche und nichterbliche Eigenschaften zu erweitern, obwohl diese Forschung sich selbstredend nur mit genotypischen Faktoren höherer Ordnung (Triebleben, Temperamentbasis usw.) befassen können wird. Würde man diesen die Bezeichnung von Charakterradikalen verleihen, dann könnte die Zwillingserforschung aufschlußreich sein. Zu den Genotypen höherer Ordnung innerhalb der Kategorie des Trieblebens gehören auch die von FREUD aufgezeigten sogenannten libidinösen Typen. Anzeichen weisen bereits darauf hin, daß der narzißtische Typ und der Zwangstyp an die Vererbung gebunden sind. Dies trifft auch für die besondere Grundstimmung zu, die sich im Temperament ausdrückt. So gibt es auch Hinweise dafür, daß die Akzentuierung der Geisteshaltung, die JUNGS psychologischen Typen zugrundeliegt (sowohl innen, als auch außen), zu einem Genotyp höherer Ordnung zu rechnen ist. Eine psychiatrische Erblehre, die von defekten Genotypen höherer Ordnung ausgeht, wird tiefere Erkenntnisse bringen als die Forschung über Vererbbarkeit der sehr komplex gebauten psychiatrischen Krankheitsbilder. Zweifellos haben sich die bis dahin vorgenommenen Untersuchungen als wichtig erwiesen. Sie enthüllten, daß in der Fülle der Erscheinungen, die ein psychiatrisches Zustandsbild hervorrufen können, Vererbungsfaktoren verborgen sein müßten. Die psychiatrische Vererbungsforschung der Zukunft wird sich jedoch mehr mit der Erforschung der fundamentalen Erbfaktoren – und als solche kommen auch defekte Genotypen höherer Ordnung in Frage – befassen. Wie letztlich sich diese Erbfaktoren unter dem Einfluß der Lebensgeschichte des menschlichen Seins manifestieren, wird dann die Aufgabe intensiver psychopathologischer Überlegungen sein.

Wie schwierig es ist, die Fragen der psychiatrischen Vererbungsforschung zu beantworten, hat die genetische Information über den mongoloiden Schwachsinn gezeigt. Ein volles Jahrhundert, nachdem das Bild erstmals von LANGDON DOWN beschrieben worden war (1866), entdeckte 1959 der Franzose LEJEUNE, in Zusammenarbeit mit GAUTIER und TURPIN, daß für das Entstehen dieses Zustandsbildes eine Störung in der Spaltung des Chromosoms 21 verantwortlich ist. Aus dem als Mutationsform entstandenen Trisom, möglicherweise von einer reziproken Translokation zwischen zwei kleineren Autosomen mitbestimmt, hat ein so charakteristischer psychischer Defektzustand hervorgehen können, daß hierdurch zahllose neue Fragen aufgetaucht sind. Aus den bis jetzt vorliegenden Daten geht hervor, daß männliche Mongoloide meist unfruchtbar sind, während von den Kindern der in der Literatur erwähnten weiblichen Mongoloiden, die gebaren (ca. 10), rund die Hälfte gleichfalls mongoloid war. Hiermit dürfte die Vererbung überzeugend bewiesen sein. Auch sei darauf hingewiesen, daß gerade die Erforschung von eineiigen mongoloiden Zwillingen die Übereinstimmung ausnahmslos hat aufzeigen können. Eine weitere Entdeckung im Zusammenhang mit der Zytogenetik der gestörten Geschlechtsentwicklung wurde ungefähr zur gleichen Zeit gemacht (1960). Es betraf die genetische Grundlage des sogenannten Klinefelter- und Turner-Syndroms. Seit 1959 war bekannt, daß das doppelte Geschlechtschromosom der

Frau einen X-X-Charakter aufweist, das des Mannes hingegen einen X-Y-Charakter. Das Y-Chromosom schien dabei ein verzerrtes X-Chromosom. Kurz zuvor (1949) wurde von Barr und Bertram das Sexchromatin entdeckt, ein kleines färbbares Klümpchen von Protoplasma im Nukleus der weiblichen Zellen (einschließlich der Leukozyten). Seitdem läßt sich bei den obengenannten Syndromen eine Zunahme (bzw. eine Herabsetzung) der Geschlechtschromosomen feststellen. Wie sich herausstellte, ging dies mit Veränderungen der Geschlechtsmerkmale einher. Aus der Tatsache, daß eine Zunahme der weiblichen Geschlechtschromosomen mehr eine Verlangsamung als eine Beschleunigung der sexuellen Entwicklung bewirkt, darf gefolgert werden, daß noch unbekannte, entgegenwirkende Faktoren eine ausgleichende Wirkung ausüben. Die zukünftige Biopsychiatrie, die von der bisexuellen Veranlagung des menschlichen Wesens als Grundlage für die Erweiterung der Kenntnisse in allen sexualpathologischen Problemen ausgehen wird, findet hier die Möglichkeit für die experimentelle Forschung. Hier sei auf die Untersuchungen von Kopac (1961) hingewiesen, der durch mikrochirurgische Methoden eine Transposition von chromosomalen Elementen innerhalb des Zellkörpers bewirken konnte. Die Erwartungen gehen auch dahin, daß die psychopathologischen Erscheinungen durch chromosomale Abweichungen in erheblichem Maße zunehmen werden. Abgesehen von diesen — noch relativ groben — Abweichungen in der Genstruktur wird der Schwerpunkt auf die viel feineren Strukturabweichungen innerhalb eines einzelnen Gens oder auf eine veränderte Ordnung in der langen Kette der Nukleotiden und ihrer Verbindungen gelegt werden.

An psychiatrischen Krankheitsbildern, insbesondere auf dem Gebiet des Schwachsinns, hat sich gezeigt, daß bestimmte Stoffwechselstörungen das Resultat von Enzymdefekten sind, aus denen giftige Zwischenprodukte entstehen oder nicht unschädlich gemacht werden können. Außer der bekannten Oligophrenia phenylpyruvica, der amaurotischen Demenz, des Albinismus, des Wilsonschen und des Hartnupschen Syndroms, sind bereits nahezu fünfzig verschiedene Formen beschrieben worden, bei denen an Vererbung gebundene Enzymstörungen die Hauptrolle spielen. Mehr als ein Drittel dieser Störungen ist mit Schwachsinn bzw. vorzeitiger Demenz verbunden oder führt zum frühen Tod. Störungen im Eiweiß-, Fett- und Zuckerhaushalt mit ernstem oder gar tödlichem Charakter, die für die oben genannten Krankheitsbilder verantwortlich zu machen sind, können bereits heute zum Teil behoben oder kompensiert werden. Daß Intoxikationen durch Stoffwechselstörungen im ersten Lebensjahr zu schwerwiegenden Intelligenzstörungen führen können, ist schon lange bekannt. Weniger bekannt ist es, daß bei rechtzeitiger Erkennung und den entsprechenden Diätmaßnahmen der intellektuelle Rückstand einigermaßen behoben werden kann, auch durch eine hormonale Behandlung ist dies möglich. Nachdem auch die Schizophrenie von einigen vorausschauenden Psychiatern (u. a. H. Hoff) als eine erbliche Chromosomopathie verstanden wird, hofft man, diese Gruppe psychischer Störungen wie auch die manisch-depressiven Zustände und die Chorea Huntington günstig beeinflussen zu können, indem der genetische Kode abgebrochen, krankhafte Mutationen rückgängig gemacht und eine Redressierung zu einer normalen Ordnung der Gene vorgenommen werden. Wenn sie sich auf die Möglichkeiten einer psychiatrischen Vererbungslehre besinnt, wird die zukünftige Biopsychiatrie bei dieser Flut neuer Errungenschaften auf dem Gebiet der Mikrobiologie nicht abseits stehen können.

Das gleiche gilt für Biochemie und Physiologie. Immer mehr setzt sich die Überzeugung durch, daß die Biochemie die aussichtsreichsten Möglichkeiten zu einer Erklärung der fundamentalen Mechanismen für die Wirkung des gesunden und des kranken Geistes biete. Auch sieht es danach aus, daß die Neurophysiologie und die Psychopharmakologie die experimentellen Grundlagen für Verhaltens- und Erlebnisstörungen liefern werden. Die Lehre Pawlows von den bedingten Reflexen (1849–1936) hat ein ausgedehntes Gebiet der Forschungen und Experimente bloßgelegt, von denen noch die Rede sein wird. Vorläufig hat sich das Bestreben der Biochemie, sofern es das biopsychiatrische Denken betrifft, vornehmlich auf die Erforschung metabolischer Reaktionen beschränkt, welche die psychischen Störungen begleiten. Das Gehirn wurde hierbei in erster Linie als ein biochemischer Apparat betrachtet. Als wichtigste Aspekte sind zunächst einmal der Energiemetabolismus ins Blickfeld gerückt, zum anderen der Metabolismus von Eiweiß (Nukleinsäuren), Zucker und Fetten.

Als Gjessing während der aufeinanderfolgenden Phasen der periodischen Katatonie Störungen im Eiweißmetabolismus in einem gewissen Rhythmus von Eiweißausscheidung und -retention nachweisen konnte, erwies sich auch dieser Zusammenhang als vom nitrogenen Gleichgewicht abhängig, sowie auch von einer zuvor erzielten Stabilisierung des Stoffwechsels der Versuchspatienten. Trotz der heute noch unüberwindbaren Schwierigkeiten in der Diagnose der sogenannten Schizophrenie und auch der Wissenslücken in genetischer Hinsicht hält die Biopsychiatrie weiterhin an der Überzeugung fest, daß von einer vererbten metabolischen Störung die Rede sein könne, wie sie sich bei bereits gut abgegrenzten Typen des Schwachsinns (amaurotische, phenylpyruvische, galaktosemische usw.) herausgestellt hat. Es liegen auch Vermutungen vor, daß möglicherweise abnorme Metaboliten als Folge von Enzymfehlbildungen, die mit der Vererbung verknüpft wären, vorhanden sind. Die Untersuchungen über Kohlehydratmetabolismus bewegen sich in Richtung einer abnehmenden bzw. zunehmenden Konzentration normaler Metaboliten, u. a. auch im Zusammenhang mit der Insulinempfindlichkeit. Die zukünftige Forschung kann möglicherweise aufdecken, daß bestimmte Hirnzentren z. B. bei schizophrenen Patienten Abweichungen im Energiehaushalt aufweisen. Von größerer Bedeutung noch wird die Erforschung nitrogener Stoffe im Metabolismus bestimmter Hirnteile sein. Hiermit wäre die alte Hypothese vom Vorhandensein giftiger Amine zu neuem Leben erweckt. Jetzt schon ist es gelungen, verschiedene Amine wie Adrenalin, Noradrenalin, Serotonin und Histamin in bestimmten Hirnstrukturen genauer zu lokalisieren. Das Studium der für ihren Stoffwechsel benötigten Enzyme sowie des Einflusses von Stoffen auf die Bildung, die Vernichtung oder die Verlagerung von Aminen im Zentralnervensystem wird Einzelheiten bei bestimmten psychischen Funktionsstörungen erklären können. So wird auch die Untersuchung der Aminosäuren und des Aminemetabolismus Hinweise auf die normale Hirnfunktion geben können, wie dies vor Jahren schon für die Glutaminsäure bei Schwachsinn, sowie für Methionin und Tryptophan bei schizophrenen Patienten versucht worden ist. Zunehmend wird hierbei den Umständen, unter denen metabolische Prozesse ablaufen können, Rechnung getragen.

In der Neuro-Biochemie wird der Rolle, die Proteine, komplex gebaute Lipide und Nukleinsäuren, für das Aufbewahren und die Information von optischen Reizen zu spielen scheinen, immer größere Aufmerksamkeit gewidmet. Auch wird versucht, den symbiotischen Metabolismus und den Zusammenhang zwischen neuronalem Gewebe und Gliagewebe aufzudecken. Mehr und mehr Bedeutung wird der Tatsache beigemessen, daß sich das neuronale Gewebe im Gegensatz zu jedem anderen Körpergewebe nach der Geburt weder erneuert, noch eine weitere Zellteilung aufweist. Gerade im Zusammenhang mit der Möglichkeit, Informationen zu vermitteln und Eindrücke aufzubewahren, wird diesem Umstand besonderer Wert beigemessen. Man könnte meinen, daß sich im Zentralnervensystem auf anderem Niveau ein Prozeß vollzieht, ähnlich dem der oben erwähnten Information in den Genen. Es ist auch anzunehmen, daß die Makromoleküle in den Neuronen des Zentralnervensystems und die Änderungen, die sie unter Umständen erfahren, verschiedene Muster dauerhaften Charakters entstehen lassen. Die Besonderheiten der Makromoleküle des Zentralnervensystems werden dann unter normalen wie abnormen Umständen die Aufmerksamkeit der Neurobiochemie erregen und dem biopsychiatrischen Denken als Richtschnur dienen. Tieferreichende Erkenntnisse hinsichtlich der Bedeutung des endoplasmatischen Retikulums, der Mitochondrien und Ribosomen im Zusammenspiel werden die Dynamik dieser feinen Hirnarchitektur näher ans Licht rücken. Zur Aufgabe einer vertieften neurobiochemischen Forschung wird auch gehören, festzustellen, welcher abnorme Metabolismus Struktur und Funktion dieser Teile der Zellstruktur abwandeln kann. Hier wird auch die Psychopharmakologie eingreifen können, und zwar in experimenteller wie auch in therapeutischer Hinsicht durch Stimulierung bzw. Abschwächung zunächst noch unbekannter Enzyme. Eine Überempfindlichkeit bestimmter Hirnzentren für die Wirkung gewisser Pharmaka wird auf noch exaktere Weise bestimmt werden. Sodann wird man – mehr als dies heute der Fall ist – den untrennbaren Zusammenhang zwischen den verschiedenen Hirnzentren und sogar mit dem gesamten Organismus im Auge behalten.

Eine Erweiterung der neurobiochemischen Forschung ist namentlich beim Problem der schizophrenen Störungen zu erwarten. Die experimentell hervorgerufenen psychischen Störungen durch Meskalin, LSD 25 und andere halluzinogene bzw. deliriogene Stoffe haben auf die Möglichkeit eines Substrats dieser oneiroiden Zustände in bestimmten Hirnzentren aufmerksam gemacht. Das von HEATH u. a. aus dem Blutserum schizophrener Patienten gewonnene Taraxein (ein Proteinderivat) würde bei Versuchspersonen zu Depersonalisationserscheinungen führen, wie auch zu Hemmungserscheinungen im Verhalten von Versuchstieren. Die Lokalisierung von Serotonin – einem gegen Halluzinogene antagonistisch wirkenden Stoff – in bestimmten Hirnzentren wird die Kenntnisse über Hemmung und Enthemmung von Bewußtseinsfunktionen erweitern können. Die ausgleichende Wirkung psychischer Funktionen spielt im biopsychiatrischen Denken eine wesentliche Rolle. Sie wird auch in der künftigen neurobiochemischen Forschung dazu beitragen, die Natur hemmender und enthemmender chemischer Stoffe, die auf verschiedene Hirnzentren auf unterschiedlichem Niveau einwirken, aufzudecken. Untersuchungen, wie an der Harvard- und der Lafayetteklinik, mit einem Globulinfaktor im Serum schizophrener Patienten weisen auf ein Glykoprotein hin, dem eine aktivierende Funktion zugeschrieben wird. Dem Zuckerstoffwechsel im Zentralnervensystem und der Ergründung der metabolischen Mechanismen, die mit der Produktion von Lebensenergie zusammenhängen, wird zunehmend Beachtung geschenkt werden. Es gibt Hinweise für eine charakteristische Reduktion von Pyruvaten im Zuckerstoffwechsel schizophrener Versuchspersonen. Davon ausgehend wird nach einem Zusammenhang mit einer Enzymstörung gesucht, die möglicherweise der beim phenylpyruvischen Schwachsinn entspricht. Auch sollten die Zusammenhänge zwischen verschiedenen Streßfaktoren und einer Labilität des von Enzymen angeregten Zuckerstoffwechselmechanismus untersucht werden. So wird die Biopsychiatrie in der Frage, ob bei der Schizophrenie Energiedefektheit aufgrund eines Enzymmangels im intermediären Zuckermetabolismus des Zentralnervensystems besteht, in eine bestimmte Richtung gelenkt und dabei von der biochemischen Forschung unterstützt werden. Diese verspricht, einen Einblick in die Störungen der Energieregelung zu vermitteln, auch im Zusammenhang mit einer verringerten Hexokinaseaktivität im Zentralnervensystem Schizophrener, die zudem noch Störungen im Fruktose-Disphosphatmetabolismus aufweisen.

Es wird besonders wichtig sein, zu ergründen, inwiefern die zu findenden Enzymstörungen dem schizophrenen Geschehen zugrundeliegen oder ob sie eine Folge des Prozesses sind. Man kann annehmen, daß biochemische Mechanismen sich als wichtig für das Energietransportsystem bei der Anpassung an die einen Streß verursachenden Faktoren erweisen. Möglicherweise kann die Entdeckung eines Serumfaktors oder einer Enzymstörung auch zur besser fundierten Diagnose einer Kern-Schizophrenie beitragen. Zugleich mit der Entdeckung eines Serumfaktors entsteht die Möglichkeit, seinen schädlichen Einfluß auf das Zentralnervensystem auszuschalten. Bereits heute ist bekannt, daß verschiedene Psychopharmaka, wie Phenothiazin, Iproniazid und auch Noradrenalin, auf verschiedene Weise den intermediären Zuckerstoffwechsel beeinflussen können. Zweifellos wird die zukünftige Biopsychiatrie die Ergebnisse der neurobiochemischen Forschung zu würdigen wissen, besonders wenn dies zu einer sinnvollen Anwendung pharmakologischer Mittel führt, die mit einem größeren Effekt als heute die psychische Störung an der Wurzel angreifen können. Bei der für die Zukunft zu erwartenden eminenten Bedeutung der Prophylaxe psychischer Störungen werden es möglicherweise die chemischen Reaktionen sein, die zu einem frühzeitigen Eingreifen führen können, sogar vor dem Ausbruch der psychotischen Erscheinungen.

Ähnlich wie die Biopsychiatrie durch die neurobiochemische Forschung beeinflußt wird, ist auch der Fortschritt der Neurophysiologie aufs engste mit den psychiatrischen Problemen verknüpft. Insbesondere Verhaltensstörungen, als Äußerungen eines gestörten Erlebens, werden mehr noch als bisher im Zusammenhang mit Hirnstrukturen und Hirnfunktionen studiert werden. Eine lange Liste von Forschern, vor allem aus dem 19. und 20. Jahrhundert, ließe sich aufzählen, die Wichtiges beigesteuert und das biopsychiatrische Denken bereichert haben. Dennoch konnte 1951 ein Mann wie SHERRINGTON schreiben: «Physiology has not enough to offer about the brain in relation to the mind to lend the psychiatrist much help.» Dies mag für eine neurophysiologische Erklärung der höheren psychischen Vorgänge im Sinne einer koordinierten Aktivität der Millionen von Neuronen im Gehirn tatsächlich zutreffen. Andererseits hat sich die Psychiatrie mehr und mehr auf Gebiete zurückgezogen, die bis heute außerhalb des Bereiches einer nachweisbaren organischen Grundlage geblieben sind. Dies trifft z. B. für Syndrome wie die Epilepsie, verschiedene Demenzprozesse, Apraxie, Agnosie u. a. zu, die mehr von neuro- als von psychopathologischer Seite her angegangen werden. Es läßt sich schwer voraussagen, ob sich diese «Amputation» des psychiatrischen Denkens in Zukunft fortsetzen wird oder ob vielmehr ein sachgerechteres Abstecken der Problematik aufbauend wirken wird. Hinzugefügt werden muß, daß die Neurophysiologie in wachsendem Maß verwendbare Modelle von Ausdrucksformen findet, mit deren Hilfe psychopathologische Verhaltungsformen in der Sprache der Naturwissenschaft ausgedrückt werden. Die wichtigste dieser Ausdrucksformen ist bis jetzt das 1924 von HANS BERGER als solches bezeichnete Elektroenzephalogramm. Durch kleine elektrische Gehirnströme wurden die verschiedenen Formen von Hirntätigkeit dargestellt. Diese Standardtechnik wurde später von Adrian ausgearbeitet. Die Registrierung der elektrischen Hirntätigkeit ist zu einem sehr wichtigen Hilfsmittel geworden, dessen sich die Biopsychiatrie mehr und mehr bedient hat – und auch in Zukunft bedienen wird –, vor allem in der Diagnose. Obwohl noch keine Einigkeit über die Bedeutung der verschiedenen Zyklen je Sekunde sowie über ihre Wechselbeziehungen für die Diagnostik erzielt wurde und die Potentialunterschiede von mancherlei Faktoren abhängig sind, können bereits heute aus Formen, Kombinationen und Verlauf der registrierten Wellen weitreichende Schlußfolgerungen gezogen werden. Unter anderem kann auf die Erblichkeit des EEG-Typs wie auch auf seine Abänderung unter dem Einfluß von körperlicher und psychischer Reifung geschlossen werden. Schizoide und zykloide Typen weisen Unterschiede in der Höhe des Alpha-Index auf. Dies hängt zum Teil mit dem Unterschied zwischen Introvertiert- bzw. Extravertiertheit zusammen. Während in der Gesamtbevölkerung durchschnittlich lediglich 12 % einen abnormen, dysrhythmischen EEG-Typ zeigen, hat sich dieser Prozentsatz bei Psychopathisierten und Psychotisierten als wesentlich höher erwiesen. In naher Zukunft wird sich möglicherweise herausstellen, daß bei einem abnormen, dysrhythmischen EEG-Typ mit inkonstantem Alpha-Rhythmus, eingestreuten Thetawellen, besonders in der Temporalgegend, mit Überempfindlichkeit für Belastungsproben, eine konstitutionelle, abnorme Grundlage anzunehmen ist, auch wenn man es augenscheinlich mit einer psychisch normalen Persönlichkeit zu tun hat.

Trotz der individuellen Variabilität der noch als normal anzusehenden Elektroenzephalogramme wird diese Form der Hirnforschung in Zukunft in hohem Maße zur Erkenntnis der gestörten Hirntätigkeit beitragen. Bis jetzt wurde vor allem das Problem der epileptischen Entladungen mit dieser Methodik erforscht. EEG-Untersuchungen wurden aber bei nahezu allen bekannten Geistesstörungen vorgenommen. Die Ergebnisse beziehen sich allerdings in erster Linie auf einen Zusammenhang mit Störungen des Bewußtseins. Dies ist jedoch besonders wichtig, da alle psychischen mit Bewußtseinsstörungen verbunden sind und womöglich sogar darauf beruhen. In Zukunft wird eine feinere Differenzierung beim Auftreten langsamer Frequenzen, dem Abbruch des Alpharhythmus, dem Verschwinden der Rhythmik, sowie dem Auftreten von abweichenden Formen der Hirnaktivität zu einer Unterscheidung zwischen bestimmten Zustandsbildern führen können. Die heute schon festgestellten Abweichungen im EEG bei Alkoholikern mit Neigung zu pathologischem Rausch, beim Delirium tremens, bei katatonem Stupor, bei Hirnarteriosklerose, sowie bei verschiedenen Typen von Enzephalitis, werden in Zukunft differenzierter behandelt werden. Am wichtigsten werden jedoch die Untersuchungen sein, die einen tieferen biopsychiatrischen Einblick in die Probleme der Psychopathie und der Intelligenzdefekte führen können. Gerade im Zusammenhang mit der allgemein angenommenen Störung im psychischen Reifungsprozeß, der Hemmung und der Pervertierung des psychischen Lebens bei diesen Abnormitäten, wird die zukünftige EEG-Forschung ihre größten Triumphe feiern. Bis heute haben bereits Untersuchungen ergeben, daß 75 % der als psychopathisch bezeichneten Persönlichkeiten ein abweichendes Elektroenzephalogramm aufweisen. Ebenso zeigen bestimmte Umstände, wie Hunger, Durst, Erschöpfung und andere Faktoren, wie beispielsweise Narkotika und Vergiftungen, die als Streßerreger aufgefaßt werden können, Abweichungen im EEG, vor allem in der hintersten Temporalgegend. Die Vermutung, daß funktionelle Störungen dieser temporalen Hirntätigkeit mit Störungen der psychischen Reifung und einer latenten Neigung zur Aggressivität zusammenhängen, wird durch die Tatsache bestätigt, daß diese Hirngegend als letzte die normale Frequenz des Alpharhythmus erhält. Untersuchungen an Kriminellen mit einem abweichenden EEG ergaben eine Anhäufung von psychopathologischen Erscheinungen bei den nächsten Verwandten. Auch hier werden in Zukunft die intensive Erbforschung zusammen mit der EEG-Registrierung und der Suche nach abnormen Faktoren im Stoffwechsel Licht bringen können. Die elektroenzephalographische Untersuchung wird beweisen, daß sie fähig ist, an einer Bestimmung der Prognose neurotischer Störungen, die auf oder nicht auf psychopathisierter Basis auftreten, mitzuwirken. Die bisherigen Erfahrungen auf diesem Gebiet deuten darauf hin, daß bei der Mehrzahl der Neurotiker schwerwiegende Abweichungen im EEG fehlen. Freilich hat sich bei der Frequenzanalyse herausgestellt, daß das EEG mit Hyperventilation bei Neurotikern mehr spitze Alphawellen aufweist. Neurotische Zustandsbilder auf psychopathischer Basis, latente Neurosen, rekonvaleszierende Neurosen und vielleicht sogar auch die Art der Neurosen werden in Zukunft mittels EEG näher bestimmt werden können, so daß dieses Hilfsmittel dem Psychotherapeuten wichtige Hinweise geben wird. Auch bei manischen und melancholischen Zustandsbildern wird des EEG nützlich sein können, wenn es gelingt, die elektrischen Ströme aus tiefergelegenen Hirnbereichen und Stimmungsregulationszentren zu registrieren. So werden auch feiner differenzierte Bewußtseinsstörungen ans Licht kommen, sobald Ableitungen aus tieferen Bewußtseinszentren (im Di- und Mesenzephalon) eine größere Zuverlässigkeit erhalten haben. Noch wichtiger werden die EEG-Untersuchungen im Zusammenhang mit den schizophrenen Geistesstörungen sein. Zu erwarten ist, daß diese Untersuchungen nicht nur dazu beitragen werden, die verschiedenen Typen der schizophrenen Störung zu klären, sondern auch die Erblichkeit bestimmter EEG-Muster, welche die Disposition zu diesen Störungen aufzeigen und Hinweise auf das Fehlen bestimmter Stoffe im Hirnmetabolismus geben. Die EEG-Untersuchungen werden es vielleicht erlauben, die Stärke des Angstfaktors bei Schizophrenen besser einzuschätzen. Gerade dieser Faktor kann

Unheil auslösen, dem man dann vorbeugen könnte. «Herde», die auf funktionelle Entwicklungshemmungen hinweisen und mittels der EEG-Untersuchung ans Licht gebracht werden können, werden künftig mit bestimmten klinischen Entwicklungshemmungen bzw. Pervertierungen der psychischen Entwicklung in Zusammenhang gebracht werden können. Dies könnte z. B. für eine künftige EEG-Untersuchung von Patienten mit hysterisch-neurotischen Störungen mit Varianten des hysterischen Charaktertyps, von Kranken mit Suchterscheinungen usw. zutreffen. Eine Weiterentwicklung der 1943 von WALTER inaugurierten Frequenzanalyse wird verborgene periodische Entladungen ans Licht bringen, die einstweilen noch unbekannt sind. Wie schwierig die Beurteilung bei der Deutung von biologischen Manifestationen psychischer Störungen sein wird, wurde von GERARD in seiner 1955 erschienenen Arbeit «The biological roots of psychiatry» wie auch von HEBB (1949) zum Ausdruck gebracht. In den kommenden Jahren wird es der EEG-Forschung gelingen, die Ableitungen auf verschiedenen Niveaus aus verschiedenen Hirnzentren besser voneinander zu unterscheiden und zu beurteilen. Der Hirnphysiologe wird hierbei durch erweiterte Kenntnisse über die verschiedenen Hirnsysteme und ihren funktionellen Zusammenhang unterstützt werden. Auch wird in Zukunft die Unterscheidung zwischen den im Schlaf- und den im Wachzustand abgeleiteten Hirnströmen zu wichtigen Schlußfolgerungen führen, wie die Versuche von DAVIS schon im Jahre 1939 aufzeigen konnten. Auch von DAWSONS Methode der Autokorrelation und der automatischen Integration (1953) ist in Zukunft vieles zu erwarten, wie auch von der Analyse von Zeitintervallen und periodischen Entladungen, die aus den verschiedenen Niveaus der Hirntätigkeit stammen. In experimenteller Hinsicht werden in den EEG-Untersuchungen die nachweisbaren Unterschiede bei der Verabreichung verschiedener Psychopharmaka (LSD, Reserpin, Chlorpromazin u. a.) zur Kenntnis der Mechanismen und der therapeutischen Bedeutung dieser Stoffe beitragen können. Es wird deutlich, daß diese Vertiefung des biopsychiatrischen Denkens nicht zur Rückkehr in die Zeit führen wird, in der die psychischen Störungen auf eine Lokalisation von Hirnprozessen zurückgeführt wurden, was schon bald als eine Art von «Hirnmythologie» gebrandmarkt wurde.

Durch die von PAWLOW (1894–1936) entwickelte Lehre der bedingten Reflexe hat auch die Biopsychiatrie Impulse erhalten, deren Früchte die Zukunft ernten wird. In seiner Lehre spiegelt sich der dialektische Materialismus von MARX wider, und das Abhängigkeitsverhältnis von Psychiatrie und Psychopathologie zur Physiologie und Pathologie des Zentralnervensystems wird betont. Das psychische Leben wurde in PAWLOWS Lebenswerk in seinen normalen wie auch in dessen krankhaften Äußerungen als der Ausdruck einer «höheren» Hirntätigkeit verstanden, wobei reflektorisch in Aktion tretende Hemmungen und Enthemmungen die Hauptrolle spielen. Das psychische Leben eines jeden Lebewesens wurde dabei als ein unüberschaubares Gebiet von Antworten auf Reize und Reizkomplexe sehr unterschiedlicher Art betrachtet. Die Antwort wurde näher analysiert durch die systematische Erforschung einer Anzahl seit der Geburt wirksamer, vorwiegend exterozeptiver Reize in wechselnder Kombination und Aufeinanderfolge. Die von PAWLOW und seiner Schule zunächst nur an Hunden und später auch an psychisch gestörten Menschen durchgeführten Untersuchungen boten eine hirnphysiologische Grundlage, die sich auch für das biopsychiatrische Denken der Zukunft nützlich erweisen wird. Indirekte, an einen bestimmten Zeitpunkt gebundene, in bestimmten Situationen auftretende und an bestimmte Voraussetzungen gebundene Reize werden zeigen, daß sie eine an die Instinktsphäre gebundene biologische Bedeutung besitzen, die auch beim psychisch gestörten Menschen noch näher zu untersuchen sein wird. Hierbei handelt es sich nicht nur um die Erforschung von Hemmungs- und Enthemmungserscheinungen der Psychomotorik unter dem Einfluß von angsterzeugenden Reizen, sondern vor allem um eine Dressatbildung unter dem Einfluß und durch Wiederholung psychischer Traumen aus der frühen Kindheit. Die experimentelle Forschung, die sich damit befassen wird, menschliche sogenannte Ur-Traumen wiederholt hervorzurufen, wodurch psychische Dressatformen entstehen können, wird dazu beitragen, die Möglichkeiten der Einschleifung bei einer beträchtlichen Anzahl neurotischer und sogar psychotischer Zustandsbilder zu klären. Der wichtigste Fragenkomplex der Suggestion und der Suggestibilität, der zu der Instinktsphäre auch des menschlichen Wesens in enger Beziehung steht, wird durch diese Untersuchungen und unter dem Gesichtspunkt der bedingten Reflexbildung einen neuen Impuls erhalten. Beim psychisch gestörten Menschen werden nicht nur in quantitativer, sondern vor allem in qualitativer Hinsicht verschiedene Anzeichen als Ausdruck der äußerst komplizierten nervalen Leitungsprozesse registriert und eine Erklärung finden müssen. Die von PAWLOW aufgestellten Begriffe wie Bildung und Schwund bedingter Reflexe, Reizung, Hemmung und Enthemmung, Einschleifung, Summation u. a. werden im zukünftigen biopsychiatrischen Denken verwendet werden, um verschiedene neurotische und psychotische Syndrome zu klären. Eines der wichtigsten wird das sogenannte Erschöpfungssyndrom sein. Die Lehre SELYES über den Zusammenhang zwischen Adaptation, Erschöpfung und Desorganisation hat hier bereits zu wichtigen Erkenntnissen geführt, die auch für die Biopsychiatrie von besonderer Bedeutung sein werden. Dabei wird der allgemein verbreitete Begriff einer erschöpfbaren psychischen Energie von experimenteller Seite eine festere Grundlage erhalten. Seit PAWLOW 1903 in Madrid seinen Vortrag über die «Experimentelle Psychologie und Psychopathologie an Tieren» hielt und den Begriff des psychischen Reflexes prägte, wurde eine objektivierende Psychologie geschaffen, die einer physiologischen gleichkam. Nachdem Schlaf und Hypnose zu Folgen von Hemmungsmechanismen erklärt werden konnten, war der Weg zu einer reflexologischen Erklärung einer Reihe von psychopathologischen Erscheinungsformen geebnet. Und als 1931 PAWLOWS Vortrag in Bern über die «experimentellen Neurosen» folgte, schien noch mehr der Weg für die Einsicht freigegeben zu sein, was das Zusammenprallen von Reizungs- und Hemmungsprozessen bedeutet, wobei die vier Temperamentstypen, die seit HIPPOKRATES auch im biopsychiatrischen Denken weiterbestanden haben, berücksichtigt wurden. Das für den Menschen charakteristische zweite Signalsystem, worunter PAWLOW den menschlichen Wortbegriff und das menschliche Denkvermögen (neben seinem instinktiven Realitätsbewußtsein) verstand, wird auch im zukünftigen biopsychiatrischen Denken unüberwindliche Schwierigkeiten bereiten. Trotzdem könnte eine Perspektive gesehen werden, und zwar in der erweiterten experimentellen Erforschung namentlich der pathologischen Bewußtseinslabilität, der Zustände ängstlich-gespannter Erwartung, abnormer Gereiztheit, erhöhter Reaktivität, Erschöpfbarkeit, sowie pathologischer Abstumpfung und Verlangsamung des Tempos. Auf diesem Wege wird auch eine erweiterte Forschung über die stereotypen Erscheinungen, obsessionellen und anderen Formen, von Zwang, Amnesien und anderen Formen von Vergeßlichkeit usw. Früchte bringen können. Wie BECHTEREW vom kollektivreflexologischen Standpunkt aus das soziale Leben erforschte, so wird die Biopsychiatrie der Zukunft durch die standardisierten Verhaltensformen der Gemeinschaft und deren Abweichungen zu einer Kenntnis der äußerst komplizierten bedingten Reflexe gelangen können, die den Menschen als Sozialwesen kennzeichnen, sowie ihrer pathologischen Erscheinungsformen. Das zukünftige biopsychiatrische Denken wird hierbei der äußerst vielfältigen funktionellen Einheit Rechnung tragen, wodurch bereits der einfach anmutende Reflex eine künstliche Abstraktion der Wirklichkeit ist. SHERRINGTON und MINKOWSKI waren sich darüber bereits im klaren.

Gerade die Erkenntnisse, welche die Hirnanatomie und -physiologie über Bau und Funktion des Zentralnervensystems vermittelten, haben der Biopsychiatrie gezeigt, wie sehr psychisches Leben an die Kompliziertheit der Hirnsysteme gebunden ist. Die Verbindungen zwischen dem 1890 von BROCA beschriebenen limbischen System und anderen Systemen auf verschiedenem funktionellen Niveau zeichnen sich immer deutlicher ab. Dadurch wird das Organ für die Verarbeitung sämtlicher gespeicherter Informationen, und auch seine Fähigkeit, zu integrieren und auszuführen, besser bekannt. Die wichtigsten physiologisch-anatomischen Korrelate, die bei den Funktionen des Bewußtseins und der Emotion eine Rolle spielen, sind noch völlig unbekannt. Zwar darf als sicher gelten, daß die thalamische Formatio reticularis und einige andere Thalamuskerne bei der Vermittlung des Bewußtseins und auch bei anderen emotionalen Vorgängen eine wichtige Rolle spielen. So ist auch bekannt, daß die dorsalen Thalamuskerne und Teile der großen Hirnrinde mit der objektiv-gültigen Außenwelt korrelieren, wie auch unser Leib-Gefühl mit dem hypothalamisch-hypophysären System und dem ventralen Teil der Groß-Hirnhälften in Verbindung steht. Und falls GOETHES Wort «Durch Hunger und durch Liebe erhält sich das Getriebe» einen tieferen Sinn hat, können wir die Behauptung wagen, daß Selbst- und Arterhaltung am Anfang jener Selbstentwicklung stand, die beim Menschen letzten Endes die Fähigkeit zur Selbstkenntnis ausgebildet hat. Das Geruchsorgan, das im oben erwähnten limbischen System vertreten ist, nimmt innerhalb der strukturellen Organisation des Hirns einen besonderen Platz ein, nicht nur, weil es mit großen, ventral gelegenen Hirnpartien zusammenhängt. Es ist nämlich sehr wohl denkbar, daß sämtliche Informationen über den Umgang mit sich selbst und dem anderen auf den durch das Geruchsorgan und das primordiale Hirn dem Lebewesen vermittelten Informationen basieren. Ein tieferer Einblick in den Bau und die Funktion der Hirnsysteme, die zum Geruchsorgan in Beziehung stehen, wird daher zur Klärung der anatomo-physiologischen Grundlagen des Problems der Übereinstimmung beitragen können. Wenn man bedenkt, daß das gesamte psychische Leben von sich einander anpassenden Verhältnissen bestimmt wird, dann wird es klar, daß die Einheit zwischen Erleben und Ausdrücken des Erlebten sich auch in Struktur und Funktion des Gehirns widerspiegeln wird. Während die wichtigste Aufgabe der dorsolateralen Teile der Hirnrinde ist, den Kontakt mit der Außen- (und Innen-?) Welt herzustellen, sind die ventralen und mehr zentral gelegenen Hirnteile eingerichtet, Informationen zu empfangen, die auf höherem Niveau «Erlebnisse» genannt werden können. Daß die beiden so grob abgesteckten Teile in enger Wechselbeziehung zueinander stehen, bedarf keiner näheren Erläuterung. Auch beim Menschen besteht noch ein enger Zusammenhang zwischen seinem instinktiven, vitalen bzw. natürlichen Dasein und dem durch die Kultur erworbenen, wie auch ein betonter Kontakt zwischen den mehr ventral und den mehr dorsal gelegenen Hirnregionen bestehen muß. Bereits vor vielen Jahren wurde darauf hingewiesen, daß im Vergleich zu dem am höchsten entwickelten Menschenaffen die ausgeprägte Entwicklung des Stirnhirns beim Menschen eine Wechselwirkung auf dessen Eigenschaft als Kulturwesen hat. Die vergleichende anatomische Forschung hat gezeigt, daß die sogenannten Stammganglien eine sehr alte Hirnformation darstellen, die als ein prä-persönlicher automatisierter und instinktiv erlebender Organismus funktionieren. Bei den Säugetieren zeigen sie einen intensiven Zusammenhang mit jüngeren Hirnteilen. Gerade in Verbindung mit der vergleichenden anatomischen Forschung wird es möglich sein, die Evolution des psychischen Lebens von den niedrigsten bis zu den höchsten Organisationsformen durch Kenntnisse über Art und Zusammenhang von Organisationsformen auf verschiedenen Niveaus zu erhellen. Das psychische Leben, das auf unpersönlichem (d. h. prä-persönlichem) Niveau nur in der Perspektive von nutzbringenden oder schädigenden Erlebnissen beherrscht wird, äußert sich physiologisch in Hemmung oder Enthemmung von Funktionen. Die zukünftige Forschung wird zur weiteren Klärung der komplizierten Verhältnisse zwischen den Hemmungs- und den Enthemmungsmechanismen beitragen. Dazu werden die Lehre PAWLOWS, wie auch die Enzymologie, sowie die Ergebnisse weiterer biochemischer Untersuchungen auf dem Gebiet der Koppelung und Rückkoppelung von Mechanismen in verschiedenen Hirnsystemen herangezogen werden. Die Bedeutung der Lehre der bedingten Reflexe wird zu einer Physiologie des Bedeutungs-Bewußtsein anwachsen, da Hirnprozesse in ihrem Ablauf von der Bedeutung, die ein Geschehen für jedes Lebewesen besitzt, abhängig sind. Und der psychisch kranke Mensch unterscheidet sich davon nach einer pathophysiologischen Anschauungsweise in seinem parakonditionierten Sein durch ein vorläufig unvorstellbares Ineinandergreifen von prä-persönlichen und persönlichen Verhaltungsformen, an Hirnsysteme auf verschiedenem Niveau gebunden. Wir wissen, daß der Thalamus als ein Knotenpunkt und Integrationszentrum von sehr unterschiedlichen Impulsen betrachtet werden muß. Wir können deshalb bereits vermuten, daß diese Hirnmasse, kaum größer als eine Kinderfaust, durch ein prä-persönliches Bewußtseinsleben ein menschliches Ur-Erleben verkörpert. So wird sich möglicherweise auch herausstellen, daß der vom limbischen System gebildete Kreislauf, zusammen mit Thalamus und zentral gelegenen Ganglien, ein zusammenhängendes Ganzes bildet, in dem Stimmungsleben, Sozialleben und Instinkthandlungen zu einer Ureinheit vereint sind. Die von der Anatomie und der experimentellen Physiologie des limbischen Systems erhaltenen Angaben haben dazu beigetragen, den Thalamus als eine Hirnorganisation auf einer weniger differenzierten psychischen Ebene in einer noch nicht abgeschlossenen Entwicklung zu betrachten. Wie sich der Evolutionsgedanke für die Entwicklung der Lebensformen am brauchbarsten erwiesen hat, so kann eine befriedigende Biopsychologie bzw. eine Pathopsychologie nur von Entwicklungsstufen des psychischen Lebens ausgehen. Es darf erwartet werden, daß die Biopsychiatrie der Zukunft festhalten wird an Begriffen wie Progression und Regression, übereinstimmend mit Differenzierung, Organisation und Integration oder demgegenüber: De-Differenzierung, Desorganisation und Desintegration. Hierbei darf man nie aus dem Auge verlieren, daß diese drei Begriffe mit Differenzierung, Organisation bzw. Integration auf einer niedrigeren Stufe identisch sind. Die jetzt lediglich als Hypothese vorgeschlagene Einheit von psychologischen und biologischen Gesetzmäßigkeiten wird in Zukunft durch vermehrte Kenntnisse über Bau und Funktion des Zentralnervensystems noch zusätzlich Beweiskraft erhalten.

Im zukünftigen biopsychiatrischen Denken wird man die Unterbrechung des harmonischen Zusammenspiels und die Störung integrativer Kräfte, die auf unterschiedlichem funktionellem Niveau wirken, als an die Pathophysiologie des Zentralnervensystems gekoppelt betrachten. Die Erlebnisweise und die Bewußtseinsqualität des psychisch Kranken werden mit Sicherheit aus den pathologischen Verhaltensformen abgeleitet werden. Die verschieden strukturierte Disharmonie, sowie der unterschiedliche Aspekt der beobachteten Integrationsstörung, werden zu einer biopsychiatrisch zu vertretenden Diagnose führen, die vielmehr eine Katalogisierung sein wird. Vielleicht wird sich bei allen Arten der psychischen Störung zeigen, daß sie auf einer mit der großen Hirnrinde verknüpften Defektheit von Funktionen beruhen, oft auch auf einer gestörten harmonischen Zusammenarbeit verschiedener Hirnniveaus. Im Grunde genommen ist jede psychische Störung eine Bewußtseinsstörung, eine defekte Art des «Sich-der-Welt-bewußt-Seins», in welcher der Mensch existiert. Eigentlich stellt jede psychische Störung eine reduzierte Seinsweise des Menschen dar. Und jede spiegelt eine bestimmte Weise des Funktionierens des Zentralnervensystems wider, die in bestimmten Verhaltensformen zum Ausdruck kommt.

Die Erfahrung hat gelehrt, daß sich verschiedene psychische Störungen der Besserung (bzw. der Genesung) zugänglich erweisen. Vom biopsychiatrischen Gesichtspunkt aus kann hierbei von einer Möglichkeit zur Rekonditionierung die Rede sein. Meistens entspricht dies auch einer Resozialisierung. Auf Grund physiologischer Experimente hat sich jedoch herausgestellt, daß die Rekonditionierung nicht mehr möglich ist, wenn bestimmte Teile der Hirnrinde fehlen oder ernstlich beschädigt sind. Auf experimentellem Weg wird festgestellt werden, welche Teile der Hirnrinde für eine Konditionierung unentbehrlich sind und inwiefern eine Konditionierung durch bestimmte Medikamente oder chemische Stoffe zu erreichen ist. So werden die erweiterten Kenntnisse über zerebrale Integrations- und Regulationszentren für das psycho-affektive Verhalten und den geordneten Ablauf der vegetativ-somatischen Vorgänge, wie auch das zunehmende Verständnis für die Angriffspunkte von Psychopharmaka und anderen biochemischen Stoffen, das biopsychiatrische Denken vorwärts drängen.

Das limbische System – als morphologische Übergangsformation zwischen Paläo- und Neokortex – wird bereits heute als eine Schaltstelle neuraler Mechanismen betrachtet. Die Aufdeckung ihrer Eigenschaften auf chemischem, pharmakologischem und physiologischem Wege wird zu einer besseren Kenntnis normaler Verhaltensformen beitragen. In Zukunft wird eine Störung des neurohumoralen Gleichgewichts, das mit der Bezeichnung «Homoiostase» angedeutet wird, als Dynamik reizender und hemmender Substanzen verstanden werden, wobei eine Gleichgewichtsstörung, als eine biochemische «Entgleisung», durch exogene oder endogene Faktoren bedingt sein wird. Psychische Leiden, wie sie sich in abnormen Verhaltensformen äußern, werden in biopsychiatrischer Hinsicht als Ursache Funktionsstörungen von Hormonen, Vitaminen, Enzymen und Ko-Enzymen, anti- bzw. adaptiven Enzymwirkungen, die mit dem Erleben der Wirklichkeit verbunden sind, aufweisen. Die von PENFIELD auf elektrischem Wege durchgeführten Reizungsexperimente bestimmter Hirnareale haben gezeigt, wie Störungen im sogenannten «reality checking» zu Halluzinationen führen können. Versuche mit Meskalin und LSD haben ebenfalls gezeigt, wie unter dem Einfluß dieser Stoffe eine Überempfindlichkeit bzw. ein herabgesetzter Schwellenwert in den die Informationen enthaltenden Hirnarealen zustande kommen kann, so daß sich als möglich erwiesen hat, Erinnerungsbilder durch sogenannte psychotogene Substanzen zu aktualisieren. Vielleicht werden derartige Experimente auch dazu beitragen können, psychische Störungen nach dem Niveau einzuordnen, auf das die Desintegration abgesunken ist, bevor von einer Reorganisation des psychischen Lebens die Rede sein kann. Betrachtet die Noopsychiatrie die Gesundung des psychisch Kranken unter dem Gesichtswinkel einer immanenten Fähigkeit, sich aus dem Zustand der Regression zu erheben, so könnte man in der Biopsychiatrie eine Parallele zu dieser Auffassung ziehen. Es ist gewiß denkbar, daß ein Regressionszustand mit chemischen Mitteln bekämpft werden kann, so daß vorher blockierte Hirnsysteme wieder funktionsfähig werden. Es darf angenommen werden, daß alle von der Psychoanalyse entdeckten Mechanismen (Psychismen) im Rahmen einer pathophysiologischen Betrachtungsweise besser erklärt werden können. So z. B. hat die Erforschung des Denkprozesses (sowohl in dessen logischem als auch pseudologischem Aspekt) bei Lösungen von Problemen durch Vergleichen mit der Programmierung von Computern eine Unterstützung gefunden. Es wird sogar für möglich gehalten, daß zwischen den programmierten Mustern von Computern und den Denkmustern sowohl des normalen als auch des psychisch gestörten Gehirns eine weitgehende Übereinstimmung besteht. Da Hemmungs- und Enthemmungsmechanismen ungeahnt viele Abwandlungen in den Funktionen einer unbeschränkten Anzahl von Neurosen veranlassen können, wird die Grundlage auch ein pathophysiologisches Denken bleiben, das seine Aufmerksamkeit den krankhaften Verhaltensformen widmet. Korrekturen dieser Verhaltensformen auf chemischem Wege werden Störungen der Homoiostase durch eine neuro-humorale Regulation beseitigen bzw. verhüten können. Dies bedeutet, daß mit pharmakologischen Mitteln eine rationale Therapie, sowie die Prävention psychischer Störungen erreicht werden kann. Tieferes Verstehen der Empfindlichkeit neuronaler Synapsen wird außer in experimenteller, vor allem in therapeutischer und prophylaktischer Hinsicht wichtig sein. Versuche mit LSD haben gezeigt, wie durch eine übermäßige Hemmung des synaptischen Gleichgewichts psychotische Erscheinungen entstehen können und daß diese Hemmung durch Beruhigungsmittel wieder aufgehoben werden kann. Die heute bekanntesten Tranquilizer erweisen sich durch ihre Fähigkeit, ein Übermaß an hemmenden Einflüssen auf die Synapsen zu blockieren, als brauchbar. Da die Störung des Gleichgewichts nicht nur als Folge übermäßiger Hemmung, sondern auch übermäßiger Reizung entstehen kann, wird der Kenntnis der synaps- (die Schaltung) reizenden chemischen Substanzen besondere Bedeutung zukommen. Die Experimente mit die Synapse reizenden bzw. hemmenden Mitteln wird helfen, bestimmte Mechanismen zu entdecken, die den verschiedenen psychischen Störungen zugrunde liegen können. Wenn die Rekonditionierung des Zentralnervensystems durch chemische Stoffe gelingt, so können möglicherweise die normalen Verhaltensformen in Zukunft mittels Schocktherapie erreicht werden. Inwiefern bestimmte Nikotinsäureamide, mit bestimmten Teilen des limbischen Systems als Angriffspunkt, imstande sein werden, das Syndrom einer vitalen Depression verschwinden zu lassen, wird die Zukunft ausweisen. Besonders die Psychopharmaka mit eng umschriebenem Wirkungsspektrum werden bei der Feststellung von besonderer Bedeutung sein, ob bestimmte psychische Syndrome und bestimmte Hirnsysteme zusammenhängen. Die chemische Untersuchung, weshalb das für den Hirnstoffwechsel so wichtige Serotonin sehr ungleichmäßig vorkommt, hat gezeigt, daß die phylogenetisch alten Hirnbereiche am reichsten mit dieser Substanz ausgestattet sind. Die Biopsychiatrie wird, wenn sie versucht, ursächliche Kategorien festzustellen, die sich klinisch höchstens in relativ einfach zuammengesetzten Syndromen ausdrücken, sich auch weiterhin auf diese Kategorisierung beschränken müssen. Die künftige Forschung wird zutagefördern können, inwiefern die hohe Serotoninkonzentration in dienzephalen und mesenzephalen Hirnbereichen mit der verfügbaren «vitalen» Energie zusammenhängt, die, laut einer Hypothese, bei vitalen Depressionen schwerwiegende Mängel aufweist. Falls die Serotoninkonzentration ein Glied in der Regulationskette eines normalen psychischen Funktionierens darstellt, würde dies die Bedeutung sogenannter Serotonin-Anatogonisten unterstützen, wie Reserpin und LSD, die, wie experimentell erwiesen, das psychische Gleichgewicht stören können und — wie sich bei der Reserpinverabreichung zeigt — auch eine vitale Hemmung hervorrufen können. Die — auch zu therapeutischen Zwecken — durchgeführten Experimente mit LSD haben die Erwartung geweckt, daß die durch diese Substanz hervorgerufenen Modell-Psychosen mit einer Störung der Stoffwechselvorgänge, die den Serotoninhaushalt beeinflussen, zu erklären sind. Bisher haben die widersprüchlichen Ergebnisse der experimentellen Untersuchung gezeigt, daß durch verschiedene Enzymwirkungen, unabhängig von Entstehung oder Produktion des Stoffes, an Ort und Stelle noch völlig unbekannte Faktoren eine Rolle spielen müssen. Inwieweit LSD eine Hemmung der Reizübertragung in bestimmten Synapsen höherer Ordnung bewirkt, ist noch unbekannt. Sehr wahrscheinlich wird die Hypothese von einer Enthemmung niedrigerer Hirnzentren durch Hemmung (Blockade) von höheren auch im biopsychiatrischen Denken der Zukunft ihre Früchte ernten. Eine Gleichgewichtsstörung kann man sich auch auf psychischem Gebiet am besten als Störung der Balance vorstellen, wobei die Begriffe Hemmung und Enthemmung die Hauptrolle spielen. Die z. Z. verwendeten Psychopharmaka mit ihrer dreifachen Wirkung als Antipsychotika, Antidepressiva und Anxiolytika sind in ihren Mechanismen und ihren verschiedenen Angriffspunkten noch ungenügend bekannt. Die Anxiolytika, zu denen – außer den Barbituraten und Meprobamat – Librium und Valium zählen, dämpfen die Angst. Diese Benzodiazepin-Derivate, die den zentralnervösen Apparat in seiner Funktion mildern und regulieren, werden in ihrer Wirkung auf das limbische, pallido-thalamische und hypothalamische System noch näher erforscht werden, da sich hier Schaltstellen des emotionellen Lebens zu befinden scheinen. Andere Psychopharmaka, die nach ihrer Wirkung zu den Antipsychotika und den Antidepressiva gezählt werden und wozu die Phenothiazine und Reserpine, sowie die sogenannten Monoaminoxydase-Hemmer, die Thymoleptika und schließlich auch der Elektroschock gehören, bieten noch ein breites Feld für eine verfeinerte experimentell-pathophysiologische und pathochemische Forschung. Die Perspektiven, die sich schon auf Zustände mit verändertem, verringertem und erhöhtem Bewußtsein, wie auch für die krankhaft-gestörte Emotionalität aus der experimentell-pharmakologischen Forschung ergeben haben, rechtfertigen die Erwartung, daß die Entdeckung der Wirkung bestimmter Enzyme und ihrer Eingriffe an bestimmten Teilen des Zentralnervensystems mit bestimmten psychischen Syndromen in Zusammenhang gesehen werden kann. Die Biopsychiatrie muß sich in vielleicht noch größerem Maße als die spekulative Noopsychiatrie davor hüten, Schlußfolgerungen zu ziehen, die auf ungenügenden Kontrollversuchen basieren. Selbstredend trifft dies auch auf Daten zu, die, aus dem Tierexperiment stammend, in unkritischer Weise auf den Menschen bzw. den psychisch gestörten Menschen angewendet werden.

Für gewisse chemische Verbindungen darf als sicher gelten, daß bestimmte Substanzen andere in ihrer Wirkung blockieren bzw. deblockieren, wodurch der Stoffwechsel in andere Bahnen geleitet wird. So läßt die Tatsache, daß Reserpin u. a. das Serotonin in bestimmter Dosierung enthemmt und hiermit die Konzentration beeinflußt, darauf schließen, daß ein ungestörter Serotoninhaushalt sich als wichtiger Faktor im Zusammenhang mit dem Problem der psychischen Energie herausstellen wird. Untersuchungen über den Serotoninstoffwechsel, seine Blockierung und Deblockierung, wie auch seinen Abbau, lassen vermuten, daß sich in den thalamischen und den hypothalamischen Hirnsystemen Zentren befinden, die auf enzymatischem Wege die Lebensenergie regulieren, stimulieren bzw. hemmen.

Bekanntlich spielt das Enzym Monoaminoxydase eine wichtige Rolle beim Abbau sowohl von Serotonin als auch von anderen Monoaminen (Tryptamine, Katecholamine: wie Adrenalin und Noradrenalin). Diese Enzymaktivität konzentriert sich vorwiegend auf die Mitochondrien des Zellkörpers. Wie sich auf experimentellem Wege gezeigt hat, kann sie durch Pharmaka unter Kontrolle gebracht werden. Die künftigen Untersuchungen werden sich vermutlich mit Faktoren beschäftigen, die den Stoffwechsel und die Konzentration von Serotonin, Noradrenalin und Dopamin besonders im Hirnstamm beeinflussen. Studienobjekt werden hierbei vor allem auch die psychopathologischen Begleiterscheinungen sein. Begriffe, wie Regulation und Integration (bzw. Dysregulation und Desintegration) werden für die Biopsychiatrie weiterhin ihre zentrale Bedeutung behalten. Daher wird sie ihre ganze Aufmerksamkeit der Untersuchung von aktivitätshemmenden und -fördernden Faktoren im Stoffwechsel des Organismus widmen. Daß dabei vor allem die Erweiterung von Kenntnissen auf dem Gebiet des Eiweiß- und Zuckermetabolismus besondere Beachtung finden wird, liegt auf der Hand, nicht zuletzt im Zusammenhang mit den ermutigenden – vorläufigen – Ergebnissen der antidepressiven Hydrazine und der Insulinschockkur. Den Schwierigkeiten ist hierbei Rechnung zu tragen, wobei sich der Wissenschaftler unentwegt der durch sein autistisches Denken verursachten Fehlleitung widersetzen muß. Untersuchungen mit einigen Psychopharmaka, die sich günstig auf das Syndrom der vitalen Depression auswirken, haben aber kein nachweisbares Ergebnis hinsichtlich einer Funktionshemmung des Enzyms Monoaminoxydase gebracht. Die therapeutische Wirkung muß daher tiefer liegen oder aber andere Stoffwechselprozesse spielen mit eine Rolle.

Die verschiedenen Hypothesen über die Ursachen einer regulierenden Wirkung von Elektro- und anderen Schockbehandlungen bei einer entstandenen Vitalitätsschwäche haben die realen Kenntnisse über die psycho-physiologischen Vorgänge nur geringfügig bereichert. Dennoch wird die Biopsychiatrie auch weiterhin von den Ergebnissen des pharmakologischen und hirnphysiologischen Experiments bestimmt werden. Neben der Deutung elektrischer Antworten aus tiefer gelegenen Hirnsystemen ist ein Ausbau der Pawlowschen Lehre der bedingten Reflexe zu erwarten. Verschiedene psychiatrische Syndrome sind tatsächlich als «konditionierte Reflexe» zu betrachten, und zwar in dem Sinn, daß eine Anhäufung bestimmter Reize den Anlaß geben kann, ein bestimmtes «Muster» hierfür konditionierter Verhaltensformen zu bilden. Dies könnte ebenfalls zu einer feineren Differenzierung verschiedener Typen von Erschöpfungsformen führen, die sogenannte «vitale Depression» wäre dann nur ein einzelnes Beispiel. Die experimentelle Erforschung der Erschöpfungsformen, die jetzt als «Syndrome» bekannt sind, wird, künftig von einer Lehre der bedingten Reflexe ausgehend, zur Einordnung der psychiatrischen Zustandsbilder führen können. Möglicherweise wird sich herausstellen, daß Erschöpfungsformen, die auf einem Mangel an verfügbarer vitaler Energie beruhen, sich in sehr unterschiedlichen Erscheinungsformen manifestieren. Es läßt sich auch denken, daß das breite Indikationsspektrum der Schockbehandlung auf eine Möglichkeit hinweist, eine Grundstörung zu regulieren, die in vorerst noch unbekannter Weise im psychischen Energiehaushalt begründet ist. Wir wissen, daß die Schockbehandlung bereits viele Jahrhunderte alt ist und sich bis heute mit zahlreichen Varianten behaupten konnte, ohne aber eine tieferreichende Erkenntnis zu gewinnen, was mit ihr erreicht werden kann. Mehr als dies heute geschieht, wird das biopsychiatrische Denken versuchen, sich auf das alles überschattende Problem der Quelle, sowie der Defektheit von psychischer Energie, in Korrelation mit der Pathophysiologie des Zentralnervensystems zu besinnen. Dieses Denken wird weiterhin auf die Möglichkeit einer psychiatrischen Einordnung von Zustandsbildern ausgerichtet bleiben, die auf einer beschränkten Anzahl von Grundmustern fußen. Außer Erotisierung, Ritualisierung, Kommunikation, Sozialisierung und Aggression sind Grundstimmung und Individualisierung als Grundmuster zu betrachten, die zu verschiedenen Entwicklungsstufen des Bewußtseinslebens noch in enge Beziehung zu setzen sind. Vorläufig werden biochemische und pharmakophysiologische Untersuchungen im Zusammenhang mit der Grundstimmung – unter Verwertung der bereits erworbenen Kenntnisse – die besten Chancen haben, eines der erwähnten Grundmuster zu entziffern. Auch ihre Entzifferung durch eine verstärkte elektroenzephalographische Forschung wird letzten Endes zu einer Enträtselung feinster Differenzierungen im EEG, die von den verschiedenen Hirnsystemen ausgehen, führen können.

Die sehr intensive, in ihrer Wirkung noch ungeklärte Schocktherapie, die wie auch die »Gehirnwäsche« eine eingehende Wandlung in der Persönlichkeitsstruktur bewirken kann, wird im zukünftigen biopsychiatrischen Denken manche Fragen aufwerfen. Denkbar ist die Möglichkeit, unter Verwendung der Pawlowschen Lehre der bedingten Reflexe den Mechanismus der Suggestibilität auf physiologischem Wege kennenzulernen. Denkbar ist ebenfalls, daß neue Pharmaka sich als fähig erweisen, die Empfänglichkeit für Suggestion entweder zu steigern oder zu schwächen. Die Möglichkeit besteht, daß eine intensive Erforschung der Synapsenwirkung von Acetylcholin und von Anticholinesterasen eine gewisse Dressatbildung entweder einschleifen oder bekämpfen können. Suggestibilität beruht in letzter Instanz auf dem Vermögen, bestimmte Erlebnisschemata innerlich zu verarbeiten und nachzuahmen. Dies bedeutet, daß die Erlebnisse, die auf physiologischem Niveau die Bedeutung von Reizen besitzen, als solche an Reizart und Reizstärke gebunden sind. Die bis in unsere Tage hinein mit politischen Absichten in bestimmten Ländern angewandte «Gehirnwäsche» beruht zum größten Teil auf der Empfänglichkeit des Menschen für suggestive Beeinflussung.

Für die Physiologie bedeutet dies, daß bestimmte (noch unbekannte) Hirnsysteme über die Eigenschaft verfügen, bestimmte Reize aufzunehmen, die zusammen mit der Deutung bestimmter Erlebnisse im Gedächtnis aufbewahrt bleiben. Es wird sich zeigen, daß gewisse Hirnsysteme auf diese Weise konditioniert werden analog den PAWLOWschen Tierexperimenten. Konditionierung, Dressatbildung und Einschleifen bedingter Reflexe werden hirnphysiologisch wie auch biopsychiatrisch gleichwertige Begriffe sein. Sie deuten hin auf die Möglichkeit des Zentralnervensystems, Reizeindrücke zu sammeln, zu ordnen und anzuwenden. Bei der auf experimentellem Wege erhaltenen Synapsenüberempfindlichkeit oder -unempfindlichkeit (durch Histamin, Gamma-Aminobuttersäure) hat sich herausgestellt, wie die Möglichkeit einer Reizverstärkung bzw. -abschwächung eine Wandlung der Erlebnisqualität von Eindrücken bewirken kann.

Zur Klärung der Frage nach dem Wesen halluzinatorischer Wahrnehmungen werden die aktuelle Wahrnehmung und die Erinnerung beitragen können, wie auch das Wahndenken als eine durch Gifteinwirkung hervorgerufene Fehlsteuerung von Erlebnissen und eine Regulationsstörung im Zusammenwirken von Zeitakzenten näher erforscht werden wird. Die experimentelle Anwendung psychotogener Stoffe in kleinster und ansteigender Dosierung wird bei ausgewählten Versuchspersonen verschiedene Stadien der Entfremdung der objektiv-gültigen Wirklichkeit ans Licht bringen und im Zusammenhang hiermit auch die pharmakologische Wirkung des Giftes in verschiedener Dosierung aufzeigen können. Außer der Intensität der Wirkung sollte vor allem auch die Wirkungsdauer beachtet werden und ebenso eine besondere Empfindlichkeit unter bestimmten Umständen. So wird der Weg über experimentell hervorgerufene psychische Störungen wesentlich dazu beitragen, in Zukunft das biopsychiatrische Denken zu vertiefen. Dies trifft auch für die Substanzen zu, die sich als fähig erweisen werden, die Bewußtseinsklarheit zu steigern, wie man es seinerzeit glaubte, in der Glutaminsäure gefunden zu haben. Angeblich soll sie zu einer Steigerung des Intelligenzquotienten bei Schwachsinnigen geführt haben. Versuche mit feinen Elektroden – in bestimmte Teile des Gehirns implantiert und von einem Strom in bestimmter Spannung und Stärke durchflossen – könnten zu unerwarteten Ergebnissen führen. Im Gedanken an eine mit der verfügbaren psychischen Energie korrelierende, an verschiedene Hirnsysteme gebundene elektrische Entladung ist auch von dieser Seite her eine Vertiefung des biopsychiatrischen Denkens zu erwarten. Erst vor wenigen Jahren sagte der amerikanische Forscher AMEDEO MARAZZI folgendes: «The close examination of the interpretation of psychoses as a failure of cerebral homeostasis at the regional and synaptic levels, with the neurohumoral equilibrium providing at least an operational model, has served to promote the wedding of somatic and psychic points of view» (Future of Psychiatry, p. 33, 1962).

Die Biopsychiatrie ist auf die Erforschung von Informationen und von Informationskanälen, sowie auf die Analyse von Verhaltensformen, die in statistisch vertretbarer Form zusammengefaßt werden können, ausgerichtet. Es handelt sich also im Wesen um das Problem der Übertragung, Kodifizierung und Dekodifizierung von Gegebenheiten und Bezugssystemen, die eine Zusammenfassung bestimmter Signale zustande bringen. Die biopsychiatrisch untersuchten Verhaltensformen sind symbolisch aufzufassen, d. h. sie enthalten eine bestimmte Bedeutung. Dies trifft auf den als normal geltenden wie auch für den krankhaft gestörten Menschen zu. Das Denken verleiht sämtlichen Lebensoffenbarungen auf jedem Niveau, auf dem sich die Evolution des Lebens vollzieht, Bedeutung, so daß «Sinnlosigkeit» im Grunde genommen nur ein «Testimonium paupertatis» sein kann. Die Informationstheorie, die die Biopsychiatrie in Zukunft hofft aufstellen zu können, wird auf der Kenntnis von der Bedeutung symbolischer Verhaltungsformen für das Leben, sowie auf der Entzifferung der Kode-Sprache, derer sich das Leben bedient, beruhen. Und der Biopsychiater wendet sich hierbei dem mißlungenen Leben zu, da psychische Störungen eigentlich Mißbildungen sind.

Die zukünftige Biopsychiatrie wird sich in besonderem Maße mit dem Fragenkomplex der Suggestibilität beschäftigen. Es sei darauf hingewiesen, daß Suggestibilität auf einer bestimmten Form von Information beruht, die über Informationskanäle (z. B. die Sinnesorgane) zu einer Verarbeitung entsprechender Daten und Verhaltungsformen führt. Suggestibilität ist als Eigenschaft an das Leben gebunden und kann sogar als ein Grundmuster des Lebens bezeichnet werden. Es ist, als stünde der lebende Organismus mit Hilfe seiner Suggestibilität offen für alles das, was ihm als Information entgegentritt. Bekanntlich hat die klinische Psychologie gezeigt, daß die Abwehr von Suggestibilität (die sogenannte negative Suggestibilität) nur eine Form der Suggestibilität darstellt. Das Offenstehen des Lebens bildet die Voraussetzung für alle Information. So wird die zukünftige Biopsychiatrie versuchen, die Geheimnisse des Problems der krankhaft gestörten Suggestibilität zu entschleiern. Sie wird die psychischen Störungen als eine fehlerhafte Verarbeitung erhaltener Informationen betrachten, die zu krankhaft gestörten Verhaltensformen führt. Der Problemkreis von Einprägung und Erinnerung, von Training und Dressatbildung ist aufs engste mit der Frage der Suggestibilität verknüpft, so wie der Instinkt (das Gedächtnis der Art) der Art-Suggestibilität entspricht, die einst mit dem ersten Leben entstanden sein dürfte.

Der Vergleich der Funktion gewisser Hirnsysteme mit einem Computer, der eine zunächst noch unvorstellbar komplizierte Programmierung enthalten würde, schlägt in mancher Hinsicht fehl. Der Fortschritt der anatomischen und physiologischen Kenntnisse vom retikulären System, das mit dem Bewußtseinsleben zusammenhängt, wie auch vom limbischen System, das indirekt Daten von seiten der retikulären und hypothalamischen Formationen empfängt und direkt aus der Außenwelt über den Geruchssinn vermittelt bekommt, werden zu einem Konzept eines komplizierten Informationssystems beitragen. In diesem Konzept wird die Bewußtmachung von Außen- und Innenwelt (einschließlich der eigenen Leiblichkeit) eine zentrale Stellung einnehmen. Es ist zu erwarten, daß die noch sehr ungenügend bekannte Funktion der Zirbeldrüse in Zusammenarbeit mit anderen Hormonen hierbei eine wichtige Rolle spielen wird. Die von seiten der vergleichenden hirnanatomischen Forschung bei den Säugetieren aufgezeigte steigende Diskrepanz zwischen der Entwicklung des limbischen Systems und dem Neokortex hat zu vielen Spekulationen Anlaß gegeben.

Eine betrifft das Entstehen höherer Niveaus in der Informationsverarbeitung und in der Bewußtwerdung. Die zukünftige Biopsychiatrie wird psychopathologische Probleme mit den Schaltstellen von limbischen und neokortikalen Systemen auf verschiedenem Niveau (telenzephal, mesozephal, dienzephal) bei den Reizübertragungen in Verbindung bringen. Es ist jedenfalls denkbar, daß eine gestörte Koordination verschiedener Niveaus, bzw. eine Blockade von Funktionen, zu psychischen Störungen führen könnte. Denkbar ist auch die Möglichkeit wechselnder Schaltungen zwischen den Neuronen und die Beweglichkeit der Synapsenwirkung in einem gewissen Ausmaß. Variabilität und Modifizierbarkeit neuronaler Funktionen unter dem Einfluß bestimmter und unterschiedlicher Enzymwirkungen ließen die Beweglichkeit und den Spielraum, innerhalb dessen sich die Lebensvorgänge abgrenzen, zumindest einigermaßen erklären. Die Autostase, womit das Streben nach einem Zustand relativen Gleichgewichts innerhalb des Organismus gemeint ist, läßt keine Voraussage über das Ergebnis eines Experiments zu, auch wenn man meint, über sämtliche Daten zu verfügen. Die «biological roots of psychiatry» bleiben – wie es Gerard (1955) betonte – im Mysterium des Lebens verborgen, so daß die Probleme eher verschoben als gelöst werden.

Es darf angenommen werden, daß die zukünftige Biopsychiatrie an ihrem Ideal eines nosologischen Denkens festhält, d. h. an der Überzeugung, daß psychiatrische Krankheitseinheiten vorhanden sind, die – einigen Differenzierungen zum Trotz – doch jede eine geschlossene Einheit bleiben. In seiner Diagnostik wird das biopsychiatrische Denken bei Klassifizierungsversuchen bleiben, wobei es danach strebt, verschiedene möglichst einfache psychiatrische Syndrome zu formieren. Ziel wird weiterhin eine Syndromenlehre bleiben, in der verschiedene Grundmuster und Typisierungen der psychischen Krankheit bzw. psychischen Störung angedeutet werden. Auch wird an der Überzeugung festgehalten, daß der psychisch gestörte

Mensch – neben einer super-individuellen und mit dem Menschsein verknüpften – auch eine individuelle Wesensart besitzt. Die Krankheit – als super-individuelle Reaktionsform – ist immer mit einem individuell verschiedenen Kranksein verbunden. Selbstverständlich wird sich die Biopsychiatrie in erster Linie mit der «supra-individuellen Reaktionsform» befassen. Sie wird hierbei von einem allgemein akzeptierten Modell ausgehen müssen, von einer hypothetischen menschlichen Persönlichkeitsstruktur als einem psychischen Skelett, um das sich das psychische Leben mit seiner regen Selbstbeweglichkeit manifestiert. Dieses psychische Skelett wird verschiedene Aspekte, z. B. Temperament, Triebleben, Psychomotorik, Begabung und Charakter, aufweisen, die in verschiedene Typisierungen aufgeteilt werden können. In diesem psychischen Skelett werden außerdem psychische Funktionen erkennbar sein, welche die altbekannten Bezeichnungen «Denken, Fühlen und Wollen» erhielten. Sodann wird sich das psychische Leben beschreiben lassen, je nach dem Bewußtseinsgrad, in dem es seinen Ausdruck findet. Besser als dies jetzt der Fall ist, werden sich verschiedene Bewußtseinsniveaus auf Grund bestimmter Ausdrucksformen und Gesetzmäßigkeiten unterscheiden lassen.

Die Biopsychiatrie der Zukunft wird – gleich wie die moderne Biologie in ihrem Denken – einer Lebensproblematik Beachtung schenken, die ihrem Wesen nach eine Erlebensproblematik ist. Die Biopsychiatrie wird verschiedene Grundmuster dieser Erlebensproblematik unterscheiden lernen, die auch in der modernen Biologie Eingang gefunden haben, z. B. Sozialisierung, Individualisierung, Erotisierung, Kommunikation, Ritualisierung und Aggression. Sie zeigen alle eine gewisse Einheit, ein Begriff, der aufs tiefste im Leben, in seiner stets wachsenden Komplexität und Zentrierung verwurzelt ist. «Einheit» deutet auf einen – zunächst noch unverstandenen – Zusammenhang zwischen allen Teilen hin, die zusammen eine Einheit bilden. Dies ist ohne weiteres klar, sofern es die Sozialisierung und Individualisierung, wie auch die Kommunikation, Ritualisierung und Erotisierung betrifft. Hinsichtlich der Aggression bedarf es aber einer Erläuterung. Wenn man das Wesentliche der Aggression im Bedürfnis nach Selbstmanifestation sieht, so kann sie als Ziel nur haben, die eigene Integrität, das eigene So-Sein, aufrechtzuerhalten. Diese Ansicht brachte der Zoologe und Verhaltensforscher KONRAD LORENZ vor. Die Vernichtung und die Beherrschung des Anderen kann lediglich ein untergeordnetes Ziel darstellen. Aggression (im Gegensatz zu der auf Furcht beruhenden Aggressivität) dient auch an erster Stelle der Selbsterhaltung und der Festigung des eigenen So-Seins, der Aufrechterhaltung der Einheit, die das Leben dem Individuum geschenkt hat. In diesem Sinn weisen die Grundmuster des Lebens in allen ihren Ausdrucksformen eine Einheit auf, die ausschließlich das Lebendige kennzeichnet. Die Biopsychiatrie wird diese Grundmuster mit Schemata vergleichen können, mit Entwürfen des Lebens, die eine nähere Bearbeitung und

Verarbeitung gestatten. Im Begriff «Einheit» ist stets von einer Form des Zusammenlebens die Rede, und es gibt keinen Unterschied, ob es sich um ein Zusammenleben von Individuen oder aber von unterscheidbaren Teilen des eigenen Organismus handelt. Die Biopsychiatrie, die ihre Aufmerksamkeit vor allen Dingen den Störungen im Zusammenleben widmet, wird die Mißbildungen und die Defekte der oben erwähnten Grundmuster beachten. Dabei wird sich herausstellen, daß sie – trotz der augenscheinlichen Einfachheit der Ausdrucksform – ungeahnt komplex sind.

Sobald sich die Biopsychiatrie ein allgemein gültiges Modell der Persönlichkeitsstruktur des Menschen sowie einer allgemein akzeptierten Lebensproblematik, wie schon angedeutet, zu eigen gemacht hat, kann sie den Anpassungsstörungen dieser Lebensproblematik ihre Aufmerksamkeit mit größerer Aussicht auf Erfolg widmen. Die biologischen Begriffe «Assimilierung» und «Dissimilierung», die den psychologischen Begriffen Kompensierung, Identifizierung, Regulierung und Integration entsprechen, können dann von der Biopsychiatrie als Basis für eine intensivere Beschäftigung mit allen Anpassungsstörungen, die als fehlerhafte Abweichung der oben genannten Begriffe näher erforscht werden, genommen werden. So wird es möglich sein, die erstrebten Klassifizierungen mehr und mehr in ein Netz von Ordnungsprinzipien zu fassen, die einer künftigen Biopsychiatrie eine gewisse Basis verschaffen können. Eine allgemein akzeptable biologische Grundlage für das psychische Leben wird in erster Linie auf das biopsychiatrische Denken über Probleme der Kinderpsychiatrie sowie auf die Fundierung der allgemeinen Kinderpsychopathologie zurückwirken. Hier geht es vor allem um eine Entwicklungspathologie: Psychismen, wie Retardierung, Regression, Progression, Perversion und Dekomposition, scheinen mit noch unbekannten biologischen Mechanismen zusammenzuhängen. Sie bilden lediglich den Anfang einer Analyse des allgemein akzeptierten Begriffes der Entwicklungsschwäche. Die erwähnten Psychismen, die für die Erklärung der verschiedenen abweichenden Verhaltensformen beim Kind (und auch beim Erwachsenen) dienen mögen, können von der Biopsychiatrie als Ausgangspunkt für eine vertiefte Analyse herangezogen werden. Da – mit Recht – die sozialen Verhaltensweisen und der Einklang mit der Umgebung gerade für das geistig behinderte Kind von besonderer Bedeutung sind, wird der umfassende Fragenkomplex der Entwicklungsschwäche vor allem als vitale Schwäche Gewicht erhalten. Daneben werden, mehr als jetzt, Erziehungsprobleme die Aufmerksamkeit des Kinderpsychiaters erregen. Noch mehr als heute wird er auf die Bedeutung der verschiedenen, rasch aufeinanderfolgenden «empfindlichen» Perioden achten, die sehr hohe Anforderungen an eine ungestörte Entwicklungslinie stellen. Das von Freud und seiner Schule aufgestellte Schema einer Entwicklungspsychologie wird auf eine größere Skala mit verfeinerten Differenzierungen der einzelnen

Teile und Erweiterungen der erhaltenen Daten transponiert werden. Die Psychiatrie der Zukunft wird vor allem eine vertiefte Kenntnis der sich ändernden Struktur zwischenmenschlicher Beziehungen und Lebensbedürfnisse zu erlangen versuchen. Eine Rolle spielt hierbei der Wert, der schon heute dem sozialen Leben des Menschen und seines Kindes beigemessen wird. Der odiös gewordene Begriff der Psychopathie wird speziell für das neurotisch gestörte Kind zugunsten eines angenehmer klingenden Wortes verlassen werden, wie dies bereits beim Schwachsinn der Fall war. Eine nähere Differenzierung verschiedener Typen und der Entstehungsweisen von «Charakter-Neurosen» wird durch die Möglichkeit einer orthopädagogischen Beeinflussung neue Perspektiven eröffnen. Aber auch hier wird man ein Bedürfnis feststellen, die angenommene «vitale Schwäche» frühzeitiger festzustellen, sie andererseits früher und zweckdienlicher zu bekämpfen. Seit langer Zeit schon empfindet der Psychiater die Notwendigkeit, Begriffe wie vitale Schwäche, Mangel an vitaler Energie, Ich-Schwäche, mit einem gewissen Inhalt als Stütze für das Denken auszustatten. Zu lange begnügten sich die Bio- und die Noopsychiatrie damit, wenn einigermaßen umschriebene Begriffe fehlten, Bezeichnungen zu erfinden, so daß manch einer empfand, die Psychiatrie beruhe bloß auf dem Hantieren mit einem Geheimkode, der sogar von den Eingeweihten verschiedenartig interpretiert werde.

Eine künftige, von therapeutischen Gesichtspunkten aus gelenkte Biopsychiatrie wird den Faktoren «Verwahrlosung» und «Begabung» besondere Beachtung schenken. Beiden Begriffen ist gemeinsam, daß bei der offenkundigen Verwahrlosung wie beim Messen der Begabung vor allem von Gefühlsverwahrlosung und Gefühlsschwäche die Rede sein wird. Beide Begriffe liegen innerhalb des sozialen Bereiches, mit anderen Worten innerhalb des Problems einer mangelhaften Fähigkeit zum Zusammenleben und zum Tun-für-den-anderen. Die psychische Störung – insofern sie nicht durch Faktoren mit dem Charakter eines «organischen» Prozesses verursacht ist –, wird hauptsächlich durch die Faktoren Verwahrlosung und Begabungsdefizit bedingt sein. Die einen werden überwiegend durch Maßnahmen einer erneuten Erziehung behandelt werden müssen, während bei den anderen die Verbesserung der ungünstigen erblichen Anlagen anzustreben ist. Solange es noch keine Möglichkeiten gibt, wird man sich mit einer Symptombehandlung begnügen müssen, wozu immer mehr Hilfsmittel zur Verfügung stehen. Weiterhin wird die Biopsychiatrie angeregt werden, Mittel zu finden, durch die eine geglückte Kompensierung, eine gelungene und günstige Identifizierung, die richtige Form der Regulation, sowie eine befriedigende Integration erreicht werden können.

Einige Bemerkungen noch zur Bedeutung der vorhin erwähnten Grundmuster des Lebens, sofern sie für die Biopsychiatrie richtungweisend sein können. Wir wissen, daß kein geringerer als Freud sich in seinem Aufsatz «Zeitgemäßes über Krieg und Tod» (1915) mit der offenbar unausrottbaren Neigung des Menschen, den eigenen aggressiven Bedürfnissen nachzugeben, befaßt hat. Es ist jedoch zu erwarten, daß das künftige biopsychiatrische Denken schärfer zwischen den Begriffen «Aggression» und «Aggressivität» unterscheiden wird. Mit Aggressivität könnte dann eine neurotische Lebenshaltung angedeutet sein, die auf der zügellosen Selbstsucht und auf der Furcht vor dem Verlust der Selbstachtung beruht. Aggressivität basiert auf einer menschlichen Schwäche, auf einer verdeckten, machtlosen Aufsässigkeit und gehört eigentlich zur Pathologie des Gemeinschaftslebens. In völlig anderem Licht erscheint der als neutral anzusehende und allen Gefühlen der Feindseligkeit fernstehende Begriff «Aggression». Wie schon gesagt, wird die Aggression einen Platz als Grundmuster des Lebens, als Ausdruck der Selbstmanifestierung erhalten. Hierin spiegelt sich die Auffassung der modernen *Biologie* wider, namentlich die eines ihrer bereits erwähnten wichtigsten Vertreter (Lorenz), der vor einigen Jahren ein Buch mit dem Titel veröffentlichte: «Das sogenannte Böse. Zur Naturgeschichte der Aggression.» Aggression in diesem Sinn deutet auf eine Annäherung an den Anderen (vergleiche die Bedeutung des lateinischen Wortes: adgredior) ohne feindselige Absicht. Sie weist auf das Bedürfnis hin, das eigene Daseinsrecht gegenüber dem des anderen Artgenossen zu manifestieren, ohne daß dabei von einem Drang, den Anderen zu vernichten, die Rede ist. Ausschließlich dann, wenn Aggressivität sich mit Aggression vermischt, tritt die den Kulturmenschen kennzeichnende Situation ein, der das Daseinsrecht des Anderen nicht anerkennen kann.

Aggression, als Grundmuster des Lebens, hängt für das biopsychiatrische Denken mit der Todesproblematik des Menschen zusammen, die eine Facette seines Lebens ist. In diesem Sinn ist Aggression gleichzeitig ein Individualisationsproblem, da der Mensch auf seine Art die Annäherung an den immanenten Tode sucht. Selbstmord als psychopathologisches Problem wird in bestimmten Fällen weniger als ein Problem der Aggressivität, sondern vielmehr der Aggression aufgefaßt werden. Auch in anderen psychopathologischen Zuständen, bei denen von einer Abschwächung der vitalen Energie die Rede ist, verdient dieses Grundmuster näher untersucht zu werden.

Das Grundmuster, das unter den Begriffen «Erotik» und «Sexualität» am eingehendsten erforscht worden ist und trotzdem noch so viele Probleme in sich birgt, wird von der Biopsychiatrie in seinen Ausdrucksformen der Retardierung, Regression, Propulsion, Perversion und Dekomposition noch näher untersucht werden. Dies gilt ganz besonders für die Homoerotik und andere Perversionen des erotischen Gefühlslebens, worüber die Kenntnisse noch durchaus lückenhaft sind.

Als besonders wichtig für die Biopsychiatrie werden sich genauere Kenntnisse über das Wesen der Kommunikation und der Ritualisierung erweisen. Diese Grundmuster des Lebens, die durch bestimmte – als rituell zu bezeichnende – Hilfsmittel die Beziehung zwischen dem Einen und dem Anderen bilden und unterhalten, machen die Bahn für eine immer weiter reichende Sozialisierung frei. Der Ausdruck «rituell» soll andeuten, daß es sich hier um veränderliche Ausdrucksformen handelt, die als konventionell, wie auch als symbolisch zu betrachten sind. In der zukünftigen Biopsychiatrie wird das Kommunikationsproblem mit seinen vielen Aspekten einen bevorzugten Platz einnehmen, vor allem, um zu einem besseren Verständnis für den psychisch kranken Menschen zu gelangen. Daß die Zeit noch nicht weit zurück liegt, in der selbst die Psychiater es nicht für nötig hielten, den Sinn im «Unsinn» aufzuspüren, sei am Rande erwähnt. Und trotz des bahnbrechenden Werkes von Freud und seinen Schülern kann noch keineswegs gesagt werden, daß das Kommunikationsproblem seiner Lösung näher ist. Weiterhin kann sich bei einer Erforschung dieses Fragenkomplexes herausstellen, daß nicht das Wort, sondern die Geste bzw. andere Ausdrucksweisen von fundamentaler Bedeutung für die Kommunikation sind. Hierbei wird den Geruchswahrnehmungen besonders Beachtung geschenkt werden, und zwar als Kommunikationsmöglichkeiten auf niedrigem Niveau im Zusammenhang mit der Hypothese einer Regression auf sehr primitiven Entwicklungsstufen.

Schließlich – und im Grunde genommen an erster Stelle – wird die künftige Biopsychiatrie ihre Aufmerksamkeit auf die Störungen in der Sozialisierung (und Individualisierung) richten. Sie weisen darauf hin, daß man nicht nur lernen muß, die verschiedenen Entwicklungsstufen beider zu unterscheiden, sondern vor allem für den Grad der Echtheit einen Maßstab zu finden, mit dem das Sozialisiert- bzw. das Individualisiertsein sich zu zeigen pflegt.

Zur Aufgabe der künftigen Biopsychiatrie wird auch gehören, in der psychotischen Störung nicht nur zur Regression und Dekomposition von Sozialisierung und Individualisierung zurückzufinden, sondern auch auf anderem Niveau das Bedürfnis nach beiden entdecken zu lernen.

Wir wissen, daß Individualismus sozialer Abgeschlossenheit entspricht, während Individualisierung Selbstverwirklichung zugunsten des Gemeinschaftslebens bedeutet. Die Grenzen zwischen beiden wird das künftige biopsychiatrische Denken auf Grund von Kriterien, die den heutigen überlegen sein werden, bestimmen. Dabei wird sich zeigen, wie besonders wichtig der Beitrag ist, den die moderne Verhaltensforschung (Ethologie) auch für die Biopsychiatrie leistet. Heute bereits sind die Ethologie und die Biopsychiatrie einander näher gekommen, wie es die Erkenntnisse Carusos und seiner Mitarbeiter belegen. Hieraus geht auch hervor, daß die Ansichten von von Uexküll, Buytendijk, Lorenz und Tinbergen auch in die Biopsychiatrie eingegangen sind. Die Begriffe «Umwelt», «Mitwelt» und «Lebensraum» werden unter abgewandelten Bezeichnungen ihren Platz im Weltbild psychisch Gestörter einnehmen. So wird auch für den Biopsychiater eine vertiefte Analyse seines eigenen Standortes in der Welt Bedeutung erlangen, und nicht nur als ein Produkt spekulativen noopsychiatrischen Denkens betrachtet werden.

Anzeichen sprechen dafür, daß die Bio- wie auch die Noopsychiatrie in nächster Zukunft, mehr noch als jetzt schon, die Früchte der soziologischen und ethnologischen Erkenntnisse ernten werden. Dies bedeutet, daß das Zusammengehen von Kollektivitäts- und Individualitätsbedürfnis, das sich in verschiedenen und wechselnden Formen ausdrückt, eine Grundlage für das biopsychiatrische Denken bildet, dies auch im Zusammenhang mit Defekten und dem Problem der Einsamkeit. Diese beiden Prinzipien, von dem Lebensphilosophen NIETZSCHE geprägt und auch von FREUD in die philosophische Begründung seiner Psychoanalyse aufgenommen, werden mit die Zukunft einer Sozialpsychiatrie und einer sozialen Psychotherapie bestimmen. Daneben wird ein Humanismus, der von der Gedankenwelt eines MARTIN BUBER, eines GABRIEL MARCEL und der ihnen Geistesverwandten ausgestrahlt wird, auch das zukünftige biopsychiatrische Denken befruchten. Eine künftige Soziotherapie wird nicht nur versuchen, den psychisch Leidenden zu sozialisieren, d. h. an die bestehende Gesellschaft anzupassen. Sie wird den Akzent darauf legen, ihn an einer Welt teilhaben zu lassen, in der persönliche Freiheit (bzw. Verantwortlichkeit) herrschen wird und persönliche Bande des Zusammenlebens angeknüpft werden können. Jedermann – und auch der psychisch Leidende – wird das Recht behalten, eine eigene Welt zu wählen, in der er mit dem Anderen zusammensein kann. In der künftigen Biopsychiatrie wird JUNGS Persönlichkeitslehre die ADLERS von der Überschätzung des Rechts der Gesellschaft verdrängen. Der Grundgedanke BUBERS und MARCELS: «der Andere ist für mich und ich bin für den Anderen», wird größeren Widerhall finden als dies heute der Fall ist. Die Soziotherapie der Zukunft wird das Sich-Selbst-Annehmen anstreben, das auch ein Akzeptieren des Anderen enthält. Es wird über verschiedene Formen des Zusammenseins durch die Organisation von Betätigungsarten zustandekommen, bei denen das Prinzip «für und mit dem Anderen» im Vordergrund steht. Arbeit im Rahmen von Gruppen wird also das soziotherapeutische Mittel der Wahl bleiben, wobei sich eine tiefgreifende Besinnung auf das Wort «Gruppe», in gewissem Gegensatz zu dem, was mit «Truppe» gemeint ist, als notwendig erweisen wird. Mehr und mehr wird sich die Einsicht durchsetzen, daß Selbstentdeckung, ohne Entdeckung des Anderen, nur erst ein einziger Schritt auf dem Weg zu dem ist, was man «Heilung» nennen könnte.

Die Vertiefung, die das biopsychiatrische Denken seit Conolly, Pinel, Esquirol, Simon und in den letzten Jahren vor allem durch die Vertreter der französischen Soziotherapie erfuhr, hat die zunächst mehr oder weniger als Dressatbildung gezüchtete «biologische» Verantwortlichkeit mit stark behaviouristischem Einschlag in ein Problem ganz anderer Ordnung verwandelt. Sozialpsychiatrie und die mit ihr zusammenhängende Soziotherapie sind im Begriff, sich zu einem Problem der defekten Persönlichkeit in Beziehung zu ihrer Welt auszuwachsen. Während man sich bisher kaum um die Welt und ihre Struktur kümmerte, wird die untrennbare Einheit: der Mensch und seine Welt, zunehmend an Bedeutung gewinnen. Nicht das Sozialisieren des psychisch Kranken wird zum Wunschziel werden, sondern die Aufhebung der Vereinsamung, die Suche nach einem eigenen Zuhause, nach einer Möglichkeit der Selbstannahme, nach der Einheit mit dem Anderen (und dem eigenen Selbst). So zahlreich sind die Perspektiven dieser Form biopsychiatrischen Denkens, daß die zukünftige Soziotherapie wertvolle Erkenntnisse über die Notwendigkeit von Änderungen in der Gesellschaft, die Selektion von Arbeitskräften im Arbeitsprozeß, neue re-edukative Methoden bei der heranwachsenden Jugend und vor allem bei den Entgleisten liefern wird. Man wird Testmethoden erfinden, um die sorgfältige Beobachtung zu unterstützen und auf diese Weise eine Selektion zu erreichen, die in verantwortlicher Weise zu einer wirklichen Gruppentherapie führen kann. Während also einerseits keine Rede mehr davon sein kann, daß eine richtig verstandene Soziotherapie dem physisch Kranken eine Form der Gemeinschaft aufdrängt, die ihm nicht paßt, so wird andererseits das Verständnis für die Frage nach dem Zusammenhang zwischen der Struktur der Gesellschaft und der psychischen Störung wachsen. So werden auch die Kenntnisse über bestimmte Gesellschaftsstrukturen und bestimmte psychische Störungen gesammelt werden. Die Biopsychiatrie – sofern sich dies der Sozialpsychiatrie anbietet – wird zu einem tieferen Verständnis für manche Probleme der heutigen Gesellschaft führen, z. B. der Tendenz zum Selbstmord, zur Sucht nach Rausch- und Betäubungsmitteln, Prostitution, Kriminalität, Landstreicherei und zu anderen «Suchterscheinungen», wie Alkoholismus und dergl. Bei vielen dieser Erscheinungen wird es wichtig sein, sich einen besseren Einblick in die Einsamkeitsproblematik des Menschen in der Gemeinschaft zu verschaffen. Immer mehr wird sich zeigen, daß die Einsamkeitsproblematik neben dem Gefühl der Verlassenheit und auch im Zusammenhang mit der Todesproblematik für ein tieferes Verständnis vieler psychischer Störungen, die einen sogenannten anti- oder asozialen Charakter tragen, von grundlegender Bedeutung ist. Dieser Aspekt des biopsychiatrischen Denkens wird denn auch in Zukunft wesentlich dazu beitragen, die Ursachen der Kriminalität aufzudecken. Daraus werden sich prophylaktische Maßnahmen ergeben, wie auch Mittel zur Behebung verbrecherischer (bzw. anti- und asozialer) Neigungen.

In Anbetracht der Tatsache, daß rückfällige Verbrecher noch immer als praktisch unheilbar betrachtet werden und mehr als die Hälfte der Häftlinge später wieder straffällig wird, hat die künftige Gerichtspsychiatrie die Vorbeugung wie die Heilung zur Aufgabe. Mit diesem doppelten Ziel vor Augen wird sich die Biopsychiatrie in Zukunft darauf konzentrieren, Methoden zur Re-Edukation in richtig ausgewählten Behandlungszentren zu finden. Zugrundegelegt werden hierbei soziotherapeutische Prinzipien, die sich bei psychisch Gestörten bewährt haben. Ferner wird der künftige Gerichtspsychiater mehr und mehr die von der Sozialpsychiatrie erworbenen Erkenntnisse verwenden. Wenn sich die Einsicht durchgesetzt hat, daß das Standardmodell einer konventionellen Gesellschaft manchen psychisch Leidenden und auch manchen ehemaligen Delinquenten überfordert, wird man es mit einfacheren und besser darauf zugeschnittenen Gesellschaftsformen versuchen. Die Erfahrungen aus Experimenten wird man für die Struktur einer solchen Lebensgemeinschaft verwenden können.

Gewiß kann die künftige Sozialpsychiatrie dazu beitragen, die auf Furcht, Abneigung und auch auf Heuchelei beruhenden Vorurteile der heutigen Gesellschaft gegen den psychisch Kranken und den ehemaligen Häftling abzuschwächen. Das Institut für die Entlassenenfürsorge wird unter anderem Namen in die Hände von auf dem Gebiet der psychischen Hilfe Erfahrenen kommen, wobei das Bemühen von Amts wegen mehr persönlichen Bindungen weichen wird. Die Sozialpsychiatrie der Zukunft wird auch ihre besondere Aufmerksamkeit auf den immer deutlicher werdenden Zusammenhang zwischen Verwahrlosung und sogenannter «Präkriminalität» richten. Hierbei handelt es sich z. T. um einen vorläufig noch ungenügenden Einblick in die Probleme der heranwachsenden Jugend zwischen dem 12. und 20. Lebensjahr. Das «Halbstarken»-Problem, das mit Verhaltensformen von aufsässiger Unreife zu einem Persönlichkeitsproblem auszuwachsen droht und das auf ein Versagen der gegenwärtigen Erziehungsmethoden hinweist, wird von der Sozialpsychiatrie besser als Folge einer verkannten Verwahrlosung verstanden werden. Immer mehr wird sich zeigen, daß die Probleme einer neurotischen Lebenshaltung und psychopathischer Verhaltensformen in biopsychiatrischer Hinsicht Probleme der Verwahrlosung und mangelhaften Begabung sind, die auf persönlicher Ebene mit Verständnis und individuell angepaßter Hingabe gelöst werden müssen. Die schon erwähnten Grundprinzipien des Lebens werden als Richtschnur dienen. Die wirkliche Debilität mag jetzt zu hundert Prozent als ein Problem des Begabungsmangels erscheinen: für einen in der Größe noch schwankenden Bruchteil wird sich zeigen, daß auch hier von einem Verwahrlosungsproblem zu sprechen ist. Nicht nur die Erziehung in den Schulen und ihre

Fortsetzung bis weit in das sogenannte Erwachsenenalter hinein wird sich zunehmend mehr nach einer besonders überlegten Auswahl von Gruppen Schwachbegabter und daher nach einfachen Strukturen des menschlichen Zusammenlebens ausrichten, als auf die Steigerung spezifischer Leistungen. Die Einstellung, alle Pädagogik sei im Wesen Orthopädagogik, wird auch in der Biopsychiatrie ihren Widerhall finden bei der Erfindung von Testmethoden, um bestimmte Begabungen wie auch bestimmte Begabungsmängel festzustellen und so zu einer vertieften Beobachtung beizutragen.

Bekanntlich haben die Sozialpsychiatrie und die psychische Hygiene in den vergangenen Jahrzehnten eine Anzahl von Faktoren beleuchtet, die mit dem Phänomen der Verwahrlosung des kindlichen Gefühlslebens zusammenhängen. Ohne das viele, das auf sozialpsychologischem und orthopädagogischem Gebiet bereits vorgenommen wird oder worden ist, kritisieren zu wollen, sei gesagt, daß in Zukunft die Möglichkeiten der orthopädagogischen Bemühungen um die Eltern und letztlich um das gesamte Familienleben noch mehr in den Mittelpunkt rücken werden. Zahlreiche Probleme, z. B. ausreichende Unterkunft, Hilfe, Möglichkeiten der Freizeitgestaltung usw., werden verstärkt in den Gesichtskreis der Sozialpsychiatrie rücken. Auch eine tiefgehende Analyse disharmonischer Familienkonstellationen wird mehr als heute zum Tätigkeitsbereich der Sozialpsychiatrie gehören.

In der zukünftigen Biopsychiatrie werden sich Sozio- und Gruppentherapie immer mehr überschneiden. Die Gruppentherapie wird um so zweckmäßiger werden, je mehr sich die Kenntnisse über das Wesen einer Gruppe vertiefen, so daß eine Gruppenselektion aufgrund bestimmter Prinzipien vorgenommen werden kann. Die der Initiative amerikanischer, englischer und französischer Gruppentherapeuten zu verdankende Entwicklung wird zu verschiedenen Methoden weiterentwickelt werden, wobei der Schwerpunkt auf der richtigen Auswahl der zukünftigen Gruppenmitglieder liegen wird. Hierbei werden Erkenntnisse verwertet werden, die z. B. SZONDIS Triebpsychologie oder JUNGS Persönlichkeitslehre entnommen sind. So wird man von bestimmten Typenlehren ausgehen können, wobei der Akzent auf einer Wechselwirkung (der sogenannten Interaktion) zwischen den Gruppenmitgliedern liegen wird, die tatsächlich Konstruktives leisten kann. Die Biopsychiatrie wird – als Grundlage einer wissenschaftlich vertretbaren Gruppentherapie – den verschiedenen therapeutischen Methoden eine Persönlichkeitslehre zugrunde legen. Man wird dabei mehr noch als heute dem suggestiv wirkenden Element gerecht werden, so daß die *»angepaßte«* Gruppenbildung zur Vorbereitung für alle Formen bzw. Methoden von Soziotherapie wird. Gruppenbildung wird sich als erster Schritt auf dem Wege zur Entdeckung des Zusammenseins mit dem Anderen als notwendig erweisen. Alle Selbstentdeckung wird erst über die

Entdeckung des Anderen zu Selbstbereicherung und Selbstentfaltung führen. Die zukünftige Biopsychiatrie wird sich daher vor allem auf die Probleme der Gruppenbildung als Vorbedingung für die zweckmäßige Soziotherapie besinnen.

Wir sind nun am Ende unseres Ausblicks auf die Biopsychiatrie der Zukunft. Einige Bemerkungen über die Weiterentwicklung der sogenannten Psychosomatik – der Lehre von den somato-neurotischen bzw. somato-psychotischen Störungen – seien hinzugefügt. Diese Lehre, die den Erkenntnissen amerikanischer, englischer, deutscher und französischer Forscher viel zu verdanken hat, führte ohne Zweifel zur Wiederentdeckung der psychologisch-somatologischen Einheit des Menschen. Sie versucht, den einst bestehenden Zusammenhang zwischen Heilkunde und Philosophie wiederherzustellen. Sie hat den Arzt gezwungen, sich erneut auf den kranken Menschen in seiner Ganzheit zu besinnen und ihn auch als Ganzheit zu behandeln. Eine lange Reihe von Forschern ließe sich als Beweis dafür aufführen, daß nur eine dies verstehende Medizin die Befriedigung schenken kann, die über jedes Erklären hinausreicht. Zwar hat sich bereits seit langem allgemein die Meinung gebildet, daß nur biochemische, physiologische, endokrinologische, klinische, experimentell-psychologische, biopsychiatrische Forschung – außer der philosophischen Besinnung – zu einer Synthese imstande sein wird, die zu einem vertieften Verständnis führen muß, doch sind bis jetzt nur die ersten Schritte unternommen worden. Wenn – und dies zu Recht – die Bezeichnung «Psychosomatik» auf jedes psychische und somatische Geschehen und Erleben zutrifft, so werden die bislang für «psychosomatisch» angesehenen Krankheitsbilder als repräsentativ für jedes Kranksein gelten. Das (psychosomatische) Kranksein ist für das biopsychiatrische Denken eine defekte Form des Daseins, durch eine ständige Gleichgewichtsstörung im Organismus verursacht. Der Homoiostase-Begriff – die Regulierung, die zu einer (labilen) Aufrechterhaltung des Gleichgewichts führt – ist und wird auch in Zukunft ein Fundament der Biopsychiatrie bleiben. Die immer wieder unter verschiedenen Bezeichnungen auftauchenden Auffassungen und Hypothesen über Verdrängung, Zurückdrängung, Beherrschung emotionaler Gefühlszustände, chronische «life stress situations» u. a. werden für psycho- und somato-neurotische Zustände verantwortlich gemacht. Mit Hilfe der von Selye ausgearbeiteten Streßtheorie werden infektiös-toxische, physische, soziologische und psychologische Faktoren als ein Angriff auf die Widerstandsfähigkeit des Organismus betrachtet, was ihn zu allgemeinen (und mehr spezifischen) Abwehrsyndromen treibt. Die immer mehr oder weniger bedrohte Homoiostase (labile Gleichgewichtshaltung), die nach biologischen Erkenntnissen alles Lebendige kennzeichnet, scheint im letzten in der Problematik von Leben und Tod begründet. Jede Bedrohung ist eine Todesbedrohung für den lebenden Organismus. Die Biopsychiatrie der Zukunft wird in ihren Ansichten über das psychosomatische, d. h. somato-neurotische (bzw. somato-psychotische) Kranksein von den repräsentativen Konfliktsituationen ausgehen. Der Mensch, verankert in seiner Welt und seiner erblichen Veranlagung, die ihn die Welt auf eine bestimmte Weise erleben läßt, wird sich mit seinen Konfliktsituationen auseinandersetzen müssen. Eine an Entwicklungsperioden und Weltbilder gebundene menschliche Typenlehre wird in Zukunft eine größere Einsicht in die Spezifität dieser Konfliktsituationen vermitteln können.

Die menschliche Ausdrucksweise – wie die Biopsychiatrie sie studiert – ist nur bis zu einem gewissen Grade spezifisch menschlich. Sie ist auch der Ausdruck des Lebens schlechthin. Das biopsychiatrische Denken wird die defekten (d. h. krankhaft gestörten) Ausdrucksformen auch als die des Lebendigen auf subhumanem Niveau betrachten. Die subhumanen Verhaltensformen und Ausdrucksweisen werden auch für die künftige Biopsychiatrie von besonderer Bedeutung sein; die Ethologie wird bei den Psychiatern auf größeres Interesse stoßen. Daneben wird die Lehre von Pawlow, die bis jetzt nur auf russischer und amerikanischer Seite auf Interesse gestoßen ist, Erkenntnisse vermitteln können. Bestimmte im Gefolge gewisser vitaler Bedürfnisse entstandene Konfliktsituationen werden besser erkannt werden. Hier wird man eine Erklärung finden für die – vorläufig noch – Erfahrungstatsache, daß das frustrierte Bedürfnis, versorgt und geliebt zu werden, insbesondere die Funktion der Verdauungs- und der Atmungsorgane zu beeinträchtigen scheint. So deutete eine andere, ebenfalls vorläufige, Erfahrung auf einen Zusammenhang zwischen Ehrgeiz und Herrschsucht einerseits und funktionellen Störungen des Gefäßsystems andererseits. Es läßt sich jedoch annehmen, daß noch andere fundamentale Bedürfnisse wie erotisches Begehren, die Schutzreaktion und die auf Selbstsucht beruhende Sicherheit auf die Funktion verschiedener Organsysteme einwirken werden, die Ausdrucksformen für verschiedene Bedürfnisse sind. Hier handelt es sich lediglich um eine feinere Differenzierung verschiedener emotionaler Ausdrucksformen, die dem körperlichen Ich (le Moicorps) zur Verfügung stehen. Das biopsychiatrische Denken wird das psychische Leiden immer mehr unter zwei Akzenten sehen, wobei einmal das Leibliche, das andere Mal die Psyche betont wird. Die Einheit des «menschlichen Wesens», die sich in einer Dualität der Ausdrucksformen offenbart, wird besser zu verstehen sein, wenn diese beiden Ausdrucksformen als gleichwertig beachtet werden. Es ist anzunehmen, daß auf diese Weise der Begriff «Psychosomatik» mehr oder weniger überflüssig wird. Im biopsychiatrischen Denken sind alle Bedürfnisse im Wesen emotionale Erlebnisse und alle Lebensnöte emotionaler Natur. So ist auch das «Gestimmtsein», das von Heidegger zum Pfeiler des menschlichen Seins erhoben wurde, im Wesen Emotionalität, Empfänglichkeit für Gemütsregungen.

Das Denken der Zukunft wird die Frage zu beantworten haben, warum im einen Fall die Konflikte des menschlichen Seins sich in psycho-neurotischen oder -psychotischen, im anderen Fall in somato-neurotischen oder -psychotischen Ausdrucksformen äußern. Man wird einsehen, daß Hinweise wie Veranlagung, Disposition u. a. eine exaktere Antwort verlangen. Dies bedeutet auch, daß für das biopsychiatrische Denken ein Einblick in das umfassende Konstitutionsproblem von größter Bedeutung ist. Körperliche und psychische Konstitution bilden eine Einheit – was heute nahezu allgemein akzeptiert wird. Dies wird in der Zukunft zur Beantwortung der Frage führen, welcher Zusammenhang zwischen bestimmten Konstitutionstypen und bestimmten Formen der Überforderung bestehen kann und unter welchen Umständen dies geschieht. Bekannte Begriffe wie Allergie, Streß und Überempfindlichkeit werden infolgedessen in abgewandelter Form wieder zum Vorschein kommen. Hierbei kann sich auch zeigen, daß die Wirkung der im menschlichen Organismus vorhandenen regulierenden Funktionen sinnvoller sein könnte, als man bis jetzt vermutete. Dies geht für all das bis dahin allzu unkritisch als «belastend» und sogar als «überbelastend» Bezeichnete. Als wichtigster und vorderhand noch am wenigsten erforschter Begriff in der Biopsychiatrie darf gewiß die «Autostase» erwähnt werden, dies ist allerdings eine Bezeichnung, wofür der Begriff noch fehlt. Man wird sich auch viel mehr als früher mit der Frage befassen müssen, wie bei Störungen psychosomatischen Charakters durch die Regulationsfähigkeit die Vorbeugung bzw. die Wiederherstellung möglich ist. In engem Zusammenhang hierzu steht die Frage nach den Reservequellen vitaler Energie, der Fähigkeit zur Kompensierung. Bei Millionen Menschen liegt ja ein ernstzunehmender Mangel an Zuneigung und Versorgung, sowie an Befriedigung des Schutzbedürfnisses vor. Aber nur bei sehr wenigen kommt es zu schädlichen Folgen.

Für die Biopsychiatrie liegt das Kernproblem der psychischen (d. h. psychosomatischen) Störung in Defekten des emotionalen Erlebens, der gegebenen Lebensumstände. Diese dualistische Auffassung vom Leben (in dessen Zwei-Einheit: Leben und Tod) spiegelt sich in allen Wissenschaftszweigen wider, die mit dem Leben zusammenhängen. Die Physiologie, die sich mit den körperlichen Lebensfunktionen befaßt, hat sich zu einer dualistischen Auffassung vom sogenannten vegetativen Nervensystem, das die Lebensverrichtungen reguliert und steuert, durchgerungen. Daß auch diese Lebensfunktionen von einer zentralen Instanz ausgehen, die, in Anlehnung an Merleau-Ponty, ein unpersönliches und vorbewußtes Leib-Ich genannt wird, dürfte noch mehr in der Biopsychiatrie Eingang finden. Ein biologisches Ich (body ego, Leib-Ich, Moi-corps) wird akzeptiert werden können. Die Ausdrucksformen des biologischen Ichs werden auf einem anderen Niveau parallel zu denen gesehen werden können, die das psychische Ich zur Kommunikation verwendet. Zumindest wird die zukünftige Biopsychiatrie nicht mehr SHERRINGTONS Ansicht beipflichten, daß das Problem des Zusammenhangs zwischen dem Soma und der Psyche stehengeblieben ist, «where Aristoteles left it more than 2000 years ago». Im Gegenteil wird die Biopsychiatrie besonders die mit der psychosomatischen Lehre zusammenhängenden Probleme klären können. Die vertieften Kenntnisse über die Ich-Psychologie, Es-Psychologie (d. h. die Psychologie des unbewußt-erlebenden Subjekts), sowie die Biopsychologie (d. h. die Psychologie des leiblichen Ichs) haben hierzu sicher wesentlich beigetragen oder werden es noch tun. Die Probleme des Ichs werden in der gebräuchlichen Alltagssprache als Kommunikationsmittel zum Ausdruck gebracht und vom Anderen verstanden. Die Probleme des unbewußt erlebenden Subjekts haben sich dank der Lehre der Psychoanalyse als zugänglich erwiesen, während die Probleme der Leiblichkeit, als Problem des Körper-Ichs, im leiblichen Gestörtsein einer gestörten Form des In-der-Welt-Seins Ausdruck verleihen. Zur Aufgabe der zukünftigen Biopsychiatrie wird gehören, diese drei oben angedeuteten Ausdrucks- und Änderungsformen in ihren krankhaft gestörten Daseinsweisen verstehen zu lernen. Sie wird zu unterscheiden wissen zwischen Varianten der psychischen Störung, in denen die Kommunikationsmöglichkeiten auf dem Niveau der *Ge*bundenheit an den Anderen (bzw. das eigene Selbst) prävalieren und Varianten der psychischen Störung, in denen lediglich leibliche Ausdrucksformen eine existentielle Not als «Kundgabe» und höchstens als «Appell» aufzeigen. Zu letzteren werden die bis dahin als somato-neurotisch bezeichneten Zustände gehören. Es wird die Aufgabe der zukünftigen Noopsychiatrie bleiben, die defekten Kommunikationsmöglichkeiten auf dem Niveau der *Ver*bundenheit mit dem Anderen näher zu erforschen.

Wie vorher schon gesagt, zeigen sich die Ausdrucksformen des erlebenden Lebens durch Funktionen des vegetativen oder autonomen Nervensystems. Nach den zur Zeit herrschenden Ansichten soll der parasympathische Teil vorwiegend zur Innenwelt und der sympathische vorwiegend zur Außenwelt in Beziehung stehen. Beide stellen ein System der Selbstregulierung dar, also einen Balancemechanismus, in dem die Reizung des einen Teils mit Entspannung des anderen verbunden ist. Weiterhin ist bekannt, wie diese entgegengesetzten Effekte durch Enzyme bzw. unter dem Einfluß von Hormonen zustande kommen. Nach heutiger Ansicht könnten auch die sogenannten psychosomatischen Störungen auf Dysregulierungen der oben angedeuteten Balancewirkung beruhen. In Anbetracht der Tatsache, daß in allen Fällen neurotischer Störungen die Angst das zentrale Problem ist und kein wesentlicher Unterschied zwischen psychoneurotischen und somato-neurotischen Zustandsbildern besteht, wird bei diesen Zuständen vor allem der sogenannte primäre Narzißmus als Bedrohung der eigenen Existenz eine Rolle spielen. Dies wird auch für die Wahl künftiger Experimente über die Rolle des vegetativen Systems bei dem Zustandekommen somato-neurotischer Störungen wichtig sein. Daß orthosympathische bzw. parasympathische Funktionsstörungen vorherrschen, wird bei näherer Betrachtung möglicherweise mit der Furcht vor Gefahr aus der Außenwelt im Zusammenhang stehen oder aber mit der Angst, welche die Existenz unmittelbar bedroht. Realisiert man sich, daß das vegetative System die gesamte Leiblichkeit bis in die entferntesten Ecken erreicht, dann wird die Biopsychiatrie der Zukunft die Experimente der Pathophysiologie mit großer Aufmerksamkeit verfolgen. Mit Hilfe angsterzeugender Pharmaka oder langandauernder Erregungen wird es Experimente anstellen, die das Problem der Somato-Neurosen aufdecken werden können. Ohne Zweifel wird hierbei eine Zusammenarbeit zwischen verschiedenen Wissenschaftszweigen, wie Biochemie, Pharmakologie, Physiologie, Endokrinologie, experimentelle Psychologie, Biopsychiatrie und nicht zuletzt Philosophie, unerläßlich sein.

Philosophie – als Grundlage auch der Biopsychiatrie – wird den ihr zukommenden Platz in einer Wissenschaft einnehmen, die versucht, sich auf das psychisch gestörte Leben, das ein gestörtes Erleben ist, zu besinnen. In seinem Streben, den sinnvollen Zusammenhang zwischen Leben und Tod zu erkennen, hat sich die Biopsychiatrie auf das psychosomatische Kranksein des Menschen zu besinnen. Man kann sich vorstellen, daß die künftige Philosophie als Grundlage einer zukünftigen Biopsychiatrie auf den Gedanken von Lebensphilosophen, wie SCHOPENHAUER, NIETZSCHE und BERGSON, fußen wird. Bekanntlich fand FREUD in vorgeschrittenem Alter in seinen metapsychologischen Betrachtungen zu einer dualistischen Anschauung, in der Lebenstrieb und Todestrieb eine Zwei-Einheit bildeten. In seiner unablässigen Betonung eines naturwissenschaftlichen Denkens wollte FREUD wahrscheinlich jenem biopsychiatrischen Denken Nachdruck verleihen, das sich auf die Problematik des lebenden Organismus besinnen will. Nun läßt sich aber die Problematik des Lebendigen nicht von jener des Unlebendigen trennen, da Leben und Tod eine immanente Einheit bilden. Während die Biopsychiatrie die Welt von außen her betrachtet, den lebenden Organismus und dessen Organisation als eine sich ändernde Bedingung sieht, ist der psychisch leidende Mensch für sie ein sich selbst erschaffendes und wiederschaffendes Wesen in freiem, verantwortlichem Sein. Die Noopsychiatrie nimmt die Mangelhaftigkeit dieser menschlichen Wesensart zum Ausgangspunkt. Die Bio- und die Noopsychiatrie bedienen sich auch unterschiedlicher Denkschemata. Hierdurch sind Mißverständnisse entstanden, die man in Zukunft vermeiden wird. Die Biopsychiatrie verwendet ein Schema, in dem der psychosomatisch gestörte Mensch als ein lebender Organismus betrachtet und auch beschrieben wird. Im Grunde genommen handelt es sich um die gleiche Sprache, welche die Pathophysiologie verwendet, die ihre Schemata wiederum der Physikochemie entnimmt und in der die Begriffe «lebend» und «leblos» miteinander vermengt zu sein scheinen. Und gerade die Biopsychiatrie besinnt sich auf das zum Tode-bestimmt-Sein, da alle psychosomatischen Mangelerscheinungen mit einem psychischen Absterben zusammenhängen. Wie die physiologischen Denkschemata – in den physikochemischen begründet – Maße und Zahlen verwenden, so werden auch die biopsychiatrischen Denkschemata die in Maßen und Zahlen verborgene Kodesprache benützen. Die Wahrnehmung bleibt das Fundament biopsychiatrischen Denkens, ähnlich wie Selbstwahrnehmung das Fundament der Noopsychiatrie bleiben wird. Wenn amerikanische Psychiater hierfür das Wort Psychodynamik («psycho-dynamics») verwenden, so meinen sie die Introspektion (Selbstbeobachtung) der Beweglichkeit des menschlichen Geistes. Neben der Psychomechanik des biopsychiatrischen Denkens wird eine Psychodynamik des noopsychiatrischen Denkens als Zwei-Einheit durch verschiedene Denkschemata die Kenntnisse der zukünftigen Psychiatrie erweitern. Die von FREUD entwickelte Psychoanalyse gilt bis heute als Beispiel biopsychiatrischen Denkens. Auch die Schüler FREUDS haben sich von dieser Denkform nicht gelöst, als das Interesse für die *Es*-Psychologie sich zunehmend in Richtung einer *Ich*-Psychologie, sowie des Einklanges mit der Gemeinschaft, verlagerte. Bei den neuentdeckten Formen des Zusammenlebens und deren Mängeln blieb die Neopsychoanalyse einer supra-individuellen Betrachtungsweise verhaftet. Sie konnte lediglich von «dem» Ich reden, als gehe es um eine objektivierbare Instanz, die zu keiner zuverlässigen Selbstkenntnis fähig sei. Das Ich ist für die Psychoanalyse ein Produkt der Differenzierung vom Es (als unbewußt erlebendem Subjekt) geblieben, ausgestattet mit Eigenschaften wie Stärke und Schwäche, die vom Einfluß der Identifizierungsmechanismen herrühren.

Zieht man die Linie dieser Form biopsychiatrischen Denkens weiter durch, so darf erwartet werden, daß die Annäherung, wie sie zwischen FREUDS Psychoanalyse und ADLERS Individualpsychologie (HORNEY, SULLIVAN u. a.) zu beobachten war, sich auch auf andere Aspekte der sogenannten Tiefenpsychologie ausdehnen wird. So z. B. werden die Erkenntnisse der Komplexpsychologie, die unter der Leitung JUNGS Bedeutung erlangt hat, zusammen mit denen der Psychoanalyse im engeren Sinne zu einem generellen Verständnis der tiefer gelegenen menschlichen Problematik führen. Die von JUNG begründete Lehre der archetypischen Bilder kann als eine Lehre von den instinktiven Erfahrungsweisen des Menschen mit die Grundlage für weiteres biopsychiatrisches Denken abgeben. Auch FREUDS «Libido»-Begriff wird sich mehr und mehr JUNGS «Energie»-Begriff nähern. Eine vitale Energielehre wird die Biopsychiatrie befruchten, und die konstruktiven Gedanken von Forschern wie RANK, ALEXANDER und RADÒ, sowie von so vielen, als unorthodox verschrieenen Gelehrten werden den veralteten und teilweise bereits überwundenen Auffassungen einer früheren Generation neues Leben einflößen. Ein Mann wie FREUD ist mit Recht mit Persönlichkeiten wie KOPERNIKUS, NEWTON und Darwin verglichen worden. Immerhin ist seit diesen großen Männern das wissenschaftliche Denken keineswegs stehengeblieben, sondern hat gewaltige Fortschritte gemacht, sogar in verhältnismäßig kurzer Zeit. Die Popularität, welche die Psychoanalyse als psychotherapeutische Methode noch immer in den Vereinigten Staaten genießt, hängt vor allem mit der amerikanischen Mentalität zusammen. Die Amerikaner sind geneigt, in einem etwas unkritischen Optimismus den Begriff des Schicksals und der Ergebenheit abzulehnen und auch das durch Tradition Gewachsene einfach hinzunehmen, ohne sich in ihrem Handeln durch allzuviel Nachdenken Einhalt gebieten zu lassen. Diese Mentalität ist vor allen Dingen «practical minded» und als solche durchweg beschaulichen Überlegungen abgeneigt. Hier verzeichnet sie auch ihre Erfolge, und daher wird in ihr das noopsychiatrische Denken nur schwer Wurzeln schlagen, wie sich auch im folgenden Kapitel zeigen wird.

Während in den europäischen Ländern schon seit langem die Bedeutung der Psychoanalyse weniger in ihren therapeutischen Resultaten als vor allem in den durch sie erhaltenen Erkenntnissen gesucht wird, kann die Biopsychiatrie der Zukunft noch eine Erweiterung erwarten. Gewonnen werden können diese Einsichten durch Erkennen des therapeutischen Prozesses, durch vorurteilslose Betrachtung der suggestiv wirkenden Faktoren, durch weitere Analyse der noch ungenügend bekannten Begriffe «Übertragung» und «Gegenübertragung», durch Analyse der eine Identifikation bewirkenden Faktoren, durch Beachtung der Stabilität in der Selbstbildung und des Prozesses der Sublimierung, durch Einblick in das Aufgaben- und Wertbewußtsein und durch die Entwicklungsgeschichte des Narzißmus usw. Diese Form biopsychiatrischen Denkens kann dazu beitragen, nicht nur eine vertretbare Selektion von für die Therapie geeigneten Fällen, individuell oder im Rahmen der Gruppe, zu finden, sondern auch die passende Person für die unmittelbare Umgebung des psychisch Kranken zu wählen, sowie die geeignete Modifizierung der Behandlungstechnik, die richtige Anwendung der Psychopharmaka oder anderer Mittel, den geeigneten Arzt und den passenden Zeitpunkt für die Behandlung. Noch mehr Einblick in das Wesen der regulatorischen Prozesse, die sich unterhalb des Bewußtseinsniveaus abspielen und sich für die Heilung als außerordentlich wichtig zeigen werden, wird notwendig sein. Nicht eine Zunahme als vielmehr eine Veränderung der Selbsterkenntnis des Patienten, wird das Ziel einer zukünftigen Psychotherapie sein. Dem Unbewußten, als einer bestimmten Modalität des psychischen Lebens, wird eine größere regulative Wirkung zugesprochen werden, als dies heute der Fall ist. Das Unbewußte, das seine regulatorische Wirkung instinktiv-intuitiv ausübt, wird von der Biopsychiatrie aufgedeckt werden, sobald diese Begriffe (Instinkt, Intuition) mehr Inhalt erhalten haben. Die zukünftige Psychotherapie wird mehr auf die Möglichkeiten der Veränderung als auf die Vertiefung der Selbsterkenntnis ausgerichtet sein. Die Veränderung wird durch zweierlei Möglichkeiten geschehen, nämlich auf dem suggestivem und dem intuitivem Weg. Der erste unterstützt den homo patiens im Menschen. Er ruft den «Sicherheitsinstinkt» im Menschen wach und befreit ihn von Angst und Furcht. Das souveräne Mittel für eine solche Selbstbefreiung liegt in der Möglichkeit, zu einer gewissen Vertiefung der Selbsterkenntnis zu kommen. Dahin wird der Weg der künftigen Psychoanalyse führen, sie wird ein gewisses Maß an Psychosynthese bewirken können. Durch die Konsolidierung eines naturalistischen Weltbildes wird eine zukünftige Psychoanalyse gewiß dazu beitragen können, dem homo natura im Menschen ein Gefühl der Sicherheit zu verleihen. Hierzu wird es jedoch notwendig sein, einen besseren Einblick in den suggestiv wirkenden Faktor der Psychoanalyse zu erhalten, die an die Instinktbasis des menschlichen Wesens und insbesondere an sein Sicherheitsbedürfnis appelliert. Vor allem für den als «hysterisch» bezeichneten Menschen ist das Sicherheitsbedürfnis eine Lebensbedingung. Die psychoanalytische Therapie wird in der Zukunft als eine konservative Behandlungsart den homo natura im Menschen unterstützen. Jede Übertragung infantiler Gefühlsbeziehungen wird nachweislich auf dem Appell an ein Sicherheitsbedürfnis beruhen, das sich im primären wie auch im sekundären Narzißmus ausdrückt. Es wird sich herausstellen, daß die psychoanalytische Therapie diesen Narzißmus in der menschlichen Wesensart unterstützt und bei vielen Personen möglicherweise eine Sublimierung fördert. Die Biopsychiatrie wird es daher in Zukunft als ihre Aufgabe ansehen, den noch zum größten Teil verdrängten suggestiven Faktor von seinem Odium zu befreien. «Suggestion» (ein Ausdruck für einen noch sehr ungenügend erforschten Begriff) ruft das bereits Bekannte, aber noch nicht Erkannte wach und deckt Lebensmuster auf, die vorher in der Veranlagung schlummerten.

Die Veränderung der Selbsterkenntnis geschieht auch durch Veränderung der Einsicht in die Außenwelt, in den Zusammenhang der Dinge. Diese Veränderung beruht wiederum auf der Wirkung der Intuition. Diese übt eine vorwiegend schöpferische Funktion aus, und nur der Mensch kann durch seine Intuition zu einer Neuschöpfung der Welt und seiner selbst gelangen. Wenn der Instinkt im Menschen eine konservative Funktion ausübt, dann ist die der Intuition schöpferisch und evolutionär. Im folgenden Kapitel wird erläutert, wie es der künftigen Noopsychiatrie vorbehalten ist, sich auf die Möglichkeit zu besinnen, die gegebene Intuition zu stimulieren; damit wird auch eine Selbstentfaltung im Sinn einer Selbstverwirklichung möglich. Die künftige Psychotherapie wird sich auch nach zwei Gesichtspunkten unterscheiden lassen: dem Streben nach Selbsterhaltung (bzw. Festigung des Sicherheitsbedürfnisses) und der Selbstentfaltung, die an die immanente Fähigkeit zur Selbstveränderung appelliert. Im ersten Fall werden vorwiegend suggestiv wirkende Methoden angewandt, im zweiten wird die menschliche Intuition stimuliert. Auf welche Weise sich dies verwirklichen läßt, hängt nicht zuletzt von den veränderten Weltbildern ab, in denen der zukünftige Mensch seine Existenz finden muß. Man könnte das Wagnis eingehen, sich der Ansicht etwa eines Teilhard de Chardin über die Evolution des menschlichen Wesens anzuschließen. Die künftige Psychotherapie wird dem, was gegenwärtig noch mit dem euphemistischen Ausdruck «Gruppentherapie» angedeutet wird, einen wichtigen Platz einräumen. Sie wird jetzt noch als ein Mittel zur Zeitersparnis betrachtet, als «a better than nothing procedure», aber sie wird sich zu einer «Therapie von und in der Gruppe» entwickeln. Dies läßt sich selbstverständlich erst dann verwirklichen, wenn sich eine nach verschiedenen Aspekten der Persönlichkeitsstruktur verantwortbare Gruppenselektion erreichen läßt. Bei einer solchen Therapie wird sich die nichtverbale Kommunikation als mindestens genauso wichtig zeigen wie der verbale Gedankenaustausch. Die Entfaltung bestimmter, in der Entwicklung zurückgebliebener und augenscheinlich nur rudimentärer Dispositionen wird durch zu schaffende Bindungen (Freundschaft und Zuneigung) im Rahmen der Gruppe zustandekommen. Hierbei wird Bubers Überzeugung von der Entdeckung der Verbindung mit dem Anderen Geltung finden.

Besondere Bedeutung wird zukünftig die «echte» Gruppentherapie in der Kinderpsychotherapie erlangen. Seitdem der Begriff «Koedukation» zu einem Programm geworden ist für alle Formen der Hilfe, deren das Menschenkind bedarf, um sich so vollkommen wie möglich zu entfalten, ist die Biopsychiatrie beim psychisch gestörten Kind noch mehr darauf aus, Mittel zu finden, um der Einsamkeit vorzubeugen und sie zu bekämpfen. Es ist zu erwarten, daß in Zukunft eine sorgfältig zusammengestellte und flexible Gruppenbildung dem psychisch oder in anderer Hinsicht gestörten Kind zu einer besseren Entfaltung verhelfen kann. Wenn die Wahrheit noch mehr Raum gewonnen haben wird, daß alle Pädagogik ihrem Wesen nach Orthopädagogik ist und daß es, in anderen Worten ausgedrückt, eine vollkommen ungestörte Entfaltung nicht gibt, wird sich auch der Pädagoge die Erkenntnisse der Biopsychiatrie zu Nutzen machen können und umgekehrt. Das zunehmende Interesse für organisch gestörte und in der Entwicklung gehemmte Kinder, die überdies von der Verwahrlosung bedroht sind, hat die Problematik in die allerfrühesten Lebensabschnitte und auf die sie bedrohenden schädlichen Faktoren verschoben. Untersuchungen der einzelnen Reifungsperioden der verschiedenen Hirnregionen und im Zusammenhang hiermit auch der einander folgenden «empfindlichen» Perioden des sich rasch entwickelnden Menschenkindes, das überdies noch unausgetragen zur Welt kommt, sind in nächster Zukunft zu erwarten. Sie werden Licht in eine Anzahl von Besonderheiten bringen wie Retardierung, Regression, Propulsion, Perversion und Dekompensierung, jedoch auch bei Kompensierung und Regulierung, deren Gesetze noch unbekannt sind. Gerade das psychisch gestörte, sehr junge Kind wird sich ganz besonders für eine intensivierte Erforschung seiner Verhaltensformen eignen, bei Wahrnehmung von Schwerkraft, Gleichgewicht, gefährlichen Situation und Vereitelung von Sicherheitsbedürfnissen, Versorgung und Ernährung. Die zukünftige Biopsychiatrie wird sich auch mit den Verhaltensformen der noch ungeborenen Frucht sowie Störungen in den frühesten Formen der Orientierungsfähigkeit, im Sprachgebrauch und im Begriff von Symbolbildung und in der sozialen Anpassung befassen. Sämtliche Grundmuster des Lebens, Sozialisierung, Kommunikation, Aggression, werden beim sehr jungen Kind auf ihre defekten Formen untersucht werden, sodaß die Biopsychiatrie in Zusammenarbeit mit der künftigen Kinderpsychiatrie auch die aus der tierischen Verhaltenslehre bekannten Ergebnisse verwenden wird. Es wird sich um Probleme der Retardierung und um eine feinere Analyse verschiedener Reifungsstörungen handeln; sie werden die künftige Biopsychiatrie beherrschen und nicht nur in der Entwicklungspathopsychologie der frühesten Lebensabschnitte, sondern auch bis in das Erwachsenenalter hinein.

Am Ende dieser, absichtlich kurzgehaltenen, Übersicht über die zukünftige Biopsychiatrie ist eine Warnung am Platz. Jede Voraussage ist insofern wertlos, als sie immer die Schwäche der Subjektivität enthält, und die Zukunft kümmert sich keineswegs um menschliche Erwartungen. In einer Diskussion über die Zukunft der Psychiatrie bemerkt ROTHMAN 1962: «The history of psychiatry has been bedeviled by the same problems from earliest antiquity. Our treatments are uncertain and our knowledge has but the faintest glimmer or fragment of light. Psychiatry as a science has not wholly entered the scientific revolution. Unless our philosophy of science becomes more critical, experimental, more reductive and inductive, we will remain in the renaissance period of medical history, awaiting a HARVEY to catapult us into the seventeenth century. Instrumentation and automatation will never replace the individual genius of man; nor will it replace the patient's need for compassion and closeness.» Man wird diesen Worten beipflichten können und eingestehen müssen, daß die Biopsychiatrie erst an dem Anfang eines langen Weges steht, der nicht nur – und gewiß nicht an erster Stelle – von Psychiatern zurückgelegt wird. Ist man sich weiterhin darüber im klaren, daß das menschliche Wesen biologisch eine Frühgeburt ist, als die sie sich fast während der Hälfte ihres Lebens in der Umwelt behaupten muß, dann besteht kein Zweifel darüber, daß an die Biopsychiatrie wohl sehr hohe Anforderungen gestellt werden, um einem solch hilflosen Wesen die nötige Hilfe zuteil werden zu lassen.

B. Das noopsychiatrische Denken

Als Naturwissenschaft begreift die Psychiatrie den psychisch gestörten Menschen als «homo patiens», d. h. als ein Lebewesen, das sein Leiden erlebt. Als lebendes und erlebendes Wesen ist der Mensch an die Kategorien von Raum und Zeit gebunden. Die Naturwissenschaften, die auch an diese Kategorien gebunden sind, unterscheiden eine unbelebte und eine lebendige Natur. Laut BERGSON führt erstere auch eine «vita minima». Während die Biopsychiatrie sich mit dem psychisch gestörten Menschen in seiner psychobiologischen Wesensart (als «homo natura») befaßt, ist das noopsychiatrische Denken auf die Fehlerhaftigkeit des menschlichen Seins in seiner suprabiologischen Wesensart gerichtet. Man nähert sich hier einer spekulativen Menschenbetrachtung, die von Mensch zu Mensch verschieden ist. Und wenn man auch weiterhin an der – übrigens anfechtbaren – Auffassung festhalten will, daß Wissenschaft erst dann Wissenschaft ist, wenn sie sich durch Objektivität auszeichnet, dann steht man hier außerhalb ihrer. Noopsychiatrie ist als spekulatives Denken unwissenschaftlich oder – vorsichtiger ausgedrückt – ein parawissenschaftliches Denken. Es erregt den Ärger der Leute, die der Anschauung huldigen, daß spekulative Besinnung ein überflüssiger Anfang aller Tatsachenkenntnis ist, und denen die Geduld für eine Besinnung fehlt. Für diese Wissenschaftler wirkt das von den Amerikanern übrigens allgemein anerkannte Wort «philosophy» wie ein rotes Tuch, obgleich sie Besinnung immerhin für nützlich und sogar für notwendig halten. Ohne dazu berufen zu sein, den Wert des noopsychiatrischen Denkens zu verteidigen, sehe ich es dennoch als meine Aufgabe an, meine Erwartungen für die künftige Entwicklung darzulegen. Der menschliche Geist, der sich sogar von den tüchtigsten Naturforschern niemals fangen hat lassen, und der noch stets das Prädikat, frei zu sein, beanspruchen kann, besitzt eine Wirklichkeit, die sich auch noch niemals biologischen Gesetzmäßigkeiten unterworfen hat.

Wenn der Mensch seinen Namen «homo sapiens» verdient, dann schließt diese Fähigkeit zur Weisheit (nicht Kenntnis!) auch ein, daß er eine einzigartige Stellung in der Evolution aller Lebewesen einnimmt. Und obgleich es bis zum heutigen Tage noch niemandem gelungen ist, das Wesen der Weisheit zu beschreiben und genau abzugrenzen, ist dieses Wort ebenso zum Gemeingut geworden wie das Gegenstück Unverstand oder Torheit, die oft sogar als Scheltwort gebraucht werden.

Der Mensch soll daher weise sein, wenn er zu seiner vollen Entfaltung gelangen will. Das noopsychiatrische Denken soll deshalb eine Besinnung auf den mit Torheit bzw. Mangel an Weisheit behafteten Menschen sein. Mit Recht hat dieses Denken sich beschränkt und vertiefte sich nur in die «Menschheitsproblematik des

Menschen». Dieses Denken läßt die Fragen nach Diagnostik oder Zuordnung zu bestimmten psychiatrischen Krankheitsbildern beiseite. Die Noopsychiatrie besinnt sich auf die Unvollkommenheit des menschlichen Seins, und zwar in Bezug auf die menschliche Seinsproblematik. Man kann ruhig sagen, daß die Noopsychiatrie ebenso alt genannt werden darf wie der Anfang der Geschichte alles heilkundlichen Denkens. Und ebenso sind es, wie es oft geschehen ist, nur andere Namen, unter denen sich die Noopsychiatrie auf die menschliche Fehlerhaftigkeit besonnen hat.

Man kann annehmen, daß der Mensch seit Anbeginn ein gewisses Maß an Bewußtsein für eine äußere *und* eine innere Welt gehabt hat. Obendrein wird der Mensch zu allen Zeiten seine Erfahrungen aus der Wirklichkeit seiner Außenwelt auf die Wirklichkeit seiner Innenwelt bezogen haben. Im weiteren Ausbau dieses grundlegenden Bezugssystems sind die Selbsterkenntnis und die Kenntnis der Außenwelt zu einer immer intensiveren Einheit zusammengewachsen. Während die Biopsychiatrie im Zuge ihrer weiteren Entfaltung den Akzent auf die Kenntnis der Außenwelt legt, richtet die Noopsychiatrie den Blick weit mehr auf die Selbsterkenntnis. Sie kann jedoch nur individuell sein, und anscheinend ist die Fähigkeit zur Selbsterkenntnis ein Vorrecht des menschlichen Wesens. Auch hierdurch offenbart sich die einzigartige Stellung des Menschen in der Welt. Noopsychiatrie kann als Selbstbesinnung beschrieben werden, die im Mitmenschen sich selbst begegnet und ihn als einen Spiegel benutzt, um zu tieferer Selbsterkenntnis zu gelangen. So führt also auch die Psychotherapie, die das noopsychiatrische Denken benützt, zur Vertiefung der Selbsterkenntnis. Und faktisch ist es die Entdeckung des eigenen Ichs, was als die Geburt dessen bezeichnet wird, was «noopsychiatrisches Denken» genannt werden kann. Hieraus kann auch als Schlußfolgerung gezogen werden, daß alle persönliche Hilfe, die ein Mensch dem anderen bieten kann, auf der Fähigkeit zur Selbsterkenntnis beruht, die sich im Anderen spiegelt. Und als ein griechischer Weiser einst die Forderung aufstellte: Erkenne dich selbst, dann hatte er vielleicht – mit aller Relativität auf die Fähigkeit hierzu – den Gedanken der Hilfe am Nächsten vor Augen.

Noopsychiatrisches Denken kann nicht als objektiv-wissenschaftlich bezeichnet werden, es bleibt spekulativ, da es auf die Möglichkeiten der persönlichen Hilfeleistung ausgerichtet ist. Man könnte der Meinung sein, daß diese Form spekulativen Denkens mehr Kunst als Kenntnis voraussetzt, mehr auf Instinkt und gefühlsbedingter Erkenntnis beruhe, als auf wissenschaftlich erworbenen Kenntnissen. Dennoch ist dieses spekulative Denken von größter Wichtigkeit, sogar unentbehrlich für die, welche sich auf Bedingungen und Möglichkeiten für persönliche Hilfeleistung besinnen wollen. Auch wird niemand bestreiten, daß die

Probleme der Selbsterkenntnis, der Identität und der Identifizierung für den Psychiater zu den wichtigsten gehören.

Vornehmlich die phänomenologische Methodik hat sich um einen tieferen Einblick in die Probleme der Selbsterkenntnis bemüht. Hier muß vor allem der Name KARL JASPERS genannt werden. Dieser Forscher hat zu Beginn unseres Jahrhunderts am meisten zur Entfaltung einer noopsychiatrischen Denkweise beigetragen. Er war es, der das menschliche Bewußtsein und dessen Störungen eingehend untersuchte, und es ist anzunehmen, daß seine 1913 erschienene «Allgemeine Psychopathologie» (die 8. Auflage kam 1965 heraus) auch in der zukünftigen Noopsychiatrie fortleben wird. Trotz aller Kritik, die sich gegen die von JASPERS formulierten Unterschiede zwischen dem «genetisch Begreifen» und dem «kausal Erklären» richtet, wird die Noopsychiatrie auch weiterhin an dieser Unterscheidung festhalten. Die wörtliche Wiedergabe lautet folgendermaßen: «Durch Hineinversetzen in Seelisches *verstehen wir genetisch,* wie Seelisches aus Seelischem hervorgeht. Durch objektive Verknüpfung mehrerer Elemente zu Regelmäßigkeiten auf Grund wiederholter Erfahrungen *erklären wir kausal.*» Man kann sagen, daß, was JASPERS für die Noopsychiatrie war, KRAEPELIN für die Biopsychiatrie gewesen ist. In keinem anderen Land kann man zwei Zeitgenossen finden, die soviel zur Einführung der beiden Denkrichtungen beigetragen haben, wobei es den Forschern FREUD und JUNG zur Ehre gereicht, beide in sich vereinigt zu haben. Wir wissen, wie JASPERS, als einer der wenigen hierzu Befugten, die Vermischung von wissenschaftlichem und philosophischem Denken bekämpft hat. Deshalb ist dieser Psychiater-Philosoph auch skeptisch geblieben hinsichtlich der Anwendung von HEIDEGGERS Ontologie durch LUDWIG BINSWANGER in seiner «Daseinsanalyse» ebenso auch gegenüber der Arbeit VON GEBSATTEL und VON WEIZSÄCKER.

In der Noopsychiatrie der Zukunft werden die Störungen des Selbstbewußtseins die Richtung bestimmen, und zwar in dem Sinn, daß zunächst eine gründlichere Kenntnis dessen erzielt wird, was unter «eigenes Selbst» zu verstehen ist, auch unter Berücksichtigung der leiblichen und veränderlichen Bildung des Ichs. Hierbei geht es um das Begegnungsproblem, das ja im Wesen ein Problem einer Selbstbegegnung in der anderen Person ist. Die Problematik der Begegnung ist eine Angelegenheit des noopsychiatrischen Denkens, wie andererseits Kontakt- und Umgangsstörungen viel mehr zur Problematik des biopsychiatrischen Denkens gehören. Man kann sagen, daß alles Lebendige (Pflanze, Tier und Mensch) zu verschiedenen Formen von Kontakt und Umgang befähigt ist, aber eine «Begegnung» in obigem Sinn ist eine nur dem Menschen gebotene Möglichkeit. Das subhumane Leben kennt durchaus *kein «Zusammen-Sein»,* wenn auch viele Formen von Zusammenleben bestehen. Der Begriff «*Zusammen*-Sein» bezieht sich auf eine Seinsweise des Einen *im* Anderen. Bei der Begegnung ist also von einer «Einheit» die Rede, und diese kann nur auf dem Wege zustande kommen, der «Identifizierung» genannt wird. Der zukünftigen Noopsychiatrie wird es vorbehalten bleiben, den Weg, der zur Begegnung führt, kennenzulernen, ebenso die Irrwege, die zu Pseudobegegnungen Anlaß geben. Wir wissen, daß Buytendijk in seiner Studie «Zur Phänomenologie der Begegnung» (1951) das Erlebnis des Unergründlichen in der Innerlichkeit des Anderen herausgestellt hat. Es handelt sich hier um ein fundamentales Problem, da die ganze Psychopathologie durch Begegnungsstörungen gekennzeichnet ist, die übrigens einen unterschiedlichen Aspekt haben. So wird es auch der Zukunft vorbehalten sein, die einzelnen Strukturen der Begegnungsstörungen unterscheiden zu lernen. Ein erster Schritt wurde gemacht, als auf den schizophren gestörten Menschen der Ausdruck «uneinfühlbar sein» verwendet wurde. Einstweilen konnte die hier sich stellende Frage, unter welchen Umständen und in welcher Situation von einer solchen «Uneinfühlbarkeit» gesprochen werden konnte – auch die Frage, wem gegenüber diese dann gelte – noch nicht beantwortet werden. Ein tieferes Eindringen in das Wesen der Begriffe «Identifizierung» und «Intuition» wird in der künftigen Noopsychiatrie das Problem des mit sich selbst Übereinstimmens erhellen können. Und es sind gerade die Störungen dieser Selbstbezogenheit (Selbstharmonie), die, wie sich zeigen wird, auch zu einer Selbstentfremdung führen werden.

Die zukünftige Noopsychiatrie wird sich der Wirklichkeit so weit wie möglich nähern, als einer vorläufigen Wahrheit, nach dem das menschliche Sein betrachtet wird als ein irgendwo und in einem bestimmten Augenblick «Zusammen-Sein». Der Mensch ist ein Gemeinschaftswesen in dem Sinne, daß er – unter Beibehaltung seines Individualitätsgefühls – im Zusammensein mit dem Anderen das Gleichsein mit dem eigenen Selbst erfahren kann. Und dieses Gleichsein umfaßt ein Vertraut- und auch ein Verantwortlichsein. Im Anderen begegnet der Mensch dem eigenen Selbst, so daß auch, von ein und demselben Weltbild ausgehend (und hierin eine Existenz findend) die Menschen einander begegnen können. Wie jeder Drang nach Kenntnis der objektiv geltenden Außenwelt in einer Projektion des Bedürfnisses nach Selbsterkenntnis zu wurzeln scheint, so fußt das Verlangen nach dem Verstehen des Anderen auf einem tiefer gelegenen Bedürfnis, sich selbst zu verstehen. Die künftige Noopsychiatrie wird auf der Überzeugung beruhen, daß in der Begegnung mit dem Anderen der Mensch seinem in den Anderen projizierten Selbst begegnet. Mit dem ausgesprochen «Individuellen» im Anderen ist Begegnung unmöglich.

Während sich die zukünftige Biopsychiatrie auf Kontakt- und Umgangsstörungen besinnen wird, die den psychisch kranken Menschen kennzeichnen, so daß er mehr oder weniger aus der konventionell gebundenen Gemeinschaft ausgestoßen wird, muß sich die Noopsychiatrie weiter mit der Unfähigkeit zu einer Begegnung beschäftigen. Auch wird es Aufgabe des noopsychiatrischen Denkens sein, sich auf die wesentlichen Unterschiede zwischen Kontakt, Umgang und Begegnung zu besinnen, und auch auf die wechselnde Befähigung zur Selbsthingabe. Man wird die Kriterien finden müssen für die Unterscheidung zwischen einer wirklichen und einer scheinbaren Begegnung auf Grund einer schwachen Individualisierung, einer Angst vor dem Ich-Verlust und vor einer Konfrontierung mit dem eigenen Gewissen. Ferner wird die besondere Ich-Selbstbezogenheit, die als «narzißtische Bindung» bezeichnet wird, eingehender untersucht werden, gerade im Zusammenhang mit der Hemmung, eine echte Begegnung zu erreichen. Hierbei wird auch das Problem des tiefgreifenden Unterschiedes zwischen «Gebundenheit» und «Verbundenheit» näher untersucht werden. Andere Probleme allgemeiner Art sollen vom noopsychiatrischen Denken beleuchtet werden, z. B. die bewußte und die unbewußte Seite jeder Begegnung, ebenso wie die dafür nötige Atmosphäre. Die Vorbedingungen für das «Sympathie-/Antipathie-Gefühl» das durch Instinkt und Intuition als Vorbereitung zu einer Begegnung hervorgerufen wird, werden näher analysiert werden. So wird auch die Fähigkeit erhellt werden, intuitiv in den Anderen zu schauen, der für das Ich durchscheinend geworden ist, sowie das hierdurch geweckte Gefühl einer sympathisierenden Verbundenheit. Auch der Zusammenhang zwischen diesen Vorbereitungen zur Identifizierung (Annäherung an die Wesensgleichheit) und ferner das Bedürfnis nach einer Selbstdistanzierung auf Grund eines Individualitätsbewußtseins werden von der künftigen Noopsychatrie eingehender untersucht werden. Hierbei wird auch das Angstproblem mit der Furcht, das Ich-Eigene preiszugeben oder sich an einer Verkennung der eigenen Individualität schuldig zu machen, im Mittelpunkt stehen. So wird die unbewußt gebliebene Seite der Begegungsproblematik eine Grundlage für das künftige noopsychiatrische Denken bilden, das sich vor allem auf die Störung der Möglichkeiten zu einer Begegnung, bzw. auf deren Verlust richten wird. Die Selbstbegegnung im Anderen, die dem Ich gewissermaßen einen Spiegel vorhält, berührt auch das Problem der eigenen Verantwortung und des eigenen Schuldigseins dem Anderen gegenüber. Als noopsychiatrisches Problem wird sich dieses Denken in die Identifizierung vertiefen müssen, und es wird sich nicht nur mit der konkret gegebenen Existenz befassen (dem «So-Sein»), sondern auch mit der als Vorbild gewählten idealen Form.

Nach einigen Bemerkungen über Probleme allgemeiner Art, die der künftigen Noopsychiatrie die Richtung weisen werden und denen eine grundlegende Bedeutung beigemessen ist, soll jetzt über die Bedeutung für die Klinik der Psychiatrie gesprochen werden. Die Klinik hat gezeigt, daß nicht selten Zustände der Depersonalisation den Auftakt zu unterschiedlichen Formen psychischen Gestörtseins neurotischer wie auch psychotischer Art bilden. Es ist sogar noch die Frage, ob nicht stets ein gewisses Maß an Entfremdung hinsichtlich der Selbstbezogenheit am Anfang der psychischen Störungen stehen wird. In der Depersonalisation entsteht ein Zustand, der gekennzeichnet ist durch die Störung der Verbundenheit und des Vertrautseins mit dem Anderen (bzw. mit dem eigenen Selbst). Hier ist auch die Rede von einer Unfähigkeit bzw. einer Behinderung zur Selbstbegegnung. Schon das Wort «Entfremdung» weist auf das Unvertrautgewordensein mit dem vordem gut Bekannten hin, wodurch ein gewisses Maß von Spannung und Angst vor dem «Unheimlichen» entstanden ist. Ein Gefühl des Ausgestoßenseins aus der Verbundenheit mit der Welt (der unbelebten und der belebten) führt unwiderruflich zur Vereinsamung. Sie ist eine Bedrohung der Existenz und wird deshalb von JASPERS als eine Grenzsituation des menschlichen Daseins betrachtet. Er zeigte auch, wie jeder Mensch sich ein Weltbild für sein Dasein baut, eine Welt, die ihn wie ein Dach beschützt und ihm für die Sicherung seiner Existenz bürgt. Der psychisch Kranke ist dadurch in gewissem Sinne obdachlos geworden («ohne Gehäuse») und hat die unbewohnbar gewordene Wohnung verlassen müssen. Er steht vor der Notwendigkeit, in eine andere Wohnung zur Sicherung seiner nackten Existenz umzuziehen. Und während der psychotische Mensch sich eine Wahnwelt schafft, gibt sich der neurotische mit einer anderen «fiktiven Lebens- und Leitlinie» zufrieden (ADLER). Die zwanghafte Selbstbeobachtung im Zustand der Depersonalisation wurde als Versuch betrachtet, sich an die wegschwindende Wirklichkeit und an die Verbundenheit mit dem eigenen Selbst bzw. mit der Welt zu klammern. Jede neurotische oder psychotische Störung beginnt mit dem Erlebnis eines gewissen Weltuntergangs, wenn auch nicht so stark konkretisiert wie bei Schizophrenen. Man kann sagen, daß die Einsamkeit das *Haupt*problem des psychisch Gestörten ist. Der irre Mensch flüchtet in seine Wahnwelt, der neurotisch gestörte dagegen in seine Neurose, wobei «Krankheitsgewinn» noch ein schwacher Ausdruck für die Not ist, in der beide stehen.

Die Psychiatrie der Zukunft wird vielleicht ans Licht bringen, daß der Vereinsamungszustand des psychisch Leidenden in engem Zusammenhang mit der Angst vor dem eigenen Tod, als dem Bedroher der Existenz, steht. Dabei kann sich herausstellen, daß jede Entfremdung von der objektiv geltenden Wirklichkeit den Gedanken an den eigenen, stets immanenten Tod aktiviert. Die Begegnung mit dem eigenen Selbst in der Selbstverantwortung muß bei der Unfähigkeit zur Selbsthingabe an den Tod mit der Todesangst gepaart sein. Und so wird die Noopsychiatrie gewiß zu einer tieferen Einsicht in die Problematik der Einsamkeit des psychischen Leidens. Die Noopsychiatrie, die im Erleben des wahnkranken Menschen bereits ein krampfhaftes Bemühen entdeckt hat, sich eine Scheinsicherheit zu schaffen, wird dieselben Bestrebungen beim melancholischen Menschen in seinem Bedürfnis nach Selbstverlorenheit, und auch beim manischen Menschen in seiner Selbstüberschätzung feststellen können. Beim psychotisch wie auch beim neurotisch gestörten Menschen wird sich der Zweifel an der Möglichkeit der Selbstverantwortung hinter einer Fassade von Scheinsicherheiten verstecken. Dieser Zweifel, der zur Verzweiflung führt, kann in der psychischen Störung durch Einschränkung des Bewußtseinslebens beseitigt werden, auch durch Illusionierung der Wirklichkeit und durch Erstarrung des Ich-Selbstverständnisses.

Das noopsychiatrische Denken, das auf Störungen in der Möglichkeit zur Begegnung gerichtet ist (als dem wichtigsten Aspekt der menschlichen Problematik), wird sich selbstredend mit der Frage beschäftigen, wie die Begegnung in der defekten Form der neurotischen und psychotischen Störung noch realisierbar ist. Der Streit, der sich in diesen beiden Formen der psychischen Störung abspielt, geht um die Selbsterhaltung. Die Bedeutung der hier angewandten Hilfsmittel wird noch näher untersucht werden, dabei sollte es vor allem um einen tieferen Einblick in das, was unter dem «eigenen Selbst» zu verstehen ist, gehen. So bedürfen die Ausführungen von James, Kronfeld, Lersch, Gusdorf, Binswanger und Jung über das Selbst als ein psychisch-somatisches Gebilde, das den Entwicklungsmöglichkeiten des menschlichen Individuums Richtung und Sinn gibt, noch der Ergänzung und Verdeutlichung. Die Ich-Problematik, die u. a. durch das Werk Paul Federns von psychoanalytischer Seite beleuchtet wurde, nachdem Freud hierfür eine Basis schaffen konnte, ist im besonderen von Jung durch seine Erkenntnisse über das eigene Selbst als Kern der Persönlichkeit und als regulierendes Prinzip des gesamten Geisteslebens bereichert worden. Dieser hypothetische Persönlichkeitskern, der, ebenso wie alles Psychische, eine relative Stabilität besitzt als zeitliche Form des Ichs, wird auch das Kernproblem der zukünftigen Noopsychiatrie sein. Jung wies bereits auf die Möglichkeit hin, daß das Selbst – als Mittelpunkt der Persönlichkeit – unter Umständen auch seinen Platz innerhalb des Persönlichkeitsgefüges ändern könne. Es wird die Aufgabe des zukünftigen Denkens sein, eine akzeptable Theorie zu finden. die heute noch etwas vage Begriffe, wie Selbstverwirklichung, Selbstberichtigung und Selbstverlust, mit einem präziseren Inhalt versieht. Das Wesen des Ich-Selbstverhältnisses, das alles Nachdenken über die Existenz ausrichtet und bestimmt, ist geistiger Mittelpunkt des Mensch-Seins, gemessen an jeder objektivierbaren Instanz, die eine Totalität von Vergangenheit, Gegenwart und Zukunft in sich trägt, und zwar in ihrem «So-Sein» wie auch in ihrem «So-Sein-Müssen».

Es ist klar, daß die aufeinanderfolgenden philosophischen Strömungen auch das noopsychiatrische Denken über das Ich und das Ich-Selbstbewußtsein bestimmt haben und dies auch in Zukunft tun werden. Seit die idealistische Philosophie mehr oder weniger von der naturalistischen verdrängt wurde, ein Determinismus zu dominieren begann und damit dem homo natura der größte Realitätswert zuerkannt wurde, ist das Ich entthront. In nächster Zukunft wird das Ich Mittelpunkt vitaler Energie bleiben, so daß Begriffe, wie Ich-Stärke und Ich-Schwäche, noch weiter herausgearbeitet werden müssen. Nicht nur von psychoanalytischer Seite wird die relative Autonomie des Ichs innerhalb der Persönlichkeit befürwortet werden, da diese Anschauung am meisten mit den Tatsachen übereinstimmt. Die Noopsychiatrie, die sich mit den Begriffen Ich-Stärke und Ich-Schwäche befaßt, wird auch weiterhin die hemmenden Funktionen des Ichs, als Repräsentant dessen, was «Bewußtsein» genannt wird, beachten. Und in den teils aktivierenden, teils die Aktivität hemmenden Funktionen des Ichs wird immer mehr ein regulierendes Prinzip erkannt werden, das auch in der Biopsychiatrie mehr und mehr eine grundlegende Rolle spielen wird.

Die Noopsychiatrie der Zukunft wird den psychisch gestörten Menschen immer mehr als ein Ich-Wesen betrachten, dessen Ich-Selbstbewußtsein an Regulationsstörungen leidet. Für das noopsychiatrische Denken, das den menschlichen Geist als Realität akzeptiert und als Ausgangspunkt benutzt, wird sich der Ich-Begriff mit dem Geist verbinden als etwas Unvorstellbarem, das nicht an Zeit und Raum gebunden ist, sondern im Ewigen aufgeht. Bei jeder Besinnung auf das Ich erfährt das noopsychiatrische Denken seine Begrenzung von empirischem und gläubigem Wissen. Eine künftige Besinnung darüber, wie der menschliche Geist (das Ich) sich im eigenen Selbst einen ersten «Nächsten» erschafft, der fortlaufend Veränderungen erlebt und aus welchem Bewußtsein das Ich sich in jeder Selbstbeurteilung zurücknimmt, kann zu einer Grundlage für ein spekulatives Denken über die menschliche Wesensart werden. Es handelt sich um die Frage einer gewissen Autonomie des Ichs, das als ein Ebenbild göttlicher Schöpfungskraft zu betrachten wäre und von manchen Leuten auch so angesehen wird. Dies hat zu einer Unterscheidung zwischen einem empirischen und einem metaphysischen Ich geführt, wodurch jedoch auch Mißverständnisse entstanden sind. Die Noopsychiatrie wird nur als Realität ein Ich anerkennen können, das außerhalb jeder Erfahrung liegt, als fiktives Zentrum menschlichen Seins in einem persönlichen Sein. Und dieses Ich wird auch als das einmalige und das am meisten ausgeprägte Individuelle des Menschseins charakterisiert. Abgesehen von jedem religiösen, metaphysischen Prinzip wird das Ich ein Ausgangspunkt für das künftige noopsychiatrische Denken sein, wodurch der Mensch, als ein ab ovo geistiges Wesen, in dieser Würde wiederhergestellt werden wird. So wird die von Freud gegebene Denkkonstruktion über die Herkunft des Ichs in eine Auffassung abgeändert werden müssen, die zwar eine Entwicklungsgeschichte des eigenen Ichs akzeptiert, jedoch ein Ich als Mittelpunkt des geistigen Seins für notwendig erachtet. Selbstentwicklung wird nur gesehen werden können als ein sich stets änderndes Ich-Selbstverhältnis auf

Grund einer einstweilen noch im Menschen gelegenen, beinahe unergründbaren Schöpferkraft des Ichs.

Der an Zeit und ständige Formänderung gebundene «Abglanz» des Ichs, der das eigene Selbst genannt wird, ist durch Jahrhunderte Gegenstand grundverschiedener Arten der Besinnung gewesen. Sensualistische, voluntaristische und emotionalistische Auffassungen haben miteinander abgewechselt, je nach dem Geist der Zeit, in der sie entstanden. Der künftige Zeitgeist wird vielleicht ein Ich-Bild vorziehen, das als menschliches Kommunikationsorgan das typisch Menschliche in seinem «frei und verantwortlich Sein» beleuchtet. Ein Ich, das sich in einer Schöpfungstat, in der eigenen Selbstformung immer wieder offenbart, ermöglicht auch eine Phänomenologie des eigenen Selbsts. Und diese phänotypische Offenbarung des Ichs – das eigene Selbst – wird im Ichbewußtsein als Objekt des Denkens auch Gegenstand der zukünftigen Noopsychiatrie bleiben. Wir wissen, daß in jeder Kommunikation (als Kontakt wie als Umgang und letzten Endes als Begegnung) der Emotion an erster Stelle Bedeutung zugemessen wird. Ein Ich, als Organ menschlicher Kommunikation, trägt auch der primären Bedeutung, die der Emotionalität in der menschlichen Wesensart eingeräumt werden muß, Rechnung. Heutige Philosophen (Heidegger, Sartre, Marcel, Buber), die den künftigen Zeitgeist zu ergründen suchen, betonen den Vorrang der Emotionalität vor anderen Charakterzügen des homo sapiens. In der Noopsychiatrie wird im Ich-Selbstbewußtsein die emotionalistische Auffassung der Ich-Selbst-Problematik an erster Stelle stehen.

Eine tiefere Einsicht in die Bedeutung der Emotion, in der Ich-Selbst-Problematik wie auch im Ich-Du-Verhältnis, wird dem noopsychiatrischen Denken eine festere Grundlage für ein vertieftes Wissen über das psychisch gestörte Geistesleben geben. Der zuletzt erwähnte Begriff wird erst sinnvoll, wenn der Ausdruck «Geistesleben» Bedeutung erhält als Schöpfung durch den Geist (das Ich), deren Mißlingen eine psychische Störung verursacht. Besser als ehemals sollten auch die Termini «Psyche» und «Geist» unterschieden werden, so daß nur von einer «psychischen Störung» gesprochen wird anstatt von einer «Geistesstörung», weil sonst Mißverständnisse entstehen. Für den Psychopathologen werden bei der Ich-Selbst-Begegnung die Selbstverantwortung, dagegen bei der Ich-Du-Begegnung die Liebesbeziehung zum Anderen, in ihren fehlerhaften Formen von größter Bedeutung sein. Die meisten psychisch Leidenden zeigen ja Mängel in der Selbstverantwortung und in den Liebesbeziehungen zum Anderen. Die einen führen zu Gewissenskonflikten, die anderen zum Problem der Vereinsamung. In beiden Fällen wird das Zustandsbild von der Angst beherrscht, die als Bedrohung der Existenz empfunden wird. Die künftige Noopsychiatrie wird auch diesen beiden Defektformen des Ich-Selbst- und des Ich-Du-Verhältnisses im Zusammenhang mit der Angst mehr Beachtung schenken müssen. Auch im heutigen noopsychiatrischen Denken wird die Angst bereits als Kernproblem des menschlichen Seins in der Angststimmung betrachtet.

In einer künftigen Noopsychiatrie wird das Wesentliche der psychischen Störung in Kommunikationsstörungen, sowie in Störungen des Ich-Selbst-bzw. Ich-Du-Verhältnisses gesucht werden. Und bei beiden Arten wird die Problematik der Kontakt-, der Umgangs- und schließlich der Begegnungsstörungen in den Vordergrund treten. Die «Kommunikation» ist eine spezifisch menschliche Angelegenheit, wenn auch dieses Wort sogar auf Phänomene aus der unbelebten Natur angewandt wird. Kommunikation weist in die Richtung einer Vereinigung des Einen im Anderen, also eine Unifikation, zu der eine Zwei-Einheit führt. Bei der Kommunikation kann daher von einer Verschmelzung des Einen mit dem Anderen gesprochen werden, so daß Störungen in einer solchen Verbindung den Charakter von «Störungen in der Einswerdung» haben.

Das noopsychiatrische Denken wird die Fälle eines gestörten Ich-Du-Verhältnisses des psychisch-gestörten Menschen von der Kommunikation – als einem Existential des menschlichen Seins – aus betrachten. Die Kommunikationsstörungen erweisen sich als Äußerungen einer gewissen Erstarrung, einer Blockierung der Fähigkeiten zu erleben, was ein Verständnis tatsächlich ist. Es ist die Fähigkeit, zu einem «Irgendwo- anderswo- hingehen und -stehen» zu gelangen, zu einem «Verstehen, nämlich da stehen, wo der andere steht«. Und in dieser reziproken Situation, welche die Beweglichkeit und die Annäherungsmöglichkeit für ein Verschmelzen zweier Selbst darstellt, sind die Möglichkeiten des psychisch Kranken eingeengt. Die Störung im Zueinanderkommen, die anscheinend nur in der schizophrenen Störung zutage tritt, wird sich als ein verbindliches Kennzeichen aller psychischen Störungen erweisen. Dennoch braucht es nicht zu verwundern, daß das von alters her bekannte «Praecox-Gefühl» zuerst die Aufmerksamkeit auf sich gelenkt hat, und zwar durch die bizarre und auffallende Art, in welcher der schizophrene Mensch seinen Notstand ausdrückt. Über die defekten Kommunikationsweisen bei paranoischen, hysterischen, manisch-melancholischen, sowie anderen Typen von psychisch Gestörten ist heute noch zu wenig bekannt. Die von Binswanger über den «Ideenflüchtigen» vertretene Anschauung hat die Kenntnisse erst zuwenig bereichern können. Daher werden für die Noopsychiatrie die Fehlhaltungen des Zueinanderkommens künftig ein wichtiges Problem sein. Daß hierbei das einfühlende Verstehen für die psychisch Kranken im Vordergrund stehen wird, und zwar für ihre Erlebens- wie auch für ihre Ausdrucksart, bedarf keiner näheren Erklärung. Die psychische Störung führt zu bestimmten Formen des Seins, d. h. zu spezifischen Formen des «Seins-mit-sich-selbst» und des «Seins-mit-dem-Anderen», als Repräsentanten der Welt. Während über das Ich-Selbst-

Verhältnis und seine Fehlhaltung mehr Kenntnisse vorhanden sind, fehlen diese großenteils noch über das auch defekte Ich-Du-Verhältnis, obgleich beide untrennbar miteinander verbunden sind. Man sollte denken, daß der Weg zu einer tieferreichenden Kenntnis eines mangelhaften Ich-Selbst-Verhältnisses in der Beschäftigung mit den gestörten Ich-Du-Beziehungen gefunden werden kann, da beide in ihrem Wesen eine Einheit bilden, eine Verdoppelung mit verschiedenem Aspekt.

Der in seiner psychischen Störung mehr oder weniger depersonalisierte Mensch behält doch immer in größerem oder geringerem Maße die Fähigkeit, «Person» zu sein. Und darin liegt die Möglichkeit zur Kommunikation mit dem Anderen. Dieses Vermögen wird mit Recht als ein Wesensmerkmal betrachtet, und zwar nicht nur in Bezug auf das Menschsein – als menschliche Kommunikation (d. h. als «Begegnung») – sondern auch auf alles Lebende. Kommunikation kann als ein Grundmuster des Lebens aufgefaßt werden, ebenso wie Sozialisierung, Aggression, Erotik und Sexualität. Das Problem liegt für die zukünftige Noopsychiatrie im Erkennen des Unterschiedes zwischen dem personalisierten und dem depersonalisierten Sein des psychisch gestörten Menschen auf verschiedene Weise und in verschiedenem Ausmaß.

Auf die Erfahrung über den Beginn der Depersonalisationserscheinungen bei den einzelnen Typen von psychischen Störungen wurde bereits hingewiesen. Wir wissen auch, daß Janet vom biopsychiatrischen Standpunkt aus einen Mangel an psychischer Energie für das, was er «abaissement du niveau mental» und «perte de la sensation du réel» nannte, verantwortlich machte. Auffassungen von Persönlichkeitsstruktur haben gezeigt, daß auf das Zentralnervensystem einwirkendes Gift die Persönlichkeitsstruktur angreift, bevor es die Formstörungen hervorruft, die das psychiatrische Krankheitsbild kennzeichnen. Anders ausgedrückt, individuelle (d. h. persönliche) Erscheinungen pflegen den supraindividuellen Erscheinungen vorauszugehen, und zwar im Zusammenhang mit der besonderen Verletzlichkeit der menschlichen Persönlichkeitsstruktur. Weil die Person, als das Ich in der Begegnung, nach allgemeiner Auffassung das am meisten «Eigene» des menschlichen Wesens ist, kann man annehmen, daß Persönlichkeitsveränderungen von allen Formen von psychischen Störungen zuerst wahrgenommen werden. Die Ich-Behauptung in der personalen Begegnung, die in der psychischen Störung Schaden erleidet, wird als ein Problem der noch immer etwas unbestimmt beschriebenen Begriffe Ich-Stärke und Ich-Schwäche betrachtet. Die Erfahrung, daß jeder Mensch bereits in seinem sogenannten «konventionellen Umgang» mit einem Anderen auch «anders» ist, so daß jede zwischenmenschliche Beziehung «etwas» an der Personalität verändert, läßt die Subtilität jedes Ich-Du-Verhältnisses erkennen, auch wenn letzteres anscheinend gar nicht persönlicher Art sein sollte. Desto mehr tritt das Problem der Ich-Behauptung (Selbstbehauptung) bei psychischen Störungen in den Vordergrund, wenn eine Störung des Verhältnisses «ab ovo» vorliegt und das Ich in der Kommunikation steht. Die Noopsychiatrie, die den Nachdruck auf die gestörte Kommunikationsmöglichkeit bei der psychischen Störung legt, wird sich auf mehrere Formen der Depersonalisierung besinnen. Die psychische Störung, als eine kommunikative Störung, offenbart sich in einer Depersonalisation. Die verschiedenen und noch näher zu untersuchenden Formen der Depersonalisierung werden die Grundlagen bilden, auf der die psychische Störung fußt. Bisher wurden besagte Depersonalisationsstörungen allzu sehr als Äußerungen von psychasthenischen Zustandsbildern betrachtet, ohne jedoch diese Seinsweise als Prototyp des psychischen Leidens zu sehen. Abgesehen von mehreren anderen Anschauungsweisen gehen die Auffassungen von Janet und Schilder in die Richtung eines Persönlichkeitsverlustes im Zusammenhang mit einer Schwächung der seelischen Kraft. Die Noopsychiatrie, die der Ich-Problematik und den Störungen des Seins in der psychischen Störung Beachtung schenkt, stellt die gestörte Kommunikation eines Ich-in-der-Welt in den Vordergrund. Von phänomenologischer Seite stellten die Forscher Straus und von Gebsattel die Störung der kommunikativen Verbundenheit ins Zentrum. Das sympathetische Verständnis der Welt, das nach Straus jeder Kommunikationsmöglichkeit vorausgeht, reicht beim Depersonilisiertsein nicht aus oder fehlt völlig. Depersonalisierung – als «Entselbstung» aufgefaßt – wird zum Kernproblem des noopsychiatrischen Denkens, da sie selbst die nächstgelegene und die persönliche Erlebniswelt verkörpert, in der sich alles Erfahrene manifestiert. Von tiefgreifender Bedeutung für die Depersonalisation ist dann die Unfähigkeit anzusehen, sich in der Welt heimisch zu fühlen, sich die Welt «eigen» zu machen bzw. um sich mit der eigenen Welt «eins» zu wissen. Die psychische Störung kann als ein Unvermögen, das Einverständnis mit der Welt zu verarbeiten, aufgefaßt werden, wobei man das Wort «verarbeiten» mit einem Verdauungsvorgang vergleichen kann. Wenn Personalisation auf ein ständiges Wachstum, auf eine immer komplizierter werdende Einheit des Erlebens hinzielt, mithin zu einer sich weiter vollziehenden «Verselbstung», dann ist unter Depersonalisation eine endgültige «Entselbstung» zu verstehen. Im Einklang hiermit steht der der Neuropathologie entnommene Begriff der Desintegration. Es ist klar, daß Entselbstung als erlebbares Geschehen, sich auch auf das sub-personale körperliche Selbst erstreckt, ebenso wie auf alles, was die Bezeichnung «mein» haben kann. Die Verkörperung des menschlichen Seins («Inkarnation»), als erster Inhalt des Selbsterlebens, wird mit an der Depersonalisation beteiligt sein, wenn auch die Betonung hierbei vor allem auf die hypochondrische Form des Erlebens fällt. «Entselbstung» wird sich vielleicht künftig als eine vorteilhaftere Benennung erweisen, als dies der Fall ist mit «Depersonalisation», zumal dieses Wort schon einen bestimmten Inhalt bekommen hat.

In der Noopsychiatrie wird die psychische Störung mehr als eine Störung der Selbstverwirklichung Beachtung finden und zwar im Sinn einer Selbst*ent*wirklichung. Bis heute werden die sogenannten «Derealisationszustände» vor allem als Störungen im Erfahren der objektiv geltenden Außenwelt betrachtet, und sie werden nur indirekt mit dem Depersonalisiertsein in Zusammenhang gebracht. Man könnte meinen, daß das Personale der Derealisationszustände vom Gesichtspunkt der Selbstentwirklichung noch ungenügend erkannt ist. Wenn man sich auf JUNGS bekannte Aussage besinnt: «wirklich ist, was wirkt», dann ist in dieser kurzen Darlegung die Überzeugung enthalten, daß eine Form von Aktivität eine notwendige Voraussetzung für das Wirklichkeitserleben ist. Entselbstung wird zur Selbstentwirklichung führen müssen, da jede Schwächung des Persönlichkeitserlebens zwangsläufig von einer gewissen Unfähigkeit begleitet wird, die Welt als *meine* Welt zu erfahren. Derealisation, als Entwirklichung der bestehenden Außenwelt, betrifft nur die Außenwelt in Bezug auf *mich* selbst, so daß ein Dialog (d. h. ein Verständnis) mit dieser Welt nicht mehr zustande kommen kann oder sinnlos erscheint. Im Depersonalisiertsein nimmt der Mensch nicht mehr mit seinem ganzen Wesen an dem Einverständnis mit seiner Welt teil und wird also eo ipso in mehr oder weniger großem Maß derealisiert sein.

Es wird der künftigen Noopsychiatrie vorbehalten sein, das Maß der Entkörperung (Desinkarnation) innerhalb der eigenen Körperlichkeit von Fall zu Fall näher zu untersuchen. Das Ziel der Noopsychiatrie wird sein und bleiben, das Individuelle des psychisch gestörten Menschen zu sehen – es zu diagnostizieren – ebenso wie das Ziel der Biopsychiatrie die Einordnung der typischen Formen in Kategorien von psychischen Störungen ist und bleibt. Das Individuelle liegt im Personalen, dem Persönlichkeit-Sein des Menschen. Und zum menschlichen Sein gehört das körperliche, wie auch das psychische Selbst. Die Angst- und Schuldproblematik, die sich im menschlichen Sein abspielen, offenbaren sich im körperlichen wie auch im psychisch erfahrenen Selbst. Man kann sagen, daß die Einsamkeitsproblematik sich auf das gestörte Verständnis für das psychische Selbst bezieht, während die Todesproblematik sich auf das gestörte Verständnis des körperlichen, des inkarnierten Selbst bezieht. Beide sind von außerordentlicher Bedeutung für das noopsychiatrische Denken über die psychischen Störungen. Schon bei einer ersten Besinnung zeigt sich, daß Todes- und Einsamkeitsproblematik aufs engste miteinander verknüpft sind, wie dies auch der Fall beim psychischen und dem inkarniert-körperlichen Selbst ist. Die Angst vor der völligen Vereinsamung und die Angst vor dem körperlichen Tod sind in ihrem Wesen sogar identisch. Es ist zu erwarten, daß die Noopsychiatrie sich in noch stärkerem Maße als heute mit der Angstproblematik des psychisch leidenden Menschen beschäftigen wird. Wir wissen, daß die körperlichen Ausdrucksformen den Menschen über die Begrenzung der Körperlichkeit hinausheben und das typisch Persönliche hervortreten lassen. Da dasselbe natürlich auch für den psychisch gestörten Menschen gilt, ist zu erwarten, daß das Wesentliche der psychischen Störung sich körperlich ausdrücken muß. Hinsichtlich der fundamentalen Angstproblematik wird eine verfeinerte Untersuchung der Ausdrucksweisen, welche die Bedeutung der Angst vor dem personalen Sein zeigen, von größtem Wert sein. Die individuelle Existenz in ihrem psychisch Gestört-Sein zu durchschauen, wird erst dann möglich sein, wenn es der Noopsychiatrie gelingt, alle Ausdrucksformen des psychisch Gestörten als Spiegelbild seiner fundamentalen Daseinsproblematik zu verstehen. Als solche können die Einsamkeits- und die Todesproblematik hier ausdrücklich genannt werden.

Hier möchte ich auch auf eine vor einigen Jahren erschienene Abhandlung über die «Einsamkeit» hinweisen, in der eine Möglichkeit aufgezeigt wird, zu einer anthropologischen Psychiatrie zu gelangen. Ohne die Illusion zu hegen, daß als Fundament die Einsamkeitsproblematik des Menschen als einzig mögliche genannt werden kann, scheint dies doch auf jeden Fall für das noopsychiatrische Denken von besonderer Bedeutung zu sein.

Die Störungen im Ich-Bewußtsein, die durch JASPERS in seiner «Allgemeinen Psychopathologie» in ihren verschiedenen Modalitäten dargelegt worden sind, werden eine Grundlage für die weitere Vertiefung des noopsychiatrischen Denkens bleiben. Für das Aktivitätsbewußtsein wird das Persönlichkeitserleben, das mit ihm aufs engste verknüpft ist, neue Gesichtspunkte bieten für eine Revision des Problems der Verantwortlichkeit. Man kann sagen, daß für den Psychiater vor Gericht die Frage der Zurechnungsfähigkeit bestimmt wird durch das Maß der psychischen Defektheit zum Zeitpunkt der Straftat. Faktisch muß eine zukünftige Noopsychiatrie sich bemühen, zuverlässige Kriterien für die Kräfteverhältnisse zwischen dem bewußt und dem unbewußt erlebenden Subjekt des menschlichen Seins, zwischen «homo spiritualis» und «homo natura» zu erhalten. Das Maß der Beteiligung des Ichs und der Kenntnis des eigenen Selbst werden in verantwortlicher Weise erkannt werden, wenn es sich darum handelt, den Umfang der Zurechnungsfähigkeit in Strafsachen zu bestimmen. Eine bessere Einsicht wird neben neuen Prüfungsmethoden vor allem eine intensivere Beobachtung unter verschiedenen Umständen und eine stärkere Besinnung auf die Möglichkeiten des Verantwortlichseins – gerade in den defekten Formen des Seins – bringen. Der psychiatrische Sachverständige kann seine beratende Aufgabe besser erfüllen, wenn er sich dabei auf Menschenbilder stützen kann, die mit der Wirklichkeit des Menschseins übereinstimmen. Strafbarkeit und Strafwürdigkeit werden in einer künftigen Rechtsprechung zu mehr aufeinander abgestimmten Begriffen werden; dies wird sich durch eine größere Variabilität unter den eine Strafe enthaltenden, von der Obrigkeit auferlegten Zwangsmaßnahmen auswirken. Das persönliche Aktivitätsbewußtsein, das sich als Verantwortungsbewußtsein zeigt und sich in defekten Formen menschlichen Seins auch defekt erweist, wird in seiner Fehlerhaftigkeit besser erkannt. Der Grad des Einheitsbewußtseins, der das persönliche Sein kennzeichnet, kann als Fingerzeig für Konfliktzustände dienen, die von JUNG als «Entzweiung» bezeichnet wurden. Dasselbe gilt für den Grad des Identitätsbewußtseins, in dem eine räumliche und zeitliche Identifizierung von Ich und Selbst die innere Festigkeit erkennen läßt. Wir wissen jedoch, daß diese Erkenntnis nur fiktiv ist, wobei es Aufgabe der Noopsychiatrie sein sollte, diese Fiktion unter bestimmten Formen ans Licht zu bringen. Nachdem die Periode zu enden scheint, in der der Akzent auf eine gewisse Verwischung der Grenzen zwischen krank und gesund, zwischen anomal und normal, zwischen ungebührlich und ordentlich, gelegt wurde, wird sich die Noopsychiatrie mehr bemühen, feststehende Kriterien für schärfere Unterscheidungen zu finden.

Unter bestimmten Umständen wird sich die zukünftige Noopsychiatrie zusammen mit den bekannten Störungen des Identitätsbewußtseins und mit krankhaften Identifizierungen mehr mit der fehlerhaften Desidentifizierung befassen. Das Problem der Identifizierung – das Einleben in den und das Aufgehen im Anderen – und ihr Gegenteil, die Desidentifizierung, ist das Problem der menschlichen Freiheit, nämlich die Fähigkeit, sich selbst aus dem Anderen zurücknehmen und ihn wieder lassen zu können. Es ist auch das Problem der Beeinflußbarkeit (Suggestibilität), das gewiß zu einem Teilgebiet gehört, das als Bezogensein bezeichnet werden kann.

Ferner wird sich die Noopsychiatrie um einen guten Begriff für den Zusammenhang der eigenen psychischen Struktur mit dem Weltbild des Menschen bemühen müssen. Während bislang die Begriffe «Weltbild» und «Weltanschauung» so gut wie ausschließlich von Philosophen verwandt wurden, hat JASPERS als einer der ersten diese Benennung auch in die Psychologie eingeführt. Dieser Gedankengang sollte betonen, daß jeder Mensch eine eigene Weltanschauung hat, wie schwach sie auch von vielen Leuten formuliert und durchdacht sein mag. Gerade der Entwurf eines Weltbildes schafft dem Menschen eine Existenzmöglichkeit. Das Eigene des menschlichen Weltbildes ist ein unverlierbares Recht, um nach eigener Art und innerhalb einer eigenen Welt (die ein Dach über dem Kopf bildet oder als Wohnraum bezeichnet werden kann) zu einer ihm passenden Gemeinschaftsform zu gelangen. Die Noopsychiatrie der Zukunft wird den Akzent auf die individuell verschiedene, die typologisch beschreibbare und durch den Entwicklungsgang veränderliche psychische Struktur legen, in engem Zusammenhang mit der Welt des Erlebens, als Weltbild. Es ist auch anzunehmen, daß die Feststellung dieser Einheit in der Beschaffenheit von *Sein* und *Erleben* zu einer Richtschnur für das psychotherapeutische Handeln und Denken wird. Der Psychotherapeut wird versuchen, die Voraussetzungen zu schaffen, um für seinen Patienten ein möglichst vollwertiges Zusammenleben zu erreichen, wobei er das Weltbild berücksichtigt, das sich der psychisch Kranke kraft seiner eigenen psychischen Struktur gewählt hat. In einem zukünftigen psychotherapeutischen Denken soll der Mensch in seinem Zusammenleben über das hinausgreifen, was als konventionelle Gemeinschaft bezeichnet wird. Vielmehr wird es zur Aufgabe des psychotherapeutisch tätigen Arztes gehören, den psychisch gestörten Menschen zu einer für ihn optimalen Entfaltung seiner Daseinsmöglichkeiten zu bringen, und zwar in einer Gemeinschaft, die innerhalb seines Weltbildes zu verwirklichen ist. Und da künftig das psychotherapeutische Denken und Handeln vor allem vorbeugend (prophylaktisch) sein wird, muß der Arzt versuchen, seine psychohygienischen Ratschläge in Übereinstimmung mit dem Weltbild und der psychischen Struktur des ihm anvertrauten Mitmenschen zu bringen. Mehr als früher wird man einsehen, daß es für den Menschen sehr verschiedene Möglichkeiten gibt, und dies nicht nur in intellektueller Hinsicht, sondern vor allem in dem Sichheimischfühlen in bestimmten Welten. Noch mehr wird man zu der Einsicht kommen, daß das «In-der-Welt-Sein» des psychisch kranken Menschen eher zu verstehen ist als ein Sein in einer Welt mit besonderer Struktur, im Sinne eines bestimmten, genauer zu untersuchenden Weltbildes. So werden beispielsweise die von Jaspers angedeuteten Situationen des menschlichen Seins wie Begrenztheit und Obdachlosigkeit von der Noopsychiatrie im Blick auf den psychisch Leidenden im Zusammenhang mit den beschränkteren Existenzmöglichkeiten durchleuchtet werden. Während der zum Ideal erhobene, psychisch normale Mensch imstande sein könnte, sich den verschiedenen Weltbildern anzugleichen, wird dagegen der psychisch gestörte sich starr an das Weltbild festklammern, das ihm kraft seiner eigenen psychischen Struktur vorbestimmt war.

Wenn man annehmen kann, daß auch in Zukunft die Unterscheidung zwischen neurotischer und psychotischer Störung beibehalten wird, im Zusammenhang mit einer oder auch nicht ernstlichen Störung des Bewußtseins der objektiv-gültigen Wirklichkeit, dann bleibt die Subjektivität der Wirklichkeit hierbei außer Betracht. Das erwähnte Unterscheidungsmerkmal wird auch nicht als wesentlich betrachtet werden und daher weniger für den praktischen Gebrauch bestimmt sein. Als wesentlich für die psychische Störung kann die erstarrte Seinsmöglichkeit betrachtet werden im Sinn von beschränkteren Erlebens- und Ausdrucksmöglichkeiten. Dies braucht jedoch nicht auszuschließen, daß – nach Heilung der psychischen Störung – die Unfähigkeit zu weiteren Entfaltungen bestehen bleibt.

Abgesehen von den verschiedenen Weltbildern, die von Jaspers in seiner «Psychologie der Weltanschauungen» vorgelegt wurden, werden vielleicht auch noch andere erkannt werden. Dann wird es Aufgabe der Noopsychiatrie sein, diese Weltbilder im Zusammenhang mit bestimmten psychischen Strukturen des menschlichen Seins zu sehen, welchen die Individualität dann noch einen besonderen Stempel aufdrückt. Selbstverständlich wird es mehrere Aspekte des «Ängstlich-in-der-Welt-Seins» geben, unter denen sich die Angst – als eine allgemein akzeptierte Existenzform menschlichen Seins – offenbart. In dem sinnlich-räumlichen Weltbild, in dem man dem Frei- und Selbst-Verantwortlich-Sein entflohen ist, wird unter Betonung einer Gebundenheit Angst mit Furcht kompensiert. Die Flucht vor dem Ängstlich-in-der-Welt-Sein drückt sich in der Betonung der Begriffe «Sicherheit» und «Geborgenheit» aus. Durch die Fiktion von Sicherheit und Geborgenheit kann die vorstellungslose Angst in die Furcht vor etwas, das eine Gefahr für die zeitliche Existenz mit sich bringt, umgesetzt werden. Formen der psychischen Störung, die im allgemeinen mit einer Schwächung des Bewußtseins verbunden sind, werden Neigung zur Wahl einer Existenz im oben erwähnten sinnlich-räumlichen Weltbild zeigen. Nach der zur Zeit noch gültigen Nomenklatur sind dies die an hysterisch-neurotischen (bzw. psychotischen) Zuständen leidenden, die in ihrem Bewußtsein verarmten, psychisch gestörten, wie überhaupt als «schwachsinnig» bezeichneten und dementen Personen. Man wird gewiß einsehen, daß die Flucht in ein Weltbild, das vor allem Sicherheit und Geborgenheit gewährleisten muß, nur eine reaktive und keine aktive Haltung erfordert. In diesem Weltbild wird denn auch nicht die Rede sein können von einem «Miteinander-in-der-Welt-Sein», da das Ich zu etwas Unbestimmtem degradiert wird, zu einem «Niemand», und gerade hierin eine fiktive Sicherheit finden kann. Nur die Gebundenheit des Ichs an den Anderen und an das eigene Selbst beherrscht das sinnlich-räumliche Weltbild der an den erwähnten Zustandsbildern leidenden Personen. Die Flucht vor Angst und Einsamkeit bringt als eine erträglichere Kompensierung das Erleben von Furcht und Verlassenheit. Die künftige Noopsychiatrie wird die narzißtische Gebundenheit des Ich-Selbst-Verhältnisses unter Einfluß von Furcht und Verlassenheit besser erkennen. Ein Übermaß an Bindung, indem man sich den Anderen (oder das eigene Selbst) gewissermaßen aneignet, geht mit einer Überbewertung des «Haben-Wollens» über das «Sein-Wollen» zusammen. Die von Marcel im besonderen beleuchtete Problematik von «haben und sein», sollte wegen der Erstarrungen im sinnlich-räumlichen Weltbild noch gründlicher untersucht werden, ebenso die Unfähigkeit zu einer wirklichen Begegnung. So werden auch neben einem überspannten Streben nach Selbsterhaltung bestimmte Aspekte der Todesproblematik ihre Bedeutung für den Menschen, der innerhalb des sinnlich-räumlichen Weltbildes existiert, erweisen. Der Psychiatrie der Zukunft muß auch der Weg zu einer gründlichen Kenntnis über die besondere Beschaffenheit der Ich-Schwäche, den Mangel an Individualisation bei Persönlichkeitsstrukturen, die dieses Weltbild als Existenz gewählt haben, gebahnt werden. Die Senkung des Bewußtseinsniveaus, der Rückgang des Bewußtseins selbst, dessen Verarmung und die Schwächung der Individualität richten die Gedanken auf eine Reihe von Problemen, mit denen sich die Noopsychiatrie konfrontiert sieht. Und nicht an letzter Stelle wird die Entwicklungspsychologie zu Hilfe kommen müssen, um die im jugendlichen Alter entstandenen Fehlhaltungen in ein solches Denken einzubeziehen.

Auch Formen der psychischen Störung, die weit mehr eine Existenz in der nach Jaspers «verstehend-psychologisches Weltbild» genannten Umwelt finden, fordern eine Klärung des Problematik von haben und sein. In dem charakteristischen Mißverständnis der Selbsterkenntnis klingt das Bedürfnis nach einem «Persönlichsein» an, sei es auch in einer nicht gerechtfertigten Weise und mit grober Fehleinschätzung des eigenen Wertes. Dies gilt für die als manisch-melancholisch bzw. neurasthenisch bezeichneten Zustandsbilder, die durch falsche Einschätzung des eigenen Wertes aufgrund eines versteckten Machtanspruches charakterisiert sind. Die Wertproblematik wird auf der Plattform einer Machtproblematik ausgefochten, wobei sich eine Aggressivität entweder nach außen oder nach innen richtet. Das begreifendpsychologische Weltbild betont den unersättlichen Drang nach Besitz, nach Eigenmächtigkeit in einem «Willen zur Macht» (Nietzsche). Dieser Aspekt des menschlichen Seins stellt das *Haben* über das *Sein* und die «Habsucht» vor das «Seinsverständnis». Die Benennung «begreifendpsychologisches Weltbild» steht dann auch in direktem Zusammenhang mit greifen (Besitzergreifung, Besitznahme), das in dem Worte «begreifen» enthalten ist. Es wird daher auch Aufgabe der Noopsychiatrie sein, sich gründlichere Kenntnisse über diese bestimmten Formen der psychischen Störung – deren Problematik in der Unfähigkeit zur Entfaltung des menschlichen Seins nach verschiedenen Richtungen zu liegen scheint – zu verschaffen. Ebenfalls Aufgabe des künftigen Denkens, das sich mit der Durchleuchtung der Fehleinschätzung des Eigenwertes befaßt, ist zu klären, auf welche Weise die fundamentale Angstproblematik, die im Menschen gegeben ist, sich besonders in den hier genannten Formen psychischer Störungen offenbart.

Die Problematik, die sich in einem unstillbaren Bedürfnis nach «Einheit im Menschsein» und im «Seinsverständnis» ausdrückt, findet im metaphysischen Weltbild ihre Antwort. Durch ein gewisses «sentiment d'incomplétude» (Janet) erfährt der Mensch das Bewußtsein seiner inneren Zerrissenheit. Ein verstärktes Streben nach dem Erleben von «Einheit» kennzeichnet die Wesensart derer, die dieses Einheitsbewußtsein in einem mythologisch-dämonischen Weltbild zu verwirklichen suchen. Bestimmte Formen der psychischen Krankheit zeigen diesen Kampf um das unentbehrliche Einheitserleben, das dann nur in einer Wahnwirklichkeit erreicht werden kann. Eine verstärkte Besinnung auf das Wesen der Wahnwirklichkeit und auf ihre Notwendigkeit für Menschen mit einer bestimmten psychischen Struktur wird einen besseren Begriff von der psychischen Veranlagung der Schizophrenen, Paranoiden und sogenannten Zwangsneurotiker geben können. Die künftige Noopsychiatrie wird, anstatt die innere Zerrissenheit zu betonen, das menschliche Bedürfnis nach dem Erleben innerer Einheit an die erste Stelle setzen. Diese Wesensart hat bei bestimmten psychischen Strukturen durch ein Zusammentreffen verschiedener Umstände einen besonderen Akzent erhalten. Es ist zu vermuten, daß die fundamentale Angstproblematik des menschlichen Seins in unstillbarem Bedürfnis nach Einheitserleben wohl ihre spezifisch menschliche Form gefunden hat. So wurde auch nicht zu Unrecht die Problematik der Schizophrenie bereits seit vielen Jahrzehnten als am beklemmendsten empfunden und hat die Geister am meisten erregt. Die Angst des schizophren genannten Menschen mag sich einstweilen noch hinter vielen vorläufig unbekannten Verkleidungen verbergen: Über den existentiellen Charakter dieser Angst bestehen bei keinem auch nur einigermaßen Eingeweihten irgendwelche Zweifel. Diese Angst greift – dazu bedarf es keines Beweises, jeder fühlt es intuitiv – am tiefsten in das menschliche Wesen ein, und der Noopsychiatrie bleibt es vorbehalten, sie besser kennenzulernen. Es ist, als ob der heute noch ausdrücklich «schizophren» genannte Mensch durch sein – trotz seiner verhüllenden Ausdrucksweise – Transparent-Sein sich am ehesten fähig zeigen wird, eines der Geheimnisse des menschlichen Seins aufzudecken. Und während das biopsychiatrische Denken Erbfaktoren aufspürt und sich bemüht, biochemische und energetische Faktoren ausfindig zu machen, die im ursächlichen Zusammenhang mit einem noch stets rätselhaft gebliebenen Krankheitsprozeß des Zentralnervensystems stehen, vertieft sich das noopsychiatrische Denken in die mysteriöse Seinsweise, aus der vielleicht dereinst ein psychisch Gestörter die Geheimnisse des menschlichen Seins teilweise preisgeben kann.

Der erstmals erreichte unbekannt hohe Grad von Differenzierung und Komplexität des menschlichen Wesens im Vergleich zu allem, was die Schöpfung ferner noch hervorgebracht hat, mußte zwangsläufig eine Verletzlichkeit mit sich bringen, die sich auf psychischem Gebiet in mehreren sogenannten «Abwehrpsychismen» offenbart; im biopsychiatrischen Denken werden sie auch wohl «Regulationsmechanismen» genannt. Wenn die Noopsychiatrie der Zukunft sich auf die Abwehrmöglichkeiten der existentiellen Angst besinnt, dann wird ihr die Schizophrenie Fingerzeige geben können durch die defektiven Formen, in denen der Mensch seinem Angstproblem die Stirn zu bieten versucht. Nach heutigen Erkenntnissen treibt den überempfindlichen, außerordentlich verletzlichen schizophrenen Menschen seine Abwehr vor allem in den Autismus, in dem die Erfahrungen der objektiv geltenden Außenwelt ausgeschaltet oder jedenfalls in erheblichem Maße reduziert werden. Das starke Bedürfnis nach Einheit, das sich in der Zurückgezogenheit widerspiegelt, scheint jedoch, wenn sie erreicht ist, noch keineswegs befriedigt zu sein. In der Abwehr dessen, was das Bedürfnis nach Einheitserleben hemmen kann und was den schizophren Genannten kennzeichnet, wird die existentielle Angst vielleicht als die fundamentale Problematik alles menschlichen Seins erkannt werden. Wir wissen, wie SARTRE in seiner Betrachtung der Psychologie des Blickes die Aufmerksamkeit darauf gelenkt hat, daß ein Gefühl der Entwürdigung aufkommen kann, wenn man von einem Anderen besichtigt wird. Dies würde auch für ein Belauscht- oder Befühltwerden durch einen Anderen gelten. Aber man könnte denken, alle diese im zwischenmenschlichen Verkehr eintretenden Situationen basierten auf der Fiktion vom Erleben einer inneren Freiheit, die im Einheitsgefühl erfahren wird. Das Einheitserlebnis darf wohl als eine spezifisch menschliche Fiktion betrachtet werden, wie auch das Bedürfnis nach ihr als ein typisches menschliches Bedürfnis gelten kann. Und für eine künftige Noopsychiatrie wird diese Einheitsproblematik besonders im Schizophrensein ihren Niederschlag finden. Das metaphysische Weltbild scheint vortrefflich dazu geeignet, einen Begriff von dem Einheitsbedürfnis zu geben, das sich in bestimmten Typen der psychischen Störung ausdrückt.

Als solcher Typ kann u. a. die Zwangsneurose genannt werden, nämlich als ein Verhalten, bei dem das gebrochene Einheitsbedürfnis zu einem erbitterten Kampf mit dem «bösen» Gewissen führt und sich in einer Art von «Gewissensangst» manifestiert.

Während die Existenzerfüllung unter dem Dach eines Weltbildes einem allgemein menschlichen Bedürfnis entgegenkommt, wird die Art der psychischen Struktur durch die Wahl des Weltbildes mitbestimmt. Man könnte sagen, daß in einer rein biologischen oder rein psychologischen Betrachtungsweise (z. B. in dem sinnlich-räumlichen und dem begreifend-psychologischen Weltbild) die Problematik des *Habens* über die des *Seins* hinausreicht. Das Haben von Sicherheit und Geborgenheit, das Haben von Wert bzw. Unwert in der Fehleinschätzung des eigenen Wertes, das Haben von Besitz durch Ehrgeiz und Selbstsucht, nach dem streben vor allem die Vertreter von Persönlichkeitstypen, die in diesen beiden Weltbildern eine Existenzmöglichkeit gefunden haben. Vielleicht wird es der zukünftigen Noopsychiatrie gelingen, die Verarmung des in seinem Bewußtsein Gestörten näher kennenzulernen. Hier wird die von GABRIEL MARCEL betonte Unterscheidung zwischen *Haben* und *Sein* von phänomenologischer Seite erhellend wirken können. Die Noopsychiatrie wird durch eine Zusammenfassung von Hysterie, der Bewußtseinsstörung, der Oligophrenie und der Dementia zu einer tieferen Erkenntnis der Bewußtseinsverarmung gelangen, wobei eine Erstarrung innerhalb des sinnlich-räumlichen Weltbildes zu Depersonalisation, zu Derealisation und zu Schwächung der inneren Aktivität führt, wobei das Bedürfnis nach eigener Sicherheit (Geborgenheit) betont wird.

Die defektive Existenz innerhalb des begreifendpsychologischen Weltbildes neigt ebenfalls dazu, das *Haben* über das *Sein* zu stellen. Die Fehleinschätzungen des subjektiv geltenden Eigenwertes, die man bei psychisch Kranken eines bestimmten Typs antrifft, betreffen das *Haben* eines sicheren Wertes bzw. eines Unwertes. Das Werthaben gilt hierbei für einen wertvollen oder wertlosen Besitz, auch das eigene Selbst wird als solch ein Besitz betrachtet. So wird es zum Aufgabenbereich der Noopsychiatrie gehören, den Problemen dieser psychisch Gestörten nachzugehen und sie zu klären. Hierbei kommt dann auch die Problematik des «So-meinen-zu-sein» und des «So-sein-müssen» in einer überspannten, idealisierenden Seinsweise zur Sprache. Im Zusammenhang mit diesen defektiven Seinsformen wird der wesentliche Unterschied zwischen Aggression (eine Annäherung suchen) und Aggressivität (zu feindseliger Annäherung getrieben werden) durch ein besseres Verstehen der Angstproblematik des menschlichen Seins innerhalb des begreifendpsychologischen Weltbildes geklärt werden können. Eine gründlichere Analyse des offenkundigen Mangels in dem genannten Weltbild wird nicht so sehr eine Bewußtseinsverarmung, sondern vielmehr eine Schmälerung der Fähigkeit zum «Lieben» und ein vom Bedürfnis zum «Herrschen» (GRÜNBAUM) Überwuchertwerden ans Licht treten lassen.

Über die hier nur ganz unzulänglich erörterten Probleme des Bedürfnisses nach Sicherheit (Geborgenheit) und der Eigenständigkeit geht eine Problematik hinaus, die den Menschen mit seinem Begehren konfrontiert, sich an der Gesamtheit alles Bestehenden beteiligt zu fühlen und damit eine Einheit zu erleben. Gerade die defektiven Seinsweisen der ernstlich psychisch Kranken bilden in dieser Hinsicht für die Noopsychiatrie bis auf den heutigen Tag ein unlösbares Rätsel. Obgleich es nicht an Bemühungen gefehlt hat, sich in metaphysischen Weltbildern zu vertiefen, und es auch nicht an Möglichkeiten mangelte, sich in das Innere dieser psychisch Leidenden einzufühlen, mußte die Kenntnis vom sogenannten «Schizophrensein» haltmachen, als sie ein inneres Gespaltensein des Geistes feststellte, ohne ein dahinter liegendes Bedürfnis nach dem Einheitserleben erkennen zu können. Zweifellos war die Einsicht ein bedeutender Schritt vorwärts, daß die früher allzu schnell akzeptierte «Gefühlsabstumpfung» als Abwehr einer übermäßigen Sensitivität und eines zu starken Abhängigkeitsbedürfnisses betrachtet werden müsse. Diese Erkenntnis wird wohl das Einsamkeitsproblem – das Problem eines gebrochenen Einheitserlebens, das ja ein Daseinsbedürfnis ist – zu einer Aufgabe des künftigen noopsychiatrischen Denkens über den psychisch Gestörten werden. Wie schon dargelegt, gehört die Einsamkeitsproblematik zu den beklemmendsten

Aspekten des menschlichen Seins, wobei die Vereinsamung als ein Zerreißen des Bandes zwischen dem Ich und dem eigenen Selbst zu betrachten ist. Eine weitere Besinnung auf den Zusammenhang zwischen einzelgängerisch und vereinsamt wird gleichfalls zu tieferen Erkenntnissen führen können, ebenso wie eine gründlichere phänomenologische Durchleuchtung, inwieweit das Körper-Ich an jedem Geschehen, das zu einem Erleben führt, beteiligt ist. Das als «Solipsismus» bezeichnete defektive metaphysische Weltbild der psychisch Kranken, das nur die Wirklichkeit des eigenen Ichs akzeptieren kann, scheint eine äußerste Beschränkung eines Daseinsbedürfnisses zu sein, das nach einem Einheitserleben strebt. Ein vertieftes noopsychiatrisches Denken wird Licht in den Zusammenhang zwischen einer übermäßig empfindsamen Eindrucksfähigkeit, dem körperlichen Erleben eines vorpersönlichen Ichs und dem Bedürfnis nach einem Einheitserleben bei bestimmten Formen der psychischen Störung bringen können. Dem als schizophren abgestempelten Menschen fehlt infolge seiner ausgeprägten Ich-Schwäche die Fähigkeit, irgendwo hinzugehen, um einen eigenen Platz zu finden. Im schizophrenen Wahnerleben ist er faktisch «überall und nirgends». Begriffe wie «psychotisches Identitätserleben» oder die Neigung zur «unbegrenzten Identifikationsbildung», sollten näher erhellt werden, ebenso wie die von HILFICKER genannte «Ich-Auflösung im All». So wird sich das Problem des Solipsismus gerade beim psychisch Gestörten zu einem Kernproblem des Ich-Selbst-Verhältnisses auswachsen, und zwar in den verschiedenen Versagenszuständen des menschlichen Seins. Inwieweit das metaphysische Weltbild des als schizophren bezeichneten Menschen mit dem Weltbild des Menschenkindes in seiner frühesten Jugend zusammenhängt, wird die Noopsychiatrie am Verhältnis zur Mutter und der eigenen Leiblichkeit – als Repräsentanten der eigenen Welt – noch tiefer zu durchforschen suchen. Auch hier wird die Kenntnis des defektiven Einheitserlebens im Zusammenhang mit dem Einheitsbedürfnis beim sehr jungen Kind aufklärend wirken. Hierzu werden gewiß die bereits gesammelten Erfahrungen mit Kindern, die an sogenanntem «infantilen Autismus» leiden, beitragen. Eine bessere Vorstellung von dem fehlenden unentbehrlichen Vertrauensband wird auch für Prophylaxe und Therapie von besonderem Wert sein.

So wird auch die Durchleuchtung der sogenannten «zwangsneurotischen Störung» Einblick in das Einheitsbedürfnis und in das defekte Einheitserleben bestimmter psychischer Strukturen bringen können. Das Schuldproblem des Menschen findet hier eine Zuspitzung des Einheitsbedürfnisses vom Ich und dem eigenen Gewissen gegenüber dem zwischen dem Ich und einem sogenannten «bösen Gewissen» im Über-Ich erfahrenen Gespaltensein.

Selbstverständlich wird die Noopsychiatrie keineswegs versuchen, nosologische Verwandtschaften zwischen psychischen Störungen zu suggerieren, die aus anderen

Gründen für unmöglich gehalten werden. Jedoch ist anzunehmen, daß die sich allerwärts bahnbrechende phänomenologisch-anthropologische Betrachtungsweise ihre Spuren auch weiterhin hinterlassen wird und daß der Zeitgeist sich auch hier in der Wissenschaft widerspiegelt. Die Zeit ist vorbei, in der das psychotherapeutische Handeln nur vom rein technischen Gesichtspunkt aus beurteilt wurde. Eine gründlichere Kenntnis vom Wesen des Menschen hat gezeigt, daß man auch dem Menschen als «Geheimnis» nähertreten kann. Und die Ehrfurcht vor dem Mysterium wird den künftigen Therapeuten nicht davon zurückhalten, dem Mitmenschen auf seinen Irrwegen zu folgen. Auch diese Irrwege sind Wege des menschlichen Seins, das sich in Weltbildern und Weltbetrachtungen eine Existenzmöglichkeit schafft. Das auch auf psychotherapeutischer Seite zunehmende Interesse für die Probleme des menschlichen Seins wird auch den Psychiater zwingen, von diesen großen Fragen Kenntnis zu nehmen, die bisher nur dem professionellen Philosophen vorbehalten schienen. Ein aus Not geborener Übermut! Die zukünftige Noopsychiatrie wird sich auch die Frage vorlegen müssen: Besteht eine Möglichkeit, dem psychisch Gestörten von der Therapie her Hilfe zu leisten, wenn man zur Aufhellung seines Weltbildes beiträgt? Und kann man ihm innerhalb dieses Weltbildes ein vollwertiges In-der-Welt-Sein bieten?

Insofern sich das heilkundliche Denken in psychotherapeutische Gesichtspunkte auskristallisiert hat, wird der kranke bzw. psychisch gestörte Mensch noch keineswegs allgemein als geistiges Wesen akzeptiert. Bei der Beschäftigung mit seiner Wesensart als einer sogenannten psychophysischen Einheit wird noch allzu oft übersehen, daß hierbei nur die Rede von einem stark reduzierten Menschenbild sein kann, einem geistlosen Menschen, dem die Freiheit des Geistes fehlt und der an die Gesetze der Mechanik und der Gemeinschaft gebunden bleibt. Während der homo natura, als ein nicht zu verkennender Aspekt des Menschseins, an körperlicher oder geistiger Erkrankung leiden kann, wird dies nicht für den homo spiritualis gelten können, den Aspekt des Menschlichen, der uns den Menschen in seiner freien Wesensart kennenlernen lassen kann. Bis heute spricht man von einer psychophysischen Einheit, als sei außerhalb dieser Totalität kein Platz mehr für den Menschen als geistiges Wesen, während faktisch diesem Aspekt der Vorrang in der Skala der menschlichen Werte gebührt; mit dem heutigen psychosomatischen Aspekt wird auch keinesfalls ein vollständiges Porträt des Menschen gezeichnet, sondern er erscheint mehr oder weniger als ein Roboter, in dem sich psychophysische Vorgänge abspielen. Der Subjektivität des Menschseins wird noch zu wenig Beachtung geschenkt, obgleich gerade sie dem Menschsein einen Sinn verschafft, ihm Bedeutung beimißt und ihm Würde verleiht.

Das heilkundliche Denken, das sich tatsächlich um den geistigen Aspekt der menschlichen Wesensart kümmert, versucht hinter dem neurotischen und dem psychotischen Kranksein die geistige Not zu erkennen. Aber nur erst langsam dringt die Erkenntnis durch, daß diese Erkrankungsformen für den kranken Menschen durchaus unterschiedliche Bedeutung haben, und zwar, insofern als sie das eine Mal nur Anzeichen eines Ausweichens vor gewissen Notsituationen sind, das andere Mal jedoch eine Existenzkrise anzeigen können, die keineswegs nur als eine psychische Erkrankung aufgefaßt werden kann. Neurotische und psychotische Zustände (und solche nicht nur während der sogenannten kritischen Entwicklungsperioden) werden sich beim Fortschritt noopsychiatrischen Denkens als geistige Notsituationen des Menschen enthüllen, der nach Verantwortung verlangt. Diesen Menschen nur «neurotisch krank» zu nennen, könnte sich als Blindheit erweisen, angesichts des Kampfes, der hier ausgefochten wird. Auch von noopsychiatrischer Seite wird sich zunehmend ein Bedürfnis nach einer Reform der psychiatrischen Diagnostik bemerkbar machen, die nicht durch Benennungen, wie: existentielle Neurose, befriedigt werden kann, sondern sie muß nachweisen, daß sie das Geschehen in einer bestimmten Situation begriffen hat. Was aus psychotherapeutischer Sicht die Bezeichnung «integrative Fähigkeit» führt, wird sich als aufs engste zusammenhängend mit der *Aufrechterhaltung* innerhalb eines bestimmten Weltbildes erweisen. Mehr und mehr wird sich auch die Erkenntnis durchsetzen, daß die gewöhnlich noch allzu häufige Überschätzung der sogenannten Existenz- bzw. der Integrationsmöglichkeiten neurotisch Gestörter im Zusammenhang mit dem Weltbild gesehen werden muß, in dem die Umwelt und das Verhältnis zum Anderen einen besonderen Platz einnimmt. In Zukunft wird das psychotherapeutische Handeln sich auch immer mehr auf die Ursachen der Enttäuschungen besinnen müssen, welche die bislang angewandten Methoden und Annäherungsverfahren hervorgerufen haben. In zunehmendem Maße wird man einsehen, daß jede Über- ebenso wie jede Unterschätzung der erzielten Resultate auf der Unfähigkeit beruht, das eigene autistische Denken zu überwinden. Mit der Erkenntnis, daß dem Menschen in einem gewissen Maß «Seinsverständnis» (Heidegger) mitgegeben ist, wird sich Frankls These immer mehr bewahrheiten, daß in jedem Menschen neben einem «Willen zur Lust» und einem «Willen zur Macht» auch ein «Wille zum Sinn» vorhanden ist. Aufgabe des zukünftigen psychotherapeutischen Denkens und Handelns wird es sein, eine Grundlage für eine allgemeine Typisierung des «menschlichen Seins» zu finden, die allen Variationsmöglichkeiten Rechnung trägt, und worauf sich ein verantwortliches psychotherapeutisches Handeln gründen muß. Es ist zu erwarten, daß der bahnbrechenden Arbeit, welche die großen Forscher der Tiefenpsychologie vor einem halben Jahrhundert verrichtet haben, eine dankbare Erinnerung bewahrt bleibt. Hier ist auch kein Platz für eine abfällige Kritik, vielmehr ist eine wachsende Anerkennung der besonderen Stellung, die das menschliche Wesen (und nicht nur in seiner Individualität) im gesamten Sein einnimmt, zu erwarten.

Die Aufgabe des künftigen Psychotherapeuten wird in der zeitlich gebundenen Führung im Sinne eines Mentors liegen, wobei unter bestimmten Aspekten auch an andere delegiert werden kann. Die bekannten, STEKEL zugeschriebenen Worte: «Es heilt nicht die Methodik, sondern der Arzt» werden mehr und mehr Anerkennung finden, bereits FREUD und seine Schüler haben in zunehmendem Maße die therapeutische Bedeutung von Übertragung und Gegenübertragung betont. Dennoch wird die Psychotherapie sich künftig noch weit mehr auf die Notwendigkeit einer jeweils wechselnden Struktur der Übertragungssituation besinnen müssen und auch auf die Situation bei der Gegenübertragung. Die Methode der Übertragung wird eines der wichtigsten Probleme psychotherapeutischen Handelns werden. Mit der zunehmenden Kenntnis einer besonderen Persönlichkeitsschwäche der meisten neurotisch Gestörten, durch die sie eine Vorliebe für das (Sicherheit und Geborgenheit verbürgende) sinnlich-räumliche Weltbild zeigen, wird das Problem der Bindung und ihrer Sublimierungsmöglichkeiten noch an Bedeutung gewinnen. Anstatt in allen Fällen eine Lösung der Übertragungssituation anzustreben, wird vielmehr der Akzent auf eine Sublimierung der Bindung fallen. Der Begriff Sublimierung, mit dem anfänglich eine Desexualisierung des erotischen Trieblebens gekennzeichnet wurde – und bald darauf auch eine Verschiebung aller unkonsolidierten Triebhaftigkeit auf ein höheres und wertvolleres, «kreativ» genanntes Niveau – wird noch weitere Änderungen erfahren. Vielleicht wird die Sublimierung die Bedeutung einer augenscheinlichen Wahlfreiheit im Rahmen einer Bindung an das eigene Weltbild erhalten. Stets wird die Rede von einer Verschiebung auf ein anderes (höheres) Niveau sein, sei es der Kreativität, oder des Erlebensinhaltes. Die Sublimierung wird als Möglichkeit an die unreife und zur weiteren Entfaltung geeigneten Persönlichkeitsstruktur gebunden bleiben, so daß der in der psychischen Entwicklung erstarrte, nicht zu vollem Wachstum gelangte Mensch zu dieser Form der Transzendenz nicht fähig sein wird.

Aus psychotherapeutischer Sicht wird die Möglichkeit der Sublimierung weder über- noch unterschätzt. Voraussetzung einer echten Sublimierung ist die Fähigkeit zu transzendieren, diese Möglichkeit scheint nur gegeben zu sein bei einer ausreichenden Personalisierung des psychischen Lebens oder anders ausgedrückt, der Ich-Entwicklung. So wird man auch in der zukünftigen Psychotherapie besser zu unterscheiden wissen zwischen den Möglichkeiten der Sublimierung und der Identifikation, die letztere auf autosuggestivem Wege. Die auf dem Weg der Identifikation erzielten Resultate der Psychotherapie werden durch eine Identifizierung mit Persönlichkeiten (und Idealen) zustandekommen, die in einer

Situation der Gebundenheit als Vorbild dienen (in der sogenannten «Übertragung»). Sublimierung wird nur von innen heraus zustandekommen, und zwar dann, wenn eine ausreichende Personalisierung das Verlangen nach bestimmten Idealbildungen weckt. Hier kann das Ich sich selbst transzendieren. Viel von dem, was heute noch als Sublimierung bezeichnet wird, dürfte sich später als eine auf autosuggestivem Weg erreichte Identifizierung mit idealisierten Vorbildern in einer Gebundenheitssituation herausstellen. Daher werden neurotische Zustände größere Beachtung verdienen bei den Personen, die sich an ein sinnlich-räumliches Weltbild festklammern und überdies stark zur Bindung neigen; bei ihnen werden die autosuggestiv wirkenden Hilfsmittel noch mehr beachtet werden müssen. Dieselbe Problematik, die vom biopsychiatrischen Gesichtspunkt aus mit «schwache integrative Möglichkeiten» charakterisiert wird, kann künftig auch vom noopsychiatrischen Gesichtspunkt aus ein Licht auf das psychotherapeutische Handeln werfen.

Die künftige Psychotherapie wird einsehen, daß es keineswegs die in die Tiefe wirkenden Methoden sind, die zu den günstigsten Ergebnissen führen. Hier sollte auch vermieden werden, das Wort «Heilung» in Fällen zu verwenden, in denen vielmehr von einer verantwortlichen Lebensführung die Rede ist. Die Entwicklung einer vertieften Selbstkenntnis ist aus wissenschaftlichen Gründen selbstredend zu begrüßen. Hier droht jedoch die Gefahr, daß eine Vertiefung der Selbstkenntnis letzten Endes zu einem Gefühl der Ohnmacht führt, wenn ihr keine Unterstützung von anderer Seite geboten wird. Ein psychotherapeutisches Denken, das sich nicht imstande zeigt, das menschliche Wesen in erster Linie als ein geistiges Wesen zu betrachten, wird sich früher oder später totlaufen.

Wir wissen, wie der Begründer der Psychoanalyse bei den an hysterischen Neurosen Leidenden seine ersten Erfahrungen sammelte. Man sollte denken, daß alle gründlich untersuchten psychisch Gestörten in besonderem Maß und in variabler Form die Signatur von FREUDS ursprünglicher Auffassung tragen. Eine vorurteilsfreie Untersuchung wird jedoch ans Licht bringen, daß die Manipulierbarkeit der Suggestibilität bei der hysterischen Störung zu einem besonderen Grad der Übertragung führt, der sich als auf einer, vorläufig noch ungenügend erkannten, Autosuggestibilität basierend erweisen wird. Die bis heute bekannte Rolle der Autosuggestibilität bei einer Bagatellisierung, Annullierung und Distanzierung von Gefahr, ebenso wie bei der Flucht vor der Verantwortung, weist auf die immer stark unterschätzte Bedeutung dieser Erscheinung hin. Auch wird das besondere Verhältnis zwischen dem Ich und dem eigenen Selbst noch mehr Aufhellung bringen, u. a. auf dem Gebiet der sozialen Sicherheit, die an ein kindliches Verlangen nach Geborgenheit appelliert, aber auch an einen Mangel an Verantwortungsgefühl.

Bislang wurde der Wert von Klischéehaltungen sehr unterschätzt, deshalb wird sich das psychotherapeutische Denken mehr als früher auf eine verantwortlichere Lebensführung einstellen, die in ihrem Wesen eine Klischeehaltung nicht übersteigt. Man wird Kriterien finden, um die Fähigkeit, man selbst zu sein, unter verschiedenartigen Umständen besser einschätzen zu können, und man wird weniger abfällige Kritik für die haben, die infolge einer – nicht erkannten – Persönlichkeitsschwäche zu Versagern geworden sind. Die Sozialisierung, als ein erstrebenswertes soziotherapeutisches Ideal, wird in ihren Wurzeln nach dem Grad ihrer Echtheit besser erkannt werden, wodurch dann zugleich diese Facette des Ich-Selbst-Verhältnisses im Zusammenhang mit der jeweiligen Situation tiefer durchleuchtet werden wird. Das Ausmaß der Unechtheit in Erleben und Ausdruck, das jetzt nur intuitiv-instinktiv einigermaßen empfunden werden kann, wird besser beurteilt werden können. Wie schwierig es auch ist, das Problem der Unechtheit zu erforschen, das bisher hauptsächlich nur beim hysterisch gestörten Menschen näher untersucht wurde, bestimmt wird es das psychotherapeutische Denken und Handeln im Zusammenhang mit der problematischen Situation der Ich-Schwäche beschäftigen. So wird auch auf den Erkenntnissen von Haas, Zutt, Lersch u. a. weiter gebaut werden. Neben den Idealbildern wird man das Erreichbare mehr herausstellen, so daß die auf autosuggestivem Weg erworbenen Klischeehaltungen – trotz ihrer beträchtlichen Unechtheit – in psychotherapeutischer Hinsicht mehr gewürdigt werden. Die Psychotherapie der Zukunft wird die Kluft zwischen Idealvorstellung und Erreichbarkeit zu überbrücken versuchen, indem sie der Individualität größeren Wert beimißt. Eine verantwortlichere Lebensführung wird als therapeutisches Wunschbild an die Stelle des von vielen allzu sehr befürworteten Begriffes einer «Anpassung» treten. Wenn der Verantwortungsbegriff mehr in die Gesamtheit des psychotherapeutischen Handelns eingefügt wird, kann das Recht der Individualität betont und damit der zu einer Überschätzung verleitende Begriff der «Anpassung» beiseitegestellt werden. Im Tun-für-den-anderen steckt bei vielen Leuten, als Leitfaden aller Soziotherapie, ein gewisses Maß von Märtyrertum, das von ihnen als eine Art Pflichtgefühl empfunden wird. Diese Form der Sublimierung, die sich der zum Selbstmitleid prädisponierte neurotisch Gestörte in seinem Bedürfnis nach «haben» zu eigen machen muß, bietet der gemeinsam ausgeübten Soziotherapie viele Perspektiven. Eine Gruppentherapie, die nicht die Entwicklung eines Pflichtgefühls im «Tun für den und mit dem Anderen» betont, wird nur als ziemlich nutzloser Zeitvertreib betrachtet werden.

Die psychotherapeutische Steuerung der Selbstsucht (d. h. des Selbstmitleides) beim neurotisch Gestörten wird sich in neuen Methoden niederschlagen. Diese werden bei offenem Auge für eine kultivierte Unechtheit, die ja für jede Dressatbildung (Konditionierung) charakteristisch ist, in psychotherapeutischer Hinsicht wertvoll sein. Während bis heute der Echtheitsgehalt menschlicher Verhaltensformen allzu sehr verherrlicht wird, befürwortet auch die Psychotherapie die Notwendigkeit, eine Unechtheit (unter bestimmten Umständen) zu stimulieren, allzu wenig. Es ist nur zu bekannt, daß die Zahl und Form der Aspekte, unter denen der Sadismus in der menschlichen Gesellschaft Triumphe feiert, unerschöpflich ist. Zum Arbeitsbereich der Psychagogik und überhaupt der Psychotherapie im allgemeinen gehört es, Methoden zu finden, die einerseits einem sadistischen Befriedigungsbedürfnis entgegenkommen, andererseits aber zu einer moralisch zulässigen und würdigeren Form führen. Ohne Zweifel werden neben einer tieferen Besinnung auf die Sublimierungsfähigkeiten der neurotisch Gestörten auch ein Gespür für individuelle Möglichkeiten einer zweckmäßigen Psychotherapie gehören. Die Aufmerksamkeit für den Echtheitsgehalt wird vor allem die Möglichkeit betonen, den Willen zu stärken, das Selbstvertrauen zu entwickeln.

Eine Form der Psychotherapie, die auf eine sehr konkret gebotene Unterstützung ausgerichtet sein wird, dürfte den sogenannten Schwachbegabten, die diesen Halt in der Konditionierung bekommen, sehr nützen. Die Orthopädagogik der Zukunft wird auf den Unterricht in anschaulicher Denkform ausgerichtet sein, in der die eigene körperliche Fähigkeit ausgenutzt wird, und zwar in ständiger Wiederholung. Damit wird auch eine fortlaufende Aktualisierung angestrebt, indem feste Richtlinien gegeben werden mit Bindung an die konventionelle Moral, in der Bildung gleichfalls herkömmlicher Ideale und im Verständnis für die kurzfristig gestellte Aufgabe, sowie im Hinweis auf feste und lebendige Vorbilder. Eine stützende Bindung zu erhalten, wobei das Vertrauen auf gute Vorbilder die Illusion der Selbständigkeit immer wieder von neuem belebt, wird eine orthopädagogische Richtlinie für die Schwachbegabten sein, die des nötigen Halts entbehren und darunter leiden. Besser noch als zur Zeit wird man einsehen, daß ein bewußt entwickeltes Verantwortungsbewußtsein nicht zu einer Überbürdung zu führen braucht.

Das heutige geriatrische Denken wird sich weiter entfalten in der Richtung eines lebendigen Gemeinschaftserlebens, wobei eine größtmögliche Stabilität der Mitwelt angestrebt werden wird. Es ist klar, daß durch die zunehmende Überalterung der Gemeinschaft auch alle geriatrischen Probleme an Bedeutung zunehmen und daß an den Begriff «menschenwürdiges Dasein» immer höhere Anforderungen gestellt werden. Dies wird auch für die psychische Hygiene des älter werdenden Menschen gelten, wobei ein besseres Gleichgewicht zwischen den noch vertretbaren Anforderungen in seiner Beschäftigung (Tätigkeit, Arbeitsfeld, Wirkungskreis) und dem zulässigen Maß an Belastung angestrebt werden muß. In diesem Zusammenhang wird künftig auch eine Prophylaxe der psychischen Überspanntheit, an der nicht nur die heute «neurasthenisch» genannten, neurotisch Gewordenen leiden, sondern auch ein Großteil der augenscheinlich psychisch noch nicht Gestörten kränkelt, mehr spezielle Beachtung erfordern. Die der zukünftigen Psychohygiene gestellten Aufgaben werden einer ökonomischeren Lebensweise gelten, so daß der Mensch der Zukunft nicht nur ein höheres Alter erreicht, sondern auch länger und vollwertiger (d. h. menschenwürdiger) lebt. Und eines der wichtigsten Probleme wird hierbei sein: die Suche nach dem richtigen Verhältnis zwischen der sich gestellten Aufgabe bzw. dem Begriff dafür und den zur Verfügung stehenden Möglichkeiten zur Selbstverwirklichung. Das psychotherapeutische Denken wird sich bei der Suche nach Mitteln, um den sich «modern» nennenden Menschen mehr wirkliche Lebensfreude zu bringen, nach den Möglichkeiten zu einer Revision der neuzeitlichen Werte richten. Hierbei geht es um eine Besinnung auf Möglichkeiten zur Verschiebung der Ich-Ideale, der Machtwünsche und der egozentrischen Lebenshaltung auf einen Willen zur Selbsthingabe. Nur auf diesem Weg kann dieser Typ des sich in der Überspannung erschöpfenden Menschen zu der notwendigen «Entspannung» geführt werden. Es läßt sich denken, daß die im besonderen von Freud, Adler und Jung angegebenen Richtlinien wohl Methoden zeigen könnten, um bei psychisch Gestörten die Bereitschaft zur Selbsthinnahme zu wecken. Eine bessere Ergründung des wesentlichen Unterschiedes zwischen den Begriffen «Aggression» und «Aggressivität» wird erkennen lassen, daß die auf Angst und Furcht gründende Aggressivität eine Äußerung menschlicher Unsicherheit ist, die letzten Endes zu Feindschaft und Krieg führt. Das Problem der sogenannten «Notwendigkeit», Kriege zwischen Nationen aufgrund gegensätzlicher Machtansprüche zu führen, wird – insofern es im Bereich der Noopsychiatrie liegt – ein Problem der Angst und der Furcht infolge der unüberwindlichen Habsucht sein und wird zur Erscheinung der Massenpsychose führen. Das künftige psychiatrische Denken wird einen wertvollen Beitrag liefern können, das Wesen des Krieges als Induktionspsychose zu erkennen.

Obgleich sich der Psychotherapeut auch in Zukunft hüten wird vor allzu idealistischen Erwartungen bezüglich dessen, was er psychische Hygiene nennen kann, wird eine tiefere Einsicht in das Bedürfnis, einen Sündenbock zu suchen als Ziel eines Ressentimentgefühls, die Möglichkeit zu einem größeren Verlangen nach Selbstkritik erschließen. Wenn dies zu einem gewissen Abbau von Ehrgeiz und Herrschsucht führen könnte, dann würde der Sinn einer psychischen Hygiene nur dabei gewinnen können, auch wenn eine Abwehr der Erkenntnis unvermeidlich sein wird. Die Stimulierung der Selbstverantwortung kann dann wohl an gewisse enge Grenzen gebunden bleiben, dies ändert aber nichts an der Tatsache, daß das individuelle Gewissen eine Realität bleibt, die sich in dem widerspiegelt, was man das Weltgewissen nennen kann. Immer wieder wird sich jedem noopsychiatrischen

Denken das ethische Problem stellen, ganz abgesehen von Weltanschauung und religiösem Erleben.

Mängel in der Selbstverantwortung, welche die Aufmerksamkeit der Noopsychiatrie erregen und die unter das Gestimmtsein bzw. das Verstimmtsein fallen, werden immer mehr Anlaß zu therapeutischem Handeln geben. Wenigstens ist anzunehmen, daß der steigenden Aktivität der Biopsychiatrie unter dem Einfluß der Biochemie eine erhöhte Aktivität noopsychiatrischen Denkens folgen wird, und zwar in der Möglichkeit therapeutischer Beeinflussung des Verstimmtseins. Ohne sich allzusehr in die Probleme der Einordnung einzelner depressiver Zustandsbilder zu vertiefen, wird die Problematik des melancholischen Menschen im Mangel an Gefühl für Selbstverantwortung besser erkannt werden. Gerade hierbei wird die Unechtheit im Gefühlsleben und in den Formen der Äußerung die Aufmerksamkeit auf sich lenken, und ein gewisser Nihilismus wird hinter der Maske der Beklagenswürdigkeit entdeckt werden. Wie sehr das Problem der mangelnden Selbstverantwortung den Kern der psychischen Störung darstellt, wird eine tiefere Erkenntnis dessen, was von Viktor E. Frankl «Der Wille zum Sinn» genannt wird, näher ans Licht bringen. Die Sinnlosigkeit des gegebenen Lebens hervorzuheben, mag als eine neurotische Zeiterscheinung bezeichnet werden: das Bedürfnis nach Sinngebung bleibt eine fundamentale Eigenschaft des menschlichen Seins. Die melancholisch-manische Grundstimmung mag in biopsychiatrischer Hinsicht mit Recht als eine Temperamentsstörung aufgefaßt werden, die durch Antidepressiva korrigiert werden könnte. Daneben wird jedoch eine Bestimmung auf die mangelhafte Selbstverantwortung und die Unechtheit der Selbstbeschuldigung des Melancholikers, in ähnlicher Weise die des Manikers, nötig sein. Dies kann bei ihm zur Selbstunterschätzung führen, ähnlich wie es beim Maniker zur Selbstüberschätzung kommt. Der hinter der augenfälligen Betonung des eigenen Unwertes bzw. Überwertes schlummernde Größenwahn wird als Äußerung eines bösen Gewissens im Zusammenhang mit einem Mangel an Selbstverantwortung erkannt werden. Hier wird sich das Problem des Hochmutes zeigen, der sich der Selbstverantwortung entzieht.

Es ist sicher, daß ein psychotherapeutisches Eingreifen in die Problematik des melancholischen wie auch des manischen Menschen – auf sehr große Schwierigkeiten stoßen wird. Dies hat sich auch gezeigt, seit Psychoanalytiker versucht haben, manisch-melancholische Zustandsbilder von der Triebbasis aus therapeutisch anzugehen. Die Möglichkeiten zur Gesprächsführung als einer echten Kommunikation sind bisher noch ungenügend untersucht worden, ebenso fehlt noch eine zweckentsprechende Technik, um den Menschen mit defektiver Selbstverantwortung zu einer wirklichen Konfrontierung mit sich selbst zu bringen und ihn seine eigene Unechtheit einsehen zu lassen. Man wird sich die Frage stellen müssen, welche Art von Begegnung am besten ist, um diese Flucht vor der Selbstverantwortung zu demaskieren. Auch die Flucht vor dem Einsamsein, die Angst vor dem «Nichts», die defektive Lebensführung des manisch-melancholischen Menschen werden zur Erstarrung führen, sowie das Aufhorchen hemmen. Ein Verhältnis zu finden, das zum Aufhorchen zwänge, könnte die innere Armut und die Vereinsamung begreiflich machen und zugleich den Weg für eine Möglichkeit zum Zusammensein freimachen.

Die wichtigste Aufgabe der zukünftigen Psychotherapie wird gewiß in den Bemühungen liegen, den sogenannten «schizophren Gestörten» in seiner Welt zu verstehen und ihn auch durch den anderen verstehen zu lassen. Wir wissen, wie während der letzten zwanzig Jahre, besonders von psychoanalytischer Seite, verschiedene Versuche unternommen wurden, die Schranke der Abgeschlossenheit des schizophrenen Menschen zu durchbrechen und ein Verhältnis zu ihm aufzubauen, was vordem nicht zu erreichen war. Wir wissen, daß es bezüglich der bleibenden psychotherapeutischen Resultate noch ebensowenig Sicherheit gibt, wie hinsichtlich der mit anderen Methoden erzielten Ergebnisse. Seit in der schizophren genannten Seinsweise ein defektiver Weltbildentwurf erkannt worden ist, in dem man eine Kompensation suchte für eine Unfähigkeit zum Zusammen-Sein, wurde von den Forschern in allen Tonarten dieses Zerreißen der Gemeinschaftsbande betont. Dies wird dahin führen, daß auch das Einheitserleben und das Bedürfnis danach als etwas Wesentliches immer mehr in den Vordergrund gestellt wird. Ein zunehmender Optimismus hinsichtlich der Möglichkeiten, den an Schizophrenie Leidenden dem autistischen Zustand zu entreißen, wird den Anstoß geben, nach geeigneten Methoden zu suchen. Nach manchen Berichten sollen schon Ansatzpunkte gefunden sein, um den Zugang zur Erlebnis- und Äußerungswelt dieser psychisch Kranken zu erzwingen. Auf den über die Hemmung der affektiven Entfaltung im Zusammenhang mit dem Erleben einer nicht vertrauten In-der-Welt-Sein gesammelten Kenntnissen aufbauend, wird in Zukunft auch das empfindlich gestörte Mutter-Kind-Verhältnis mehr beachtet werden. Mehr und mehr werden schizophrene Äußerungsformen als ein Vermissen des Einheitserlebens und infolgedessen ein Unbefriedigtsein betrachtet werden. So wird sich auch das Angstproblem auf einen Mangel an Einheitserleben in der konkretesten Form zuspitzen. Schon heute werden Äußerungen von Aggressivität, sowie Stereotypie, Verworrenheit, Starrheit usw. als Formen der Angst erkannt. Wir wissen auch, wie veränderte soziogene Einflüsse den (widerlichen) Aspekt vieler schizophrener Zustandsbilder bereits einigermaßen abgemildert haben, was auch bei der «grande hystérie» des vorigen Jahrhunderts der Fall gewesen ist. Bereits seit langer Zeit besteht übrigens schon die Überzeugung, daß durch eine Aktivierungstherapie sogar augenscheinlich sehr introvertierte Kranke zu vielen mehr oder weniger passiven Anpassungsformen gebracht werden konnten und daß sie die Erfahrungen aus ihrer Umgebung keineswegs an sich vorüberziehen ließen. Das Problem, einen geeigneten Zugang zur Welt dieser psychisch Kranken zu finden, wartet jedoch noch auf eine befriedigende Lösung. Die neuerdings eingeschlagenen Wege scheinen zu einem sich besser einfühlenden Verstehen zu führen durch die Anwendung vorwiegend nichtverbaler Hilfsmittel, die sich auf entwicklungspsychologische und anthropologische Erkenntnisse stützen. Auch wird es nötig sein, die auf dem konventionell-kommunikativen Weg unverständlichen Notrufe erst als «Kundgabe» verstehen zu lernen, ehe man einen Einblick in Weltentwürfe bekommt, die ihren besonderen Charakter haben. Das therapeutische Problem für diese psychisch Kranken wird in der Neufundierung eines defekten Weltentwurfes liegen, um ein vollwertiges «In-der-Welt-Sein» zu erreichen. Dabei wird sich vielleicht herausstellen, daß die Rede von unterschiedlichen Weltentwürfen ist, die unter einer vorläufigen Bezeichnung als «Schizophrensein» zusammengefaßt werden. Dennoch wird die von BLEULER so charakterisierte Gruppe richtungweisend bleiben für die Frustrierungen eines Einheitserlebens, das als ein für das menschliche Sein spezifisches Bedürfnis gelten kann. Hierbei läßt sich denken, daß verschiedene Menschenrassen, gebunden auch an verschiedene kulturelle Perioden, die fundamentalen Bedürfnisse des Menschseins in sehr erheblichem Maße geändert haben und noch weiter ändern werden. Der Mensch hat auf dem Wege zur vollen Menschwerdung eine jahrhundertelange Entwicklung durchgemacht und verschiedene Nöte kennengelernt. Der kurze Abschnitt, den unsere Geschichte überblicken kann und dessen tiefere Problematik kaum in Erscheinung tritt, läßt uns nur von den Menschen dieser Zeit reden. Die heutige noopsychiatrische Auffassung über die Schizophrenie, nämlich als an einen Weltentwurf fixiert gebliebenes Sein, dessen Grund in einer frühkindlichen Phase gelegt worden ist und als eine Bedrohung der Existenz erfahren wurde, wird nicht in Widerspruch zu dem erwähnten Bedürfnis der psychischen Störung in den frühesten Zeitabschnitten der individuellen Entwicklung gesucht. Immer mehr richtet sich auch die Aufmerksamkeit auf den Zusammenhang mit dem Verständnis dafür und auf dessen Fehlen bei der psychischen Störung. Verstümmelung der infantilen Weltbilder können von biopsychiatrischen nach Einheitserleben auf niedrigem Niveau stehen. Immer mehr wird der Ursprung wie auch von noopsychiatrischen Gesichtspunkten aus studiert werden. Man darf annehmen, daß die schizophrene Störung in der Psychiatrie der Zukunft mit einem defekten Einheitserleben in Verbindung gebracht wird. Man bedenke, daß unter dem Begriff «Einheit» zu verstehen ist: das Sein des Einen *mit* dem Anderen, ebenso wie das des Einen *in* dem Anderen. Die einfachste denkbare Einheit ist daher eine Zwei-Einheit.

Im Zusammenhang mit der schizophrenen Störung hat sich die Noopsychiatrie mit der Frage beschäftigt, wie das sehr junge Menschenkind zur Entdeckung einer eigenen Einheit von leiblichem und psychischem Selbst gelangen und durch welche Umstände diese Form des In-der-Welt-Seins gestört werden kann. Hierbei geht es um eine persönliche Bewußtwerdung, die auf dem Weg einer vorpersönlichen Bewußtwerdung vollzogen wird. Man kann sagen, daß sich überall, wo sich eine Entfaltung des menschlichen Seelenlebens zeigt, auch ein Einheitserleben manifestiert. Die Noopsychiatrie wird für die Problematik der vorgeschrittenen schizophrenen Störung auch einen sehr viel intensiveren Einblick in die Mangelhaftigkeit der frühesten Entwicklungsperioden des menschlichen Seins geben. Eine frühzeitige Verkümmerung der infantilen Weltbilder könnte auch erst im Alter Anlaß zu einem Zusammenbrechen der nur wackelig aufgebauten Entwürfe geben. So wird auch der Zusammenhang mit bestimmten Situationen und kritischen Perioden ans Licht kommen.

Unter Verwertung psychoanalytischer und anderer tiefenpsychologischer Erkenntnisse wird angestrebt, eine Übertragungspsychose bald zu erkennen und der Behandlung zugänglich zu machen. Dies könnte möglich werden, wenn die Struktur des psychotischen Erlebens der Einheit zwischen dem psychisch Kranken und seinem Psychotherapeuten zu erkennen ist. Die äußerst zarten Bande und die Möglichkeiten, sie zu verstärken, werden durch einen tieferen Einblick in die Ambivalenz des Verhältnisses zueinander gewiß intensiviert. So wird es auch zur Aufgabe des Psychotherapeuten gehören, durch seine Anwesenheit (und gegebenenfalls auch durch die seiner Mitarbeiter) die repräsentativen Seiten des Erlebens der psychotisch Gestörten in Form der Mitmenschlichkeit zueinander in Verbindung zu bringen. Und so wird sich aus einer archaischen Form des Zusammenseins nach und nach eine Dialogsituation entwickeln, als eine mitmenschliche Form des Zusammenseins. Anders ausgedrückt: Aus einer kindlichen Weise des Zusammenseins, in der nichtverbaler und taktiler Kontakt anfänglich verherrschen kann, wird sich so eine Situation von Vertrautsein mit einem Stück Außenwelt und mit einem Mitmenschen entwickeln. In erster Linie wird die Überwindung der Angst, durch die der entstellte Weltentwurf des Schizophrenen in so starkem Maße getrübt ist, angestrebt werden, wobei alle Angstabwehr erkannt werden muß, ganz besonders in den sogenannten Kommunikationsmitteln, derer er sich bedient.

Während der Psychotherapeut in erster Linie seine Aufmerksamkeit dem defektiven Weltentwurf und der gestörten Form, in welcher der psychisch Kranke in seiner Welt steht, widmen wird, wird der Gruppentherapeut im besonderen das gestörte Einvernehmen mit dem Anderen in etwas größerem Zusammenhang beachten. Der Soziotherapeut richtet sich vor allem nach den offen gebliebenen Möglichkeiten zum «Sein-für-den-Anderen», während der Bewegungstherapeut das

Vertrauen zum eigenen Körper zu stärken sucht. Die Pflegerin (Krankenschwester) hat ihre Aufgabe zu erfüllen – nicht so sehr als eine versorgende und bemutternde Figur – sondern als eine Vertrauen schenkende, persönliche Dienste erbittende und damit auch Respekt zollende Mutterfigur. Ein Team von Mitarbeitern mit Obliegenheiten verschiedener Art, auch mit verschiedenen Ansatzpunkten in gemeinsamer Sache zusammenarbeitend, wird seine Bestimmung darin finden, dem psychisch Gestörten ein vollwertigeres Dasein innerhalb eines bestimmten Weltbildes zu bieten. Als ein in der Ferne liegendes Ziel könnte man zunächst eine gewisse Normalisierung des mißlungenen Weltentwurfs betrachten. Im allgemeinen wird man eine sehr behutsame Annäherung an den psychisch Kranken vorziehen und wird sorgfältig darauf bedacht sein, sich tiefer gehender Deutungen oder einer Analyse der Übertragungspsychose zu enthalten. In der Behandlung wird der Akzent auch weiterhin auf dem persönlichen Umgang mit dem Patienten liegen, während man versucht, gegenüber Einwänden anderer taub zu bleiben, die in einem Fall von sogenannter «echter» Schizophrenie an keine therapeutischen Resultate glauben. Die Psychotherapie der Zukunft wird sich darauf besinnen, wie die hervorgerufene Übertragungs*psychose* analog der therapeutischen Benutzung einer künstlich erzeugten Übertragungs*neurose* zweckmäßig verwertet werden kann. Hierbei wird das Problem einer möglichen Ichverstärkung durch zeitweilige Identifizierung zur Diskussion gestellt werden. Die notwendige therapeutische Haltung des «Sich-dem-andern-zur-Verfügung-stellen» wird die Fähigkeit zur Identifizierung fördern müssen. Gegenüber der agierenden Haltung des schizophren Kranken wird der Psychotherapeut in seiner Rolle des begreifenden, beruhigenden und für Sicherheit bürgenden Beschützers beharren. Wenn sich nun eine ambivalent getönte Übertragungspsychose zu entwickeln beginnt, in welcher der Psychotherapeut als Beschützer wie auch als Verfolger erfahren wird, ist es seine Aufgabe, ein gewisses Identitätsverständnis herbeizuführen. Er wird gleichzeitig auch als Exponent der objektiv gültigen Wirklichkeit gelten müssen. Eine theoretische Besinnung auf das Wesentliche dessen, was bei der Identifikation zwischen Psychotherapeut und Patient stattfindet, wird nötig sein. Hiermit wird das Begegnungsproblem aufs engste verknüpft sein, nämlich als ein Problem der wiederholten Aufeinanderfolge von Unifikation und Desunifikation. Auf jede Einheitsbildung sollte ihre Auflösung folgen, wenn das Erleben der Einheit nicht erstarren soll.

Jedes Erleben muß immer wieder durch Lösung eines Bandes erneuert werden, und so ist auch bei jeder Unifikation (als «Einswerdung») mit einer vorübergehenden Desunifikation abzuwechseln. Eine tiefergehende Besinnung über die in der Identifikation wirkenden Kräfte in psychotherapeutischer Hinsicht wird auch einen besseren Einblick in die unablässige Erneuerung der Verbindung geben, die als

Identifizierung bezeichnet wird. Das Ankurbeln dieses Geschehens oder des Entwicklungsganges durch eine Hin- und Herbewegung, die zur Identifizierung und Desidentifizierung führt, zeigt die Befreiung aus der Gebundenheit. Die Identifizierung mit der darauffolgenden Desidentifizierung fördert die Persönlichkeitsbildung, indem die unablässige Selbstbefreiung, die zur Desidentifizierung führt, dem Ich die Gelegenheit bietet, sich jedesmal zurückzuziehen. Personalisation (im Sinne einer Ichverstärkung) wird durch eine gutgeführte Identifikationsbildung das Ziel eines Trainings sein, wobei die Person des Psychotherapeuten sich als Hilfe anbietet. Und wie sich zeigen wird, bildet die Übertragungspsychose die Vorbereitung, um das in Gang zu bringen, was «Ichverstärkung» genannt werden kann. Eine Vertiefung des noopsychiatrischen Denkens über das Einheitserleben und dessen Störungen in der Schizophrenie wird eine Richtlinie für das psychotherapeutische Handeln bieten. Der Mentor und der psychisch Kranke, die zeitweilig zu einer Zwei-Einheit zusammengewachsen sind, werden in einer Situation wirksamer Identifizierung eine gegenseitige Vertrauenssphäre aufbauen. Dabei wird eine orthopädagogische Haltung besonderer Art nötig sein, wobei der Psychotherapeut als Gegenpol des in einem Zustand von Solipsismus verhafteten Patienten fungieren müssen wird. Das Selbstvertrauen als Band zwischen Ich und Selbst, wozu unbedingt ein gewisses Maß von Ichstärke gehört, kann unter seinen beiden Aspekten (seelisch und leiblich) in der Verbundenheit mit der Person des Psychotherapeuten festigen. Er ist und bleibt vorläufig der wichtigste Vertreter der Welt (im Sinne von Außen-Innen-Welt). Und gerade durch ein Identitätserlebnis kann es möglich werden, die Welt der Beeinflussung außerhalb des psychisch Leidenden mit einer im eigenen Selbst gelegenen Beeinflussungswelt zu identifizieren; die Person des Mentor-Psychotherapeuten kann hier als Vermittler dienen.

Auch im Verhältnis zum eigenen Leib wird der psychisch Kranke den anderen brauchen. Der Orthopädagoge wird sich auf die Möglichkeiten zur Entfaltung besinnen müssen. Gerade durch seine Vermittlung wird ein Vertrauensband zwischen dem Ich und dem eigenen Körper (als Einheitserlebnis) gebildet werden, wozu der Orthopädagoge selbstredend nur die Rolle eines Vermittlers spielen kann. So kann er auch nur zwischen den beiden Wirklichkeiten vermitteln, die den schizophren Gestörten in einen Wirrwarr von Erlebnissen verstrickt haben. Da er Anteil am Erleben seines Patienten hat, vertritt er die objektiv geltende Wirklichkeit mit ihren Kategorien von «Räumlichkeit« und «Zeitlichkeit». Als Ziele bleiben, die Solipsie des Patienten zu durchbrechen, die nur in einem Wahnerleben eine Existenzmöglichkeit findet, und ihn besser mit den beiden Welten des Erlebens vertraut zu machen. Ebenso gut wie die eigene Leiblichkeit als erste Außen-Innen-Welt in einer Vertrauenssphäre erfahren werden muß, wird auch der

Psychotherapeut stellvertretend für das Bild einer Welt stehen müssen, in der eine Existenz möglich sein kann.

Man wird sich die Frage stellen, ob die Noopsychiatrie eine Methode findet, den verkrampften Zustand von Autismus, Geistesverwirrung und Wahnerleben zu lockern. Jede mißratene Existenz innerhalb des metaphysischen Weltbildes, in der das Bedürfnis nach einem Einheitserleben auf die Unfähigkeit stößt, ein gebrochenes Einheitserleben zu akzeptieren, reicht bis in die ersten Entwicklungsphasen des menschlichen Seins zurück. In dieser Anfangsperiode scheint die Persönlichkeitsstruktur äußerst verletzlich zu sein, und es wird zur Aufgabe der künftigen Noopsychiatrie gehören, die Spezifität dieser Verletzlichkeit und ihrer Grenzsituationen im Zusammenhang mit einer späteren Schizophrenie zu untersuchen. Wir wissen, daß bis auf den heutigen Tag dem schizophrenogenen Einfluß einer defekten Mutterfigur besondere Beachtung geschenkt wurde, wenn von seiten des Vaters keine Kompensation geboten werden konnte. Es ist denkbar, daß eine zum Teil durch übermäßige Empfindlichkeit sehr geschmälerte und reduzierte Existenz die Möglichkeit zur Dialogbildung ab ovo gehemmt haben kann. Ein Mangel an Möglichkeit, eine Gesprächseinheit zu bilden und zu einem Verstehen mit dem Anderen zu gelangen, könnte der Selbstentwicklung im Wege gestanden haben. Anstatt immer wieder eine Ich-Schwäche zu erwähnen, sollte vielleicht eher die Rede von einer mangelhaften Selbstbildung sein, die in einer Blockade der Fähigkeit, durch die das Ich zur Selbstbildung gelangt, liegt. Selbstschwäche ist in Wirklichkeit ein Mangel an Widerstandskraft, an der Fähigkeit, Eindrücke aufzufangen bzw. zu verarbeiten, auch eine «Erlebnisschwäche», so daß die Antwort nur eine blinde Panik sein kann. Ein tiefergehender Einblick in die allerfrühesten Äußerungsformen existenzieller Angst wird die Grundlagen der schizophrenen Störung erkennen lassen. So wie Angst und mangelndes Vertrauen die größte Bedrohung der Existenz bilden und sogar miteinander identisch sind, so dürfte eine tiefgehende Vertrauenskrise vielleicht die beste Bezeichnung für die Not des schizophren Genannten sein. Es handelt sich hier nicht einfach um Mißtrauen, wie die Bezeichnung «paranoid» vielleicht suggerieren könnte, und ebensowenig um Argwohn im allgemeinen Sinne. Eine Vertrauenskrise bringt den Menschen an den Rand seiner Existenzmöglichkeit, weshalb hier die Rede von einer sehr ernsten psychischen Störung ist.

In der Seinsweise des zwangsneurotischen Menschen wird die Noopsychiatrie eine Vertrauenskrise ans Licht bringen können unter dem Aspekt des Vertrauensbruches zwischen dem Ich und einem — als «böse» bezeichneten — Gewissen, das auch den Namen Über-Ich trägt. Auch hier wird das defektive Einheitserleben grundlegende Bedeutung für die Einheit haben, die gerade dieser Menschentyp mit einer zwangsneurotischen Struktur in Verbindung mit seinem metaphysischen Weltbild erstrebt.

Das künftige noopsychiatrische Denken über die Hintergründe psychotherapeutischen Handelns wird den psychisch Gestörten nicht nur als ein natürliches Wesen (homo natura) betrachten, sondern überdies auch als ein geistiges Wesen (homo spiritualis). Mehr und mehr wird sich der reduzierte Charakter der sogenannten psycho-physischen Totalität im wissenschaftlichen Denken durchsetzen; immer mehr wird sich zeigen, daß die Freiheit des Geistes nicht an Gesetze der Mechanik und der Gemeinschaft gebunden ist. Damit wird zugleich gesagt, daß eine metaphysische Grundlage des menschlichen Seins nicht nur in einer rein biologischen und psychologischen Betrachtungsweise erfaßt werden kann und daß damit auch nicht der ganze Mensch gezeichnet ist. Die geistige Not, die dem Psychiater zu Herzen geht und die auch im neurotischen bzw. psychotischen Leiden zutage treten kann, setzt eine geistige Wesensart voraus. Mehr und mehr wird dann auch ans Licht kommen, daß diese Formen des Krankseins eine sehr verschiedene Bedeutung haben; das eine Mal sind sie nur das Ausweichen vor bestimmten Konfliktsituationen, das andere Mal aber stellen sie eine existenzielle Krise dar, die keineswegs als ein psychisch Kranksein aufzufassen ist. Dies sollte im besonderen für die sogenannten kritischen Lebensabschnitte gelten, die den Menschen vor die Frage nach dem Sinn des eigenen Daseins stellen. Neurotische Zustände verhüllen vielleicht nicht selten einen geistigen Notstand, in dem sich der Betreffende von einem Verlangen nach Verantwortung oder vom Wunsch nach Abbruch des unerträglich Gewordenen ergriffen fühlt. So kann sich herausstellen, daß ein Teil der sogenannten Provo- (Halbstarken-) Problematik aus geistiger Not geboren ist, ebenso wie sich zeigen wird, daß manche antisozialen und kriminellen Verhaltensformen aus einem geistigen Notstand hervorgegangen sind. Solche psychisch Gestörte nur als neurotisch krank zu bezeichnen, ist eine unverzeihliche Blindheit für den Kampf, der hier geführt wird.

Die zukünftige Noopsychiatrie wird sich von der Illusion freimachen müssen, daß die vornehmste Aufgabe des Arztes die Erlösung vom Leiden sein soll. Gerade der Psychiater wird in der Fähigkeit, das Leid zu akzeptieren, einen besonderen Wert entdecken können, der auch dem psychisch Leidenden seine Würde geben kann. Der Sinn des Leidens ist ein Problem, an dem die Noopsychiatrie nicht einfach vorbeigehen kann, wie schon der Begriff «Selbstverwirklichung» beweist, den der Psychiater Jung zum Eckstein seiner «Komplexpsychologie» gemacht hat. In der Akzeptierung sinnvollen Leidens kann auch der psychisch Kranke zu einer Verzichtleistung gelangen, einer Loslösung vom irdischen Ich, das als die höchste Form von Selbstverwirklichung angesehen wird. Als höchstes Ziel kann hierbei die

Reduzierung (bis auf ein Mindestmaß) der Gebundenheit an das eigene Selbst betrachtet werden.

Psychotherapie, die sich mit der geistigen Problematik befaßt und sich auf eine Existenzanalyse gründet, wurde von FRANKL als Logotherapie bezeichnet. Sie wird mehr und mehr als eine notwendige Ergänzung jeder Therapie betrachtet, die allerdings wohl das psychische Gleichgewicht wiederherstellen, aber keine Klarheit über den Sinn der eigenen Existenz schaffen kann. Wo eine für geistige Werte mehr oder weniger blinde Psychotherapie nur das Triebleben erfassen kann, da stößt eine Existenzanalyse auf eine Welt von Werten, die zugleich eine Weltanschauung einschließen.

Es ist anzunehmen, daß in der Psychotherapie der Zukunft die Anschauung über den Menschen einen größeren Platz einnimmt. Die ersten Schritte sind faktisch in den einzelnen Strömungen der Tiefenpsychologie bereits getan, und sie haben zu den verschiedenen Methoden geführt. In der ältesten, mehr oder weniger abgerundeten Theorie der Psychoanalyse wurde die menschliche Wesensart als die eines «homo natura» bezeichnet. Aber schon 1935 ließ JUNG seine warnende Stimme hören: «Heilsysteme, welche schwerlich den Namen einer Therapie verdienen.» An ihnen wird kritisiert, daß der menschliche Hintergrund fehlt. Wir wissen, daß FREUD und ADLER in ihrem psychotherapeutischen Denken nach einem vertieften und erweiterten Bewußtsein streben, wobei FREUD die Betonung auf die Überwindung der Begehrlichkeit des Menschen legt, ADLER dagegen auf die menschliche Selbstsucht. FREUD betont die Notwendigkeit, sich der Diktatur des Über-Ichs zu entziehen. Er erkannte die Daseinsberechtigung des Unbewußten und der Wirklichkeit und setzte sich für ein Prinzip der Redlichkeit ein. ADLER betonte die Notwendigkeit, der Selbstsucht zu entfliehen und ferner den Wert eines guten Gemeinschaftslebens. So zeigt sich, daß die Psychiatrie in den beiden tiefenpsychologischen Richtungen von einer Betrachtung des Menschen ausgegangen ist, die als «naturalistisch» bezeichnet werden kann. Und doch wird dem homo natura, der die Kennzeichen einer geistigen Art besitzt, ein gewisses Recht zugestanden. Das Verantwortungsprinzip, das in der Lehre der Psychoanalyse ebenso wie in der Individualpsychologie stark hervortritt, übersteigt das Biopsychiatrische nach dem Noopsychiatrischen hin. Ein weiterer Schritt wurde von JUNG getan, der den Drang zur Selbstverwirklichung als immanent hinstellte, während FRANKL in seiner Logotherapie noch nachdrücklicher das geistige Sein betonen wollte. Hierdurch wird von der zukünftigen Psychotherapie eine höhere Stufe in der menschlichen Evolution eingeführt werden, die noch häufig als homo spiritualis verstanden, das therapeutische Handeln mitbestimmt. Zu einer nachdrücklichen Verteidigung der Daseinsberechtigung für eine Existenzanalyse, bei der die Ethik als Grundprinzip Vorrang hat, hat sich die Noopsychiatrie noch keineswegs uneingeschränkt entschlossen. Noch immer werden viele der Meinung sein, daß hier die Grenze der psychotherapeutischen Befugnis unter einer nicht gerechtfertigten Begünstigung einer bestimmten Seite des menschlichen Seins überschritten wird.

Bio- und Noopsychiatrie haben zu Beginn dieses Jahrhunderts einen Aufschwung wie nie zuvor genommen. Man kann sagen, daß dies nicht so sehr für das sehr eindrucksvolle Schrifttum gilt, in dem die gesammelten Erfahrungen und klinischen Angaben niedergelegt wurden, die unsere Kenntnis des Tatsachenmaterials erweiterten. Hier geht es um ein zunehmendes Bedürfnis nach einer Besinnung auf die Grundlagen des Menschseins. Es leuchtet ein, daß der künftige Psychiater sich in seinem bio- und noopsychiatrischen Denken auf die verschiedenen Aspekte besinnen wird, unter denen er den Mitmenschen in seinem psychisch Gestörtsein erkennen und begreifen muß.

Die Geburt der wissenschaftlich fundierten Psychotherapie wurde mit rein suggestiv wirkenden Methoden eingeleitet, wobei der psychisch Kranke als ein «homo reagens», gleichsam als eine organisierte Materie angesehen wurde. In diese Periode fallen die Blütezeit der Hypnose und auch die der suggestiv wirkenden Persuasionsmethoden, die zu Dressatbildungen führen. Der homo reagens ist auch heute, als ein bestimmter Aspekt der menschlichen Wesensart, noch nicht erledigt und kann auch nicht als ein sogenannter «überwundener Standpunkt» betrachtet werden. Alle Formen der Psychotherapie, die sich an den homo reagens wenden, werden noch lange unentbehrlich sein. Man kann sogar sagen, daß suggestive Hilfsmittel vorherrschen werden, solange sie weiterhin ihren Ansatzpunkt in der Struktur des menschlichen Seins finden, die man als «kollektiv» bezeichnen kann. Die Noopsychiatrie wird hier vom kollektiven Ich reden, wie JUNG seinerzeit von der «Kollektivpsyche» sprach. Und da das kollektive Ich sich auf der Grenze zwischen dem Psychobiologischen und dem Geistigen im menschlichen Wesen befindet, werden die Bio- wie auch die Noopsychiatrie darin wetteifern, mehr Licht in diese Angelegenheit zu bringen. Mit naturwissenschaftlichen Methoden wie auch mit geisteswissenschaftlichen Spekulationen wird das System der suggestiven Beeinflussung der Lösung näher gebracht werden. Die Dynamik der suggestiven Vorgänge wird durch experimentelle Forschung physiologisch, pharmakologisch und biochemisch, wie auch durch spekulative Besinnung näher erklärt und begriffen werden. Die Problematik der Macht, die an den Trägern magisch wirkenden Prestiges haftet, wird in ihren besonderen Formen der Beziehungen erkannt werden, ebenso wie die Beeinflussungsmöglichkeit, die zum Wesen dessen, was lebt, gehört. Suggestive Beeinflussung und Beeinflußbarkeit werden in einer besonderen Form der Kommunikation Urbilder vom biologischen Fortbestehen der Art wecken, die in einem jeden vorhanden sein dürften. Das Menschenbild, das dem nur suggestiv tätigen Psychotherapeuten vor Augen schwebt, ist materialistisch, gewissermaßen ein naturwissenschaftliches Objekt.

Wenn man die Linie nach den psychotherapeutischen Methoden, die unter «aufdeckende Verfahren» zusammengefaßt werden, verfolgt, zeigt sich, daß die psychokathartische, die psychoanalytische und die individuell-psychologische Methode von einer immanenten Zielstrebigkeit ausgehen. Hierbei war die Rede von einem vitalistisch gefärbten Menschenbild mit einer bezeichnenden Dynamik von Trieben, Neigungen und Bestrebungen. Anfänglich blieb in diesem vitalistisch-naturalistischen Menschenbild das Ich noch mehr oder weniger Zuschauer, wenn nicht gar Handlanger eines durch die Triebe bestimmten Geisteslebens. Willens- bzw. Ich-Freiheit blieben eine Fiktion, wobei auch Bezeichnungen, wie *das* Ich und *das* Ideal-Ich, nach wie vor auf das Unpersönliche dieses Menschenbildes hinwiesen, das an die biologische Vorstellung gekettet blieb. Als JUNG durch Einführung eines synthetischen Elements in seine psychotherapeutische Methodik die Möglichkeit der Selbstverwirklichung schuf, wurde der Weg für eine Menschenbetrachtung geebnet, in welcher der schöpferischen Fähigkeit ein Platz eingeräumt wurde.

«Psychagogisch» wurden die Formen der Psychotherapie genannt, die den Akzent auf die individuelle Freiheit, auf die Selbst-Verantwortung bei der Verwirklichung des eigenen Lebens, des eigenen In-der-Welt-Seins legen. Man könnte sagen, daß das auf der Grundlage der psychagogischen Therapie erkannte Menschenbild das Essentielle des menschlichen Wesens in seinem tiefsten Kern berührt, den homo spiritualis. Die Bildungsfähigkeit der menschlichen Wesensart galt auch für den größten Teil der psychisch Kranken. Auch sie zeigten sich ansprechbar, wenn auch mit der Einschränkung, daß die Zugänglichkeit abhängig ist von der Art und Form, in der sie angestrebt, bzw. ausgeführt wird. Dies gilt z. B. für den psychotischen Menschen, aber faktisch ebensosehr für den psychisch Gesunden. Das Ansprechen ist ein Appell an die Persönlichkeit des Anderen, um zur Kommunikation zu kommen, wobei sie ein Selbstbekenntnis ablegt. Immer mehr erkannte der Erzieher, daß «erziehen» auf einer Ausbildung zur Selbsterziehung beruht, und zweifellos wird diese Einsicht in die künftigen therapeutischen Methoden einbezogen werden. Deshalb wird dann auch die zu Anfang dieses Jahrhunderts noch hochgepriesene Identifikation als wichtiges Hilfsmittel und als Möglichkeit für eine sogenannte Ich-Verstärkung nach ihrem wirklichen Wert eingeschätzt werden. Die zukünftige Noopsychiatrie wird der Identifikationsfähigkeit einen geeigneteren Platz innerhalb des ganzen Vorgangs zuweisen, nämlich in der Selbsterziehung. Dabei wird sich herausstellen, daß nur ein noch näher zu bestimmender Teil der psychisch Gestörten zu einer – mehr oder weniger gelungenen – Identifizierung gebracht werden kann. Ein anderer – ebenfalls noch zu eruierender – Teil wird jedoch nach einer anfänglichen Identifikation und einer darauf folgenden Desidentifikation auch zur weiteren Selbstverwirklichung gelangen können und dazu, sich eine eigene Persönlichkeit, eine eigene Individualität in Freiheit zu schaffen.

Identifikation und Kommunikation als Hilfe für das In-der-Welt-Sein werden die Pfeiler der zukünftigen Noopsychiatrie sein, die sich auf neue psychotherapeutische Verfahren besinnen muß. Und da dieses Denken den Begriff «Freiheit» als Domäne des Geistes betrachtet, wird es sich auch jederzeit der schöpferischen Kraft des menschlichen Geistes bedienen als einer Realität, die von keiner anderen übertroffen wird.

Alle Ausbildung zur Selbsterziehung beruht auf der freien Verfügung über den Geist, und sie bietet der menschlichen Persönlichkeit die Möglichkeit des Seins, indem sie sich von jeder zeitlichen Form löst. Die Möglichkeit der Selbstbefreiung, der Lösung von jeder Bindung wird auch von der Noopsychiatrie zu einer Methode entwickelt werden, nachdem die philosophischen Grundlagen dazu von einer Reihe heutiger und Denker aus vergangenen Jahrhunderten gelegt worden sind. Die heutige phänomenologische Anthropologie wird den geisteswissenschaftlichen Hintergrund der zu erwartenden neuen psychotherapeutischen Methoden bilden.

Nachdem das rationalistische Denken des vorigen Jahrhunderts dem irrationalen Denken Platz gemacht hat – hierzu gehört die Problematik von Leben und Tod – scheint heute die Zeit dafür gekommen, daß eine gewisse superrationalistische Anschauung über Mensch und Welt die tiefsten Wesensgründe aufzudecken versucht. In dieser Hinsicht kann das Bewußtsein der geistigen Freiheit beitragen, ein anderes Weltbild zu schaffen. Es ist kein Bild, in dem Geborgenheit und Sicherheit einen zentralen Platz einnehmen. Ebensowenig kann von einer Einheit die Rede sein als von einem alles überdeckenden Schirm und einer überlegenen Sinngebung für das Bestehende. Die zukünftige Psychotherapie wird ohne Zweifel auch weiterhin die Methoden benutzen, die aus den schon allgemein akzeptierten Weltbildern entwickelt worden sind. Sie manifestierten sich in den bekannten psychologischen Theorien, die alle einen psychobiologischen Charakter zeigten. Hierzu sei bemerkt, daß der geistige Aspekt, unter dem der psychisch gestörte Mensch betrachtet wird, an Bedeutung gewann, seit die ersten zielsicheren Formen psychotherapeutischen Denkens, wie Suggestion und Hypnose angewandt werden.

Mehr und mehr wird die Selbsterziehung das Ziel der Psychotherapie, die sich von Vorstellungen abwendet, die viel mehr die Dressatbildung, die Gewöhnung, sowie die passive Anpassung an äußere Umstände bezwecken als die Ausbildung eines persönlichen Seins mit eigenem Ich. Die künftige Psychotherapie wird sich auf Mittel besinnen, die ein gestörtes Verhältnis zum Anderen wiederherstellen können. Und da diese Störungen mit den Kommunikationsstörungen zusammenfallen, wird das psychotherapeutische Problem, das *Mit-* und *In*-dem-anderen-Sein heißen. In der ersten Hälfte des 20. Jahrhunderts haben Männer, wie

Brentano, Husserl, Heidegger, Stern, Jaspers und Binswanger, die Grundlagen für ein Denken geschaffen, das den Menschen als Persönlichkeit zentral in das Seiende stellt; dies führte zu einer phänomenologischen Anthropologie. Das noopsychiatrische Denken (unter Führung von Jaspers, Binswanger, Straus, Minkowski und anderen Forschern) versucht, den Kern des psychisch gestörten Seins in einer gestörten Ich-Selbst-Kommunikation zu entdecken, auch wenn sich diese augenscheinlich in einer Störung des Verhältnisses zum Anderen offenbaren sollte.

Selbsterziehung beruht auf der Fähigkeit, in einer einstweilen noch unvorstellbaren Weise an einer Selbstbildung teilzunehmen, was letzten Endes mit der Persönlichkeitsbildung zusammenfällt. Der zu Selbstbewußtsein gelangte Mensch, der imstande ist, sich von sich selbst zu distanzieren, zeigt damit auch, daß er zu dem, was Selbsterziehung genannt wird, fähig ist. Es wird die Aufgabe der zukünftigen Noopsychiatrie sein, sich darauf zu besinnen, wie das ursprüngliche Ich sich fähig zeigen kann, ein eigenes Selbst zu erschaffen, wie dann das Ich sich von dieser schöpferischen Tat wieder distanziert und jedesmal zu einer Neuschöpfung kommen kann. Man könnte der Meinung sein, daß Selbsterziehung sich nach einem bestimmten Arbeitsplan vollzieht, vergleichbar einer Spirale. Eine weitere Ausarbeitung von Begriffen wie Identifizierung und Desidentifizierung bedeutet, daß auf eine zeitweilige «Verselbstung» eine zeitweilige «Entselbstung» folgt, die den Keim eines neuen Selbst in sich trägt. Diese neue Selbstbildung würde ein persönliches Element darstellen, dem eine erneute Identifikation vorübergehend eine Stütze sein könnte, eine neue Desidentifizierung würde wieder zu einer Entselbstung führen. Erschaffung, Loslassen des Geschaffenen und danach eine erneute Schöpfung würden den menschlichen Geist in diesen Vorgängen bilden, die man mit Selbsterziehung bezeichnen kann. Dieses Ereignis bewegt Selbst und Selbstbildung in einem Schraubengang, dessen Richtung nach oben von allen Faktoren unterstützt werden kann, die irgendwie auf das Selbst einwirken.

Die künftige Noopsychiatrie wird aber weit mehr Nachdruck auf die fehlenden Möglichkeiten zur Desidentifizierung legen, da dieser Begriff mit dem der Depersonalisation zusammenfällt. In der Personalisation steckt aber zugleich die Entpersönlichung als das Bewußtsein der eigenen geistigen Schwäche in der Konfrontation mit der Welt. Und so wie Personalisation zur Kommunikation führt, so wird die Depersonalisation Anlaß zur Dekommunikation geben müssen, was als Hauptmerkmal der psychischen Störung angesehen werden kann.

Selbsterziehung wird das psychotherapeutische Prinzip sein, das in neuen therapeutischen Verfahren verwirklicht wird. Daneben wird die Biopsychiatrie sich auf die sogenannten Urbilder der menschlichen Erfahrung besinnen, die sich im Zusammenhang mit bestimmten Verhaltensformen als die Grundlage dessen zeigen, was zur Zeit noch «Suggestive Beeinflussung» genannt wird.

Suggestive Beeinflussung und Suggestibilität als eine besondere Form der Beeinflußbarkeit werden ihrem Wesen nach besser als Grundlage aller Biopsychotherapie erkannt werden. Die weitergeführten biopsychiatrischen Untersuchungen werden ans Licht bringen, daß ein Zusammenspiel suggestiver Faktoren den Anlaß zu psychischem Kontakt geben, dies führt zu Dressatbildungen. Solche Dressate – im Sinne von Schematisierungen – werden sich als ein sehr beachtlicher Beitrag zur Entwicklung der oben erwähnten Urbilder der Erfahrung erweisen. So wird auch auf dem Wege biopsychiatrischen Denkens gleich einer aufwärts gerichteten Spirale eine Evolution in der Möglichkeit, Erfahrungsbilder und Verhaltens-Schemata hervorzurufen, zu erkennen sein. Für die sogenannte suggestive Psychotherapie wird sich zeigen, daß sie erst am Anfang ihrer Möglichkeiten steht und daß sie bei tieferer Besinnung auf ihre Grundlagen noch verfeinerten Gebrauch von ihnen machen kann. Immer mehr wird auch die Gruppentherapie angewandt werden, mit einer feineren Auslese für eine Gruppe vorgesehener Patienten. Über die Prinzipien für die künftige Auslese wurden vom Verfasser in früheren Veröffentlichungen bereits Vorschläge gemacht (siehe: «Probleme der Gruppenpsychotherapie», 1953).

Zurückkehrend zum noopsychiatrischen Prinzip der Selbsterziehung sei gesagt, daß es als ein Schlußstein aller Formen von Psychotherapie zu betrachten sein wird. Die meisten der sich zur Behandlung anmeldenden Patienten besitzen nicht die Fähigkeit zur freien Selbstentwicklung, die zur Selbsterziehung führt. Abgesehen von einigen Sonderfällen sind es Infantilismen der Persönlichkeitsstruktur, die in zahllosen Variationen und durch vielerlei Faktoren den Hauptanteil der psychisch Kranken bilden. Bei ihnen werden ein Aussprechen der an sich wohl latenten Vollwertigkeit, wie auch ein Appell an das womöglich ausreichende Selbstbewußtsein und an eine potentiell vorhandene Fähigkeit zur Selbstbestätigung, vorläufig vergeblich sein. Hier werden bio- und noopsychiatrische Hilfsmittel einander ergänzen müssen, und darüber hinaus ist der Vorbeugung große Beachtung zu schenken. Die Vorbeugung (Prophylaxe) wird auch immer mehr Raum in jeder Behandlung einnehmen, so daß der Akzent mehr und mehr in die empfänglichen Perioden verlegt wird, die vor der Möglichkeit einer Selbsterziehung liegen. Man wird hierbei selbstredend ständig im Auge behalten, daß sehr viele Patienten die Periode einer zweckmäßigen Selbsterziehung niemals erreichen. Es wird auch zum Aufgabenbereich der zukünftigen Noopsychiatrie gehören, näher zu bestimmen, wann diese Möglichkeit gegeben ist und welche Situationen hierfür günstig sind. Der menschliche Geist trägt die Möglichkeit zum vorbeugenden Handeln in sich, ein Voraussehen, das zur Vorsicht mahnt. Zunehmende Einsicht, verbunden mit dem Verständnis für das Zukünftige, werden bei einer sich weiter entwickelnden Menschheit in jeder Hinsicht zu erwarten sein. Für die Psychiatrie bedeutet die wachsende Einsicht vor allem ein Zunehmen des vorbeugenden Handelns. Man wird das richtige Mittelmaß zwischen einer übertriebenen Besorgnis und der Vernachlässigung finden. Hier wird das Problem einer optimalen Belastung, psychischen Immunisierung, Selbstverantwortung und Distanzierung immer mehr Bedeutung gewinnen. Es geht um eine optimale Belastung, die bei zunehmender Selbstentwicklung mehr und mehr zur optimalen Selbstbelastung führt, so wie sich jede Erziehung immer mehr der Selbsterziehung nähert. Und obwohl schon allgemein bekannt ist, daß Verweichlichung zur Infantilisierung zu führen pflegt, wird die Bedeutung des Schrittes von der Sensibilisierung zur Verwahrlosung heute noch zu wenig erkannt.

Von der Tatsache ausgehend, daß die Pädagogik sich auf das orthopädagogische Denken gründet, wird der Psychotherapeut der Zukunft sich immer stärker der Kompliziertheit seiner Aufgabe bewußt werden. Es ist eine Aufgabe mit immerfort wechselndem Aspekt. Von einer Selbsterziehung wird auch erst dann die Rede sein können, wenn durch die vorher angewandten Hilfsmittel oder Entfaltungsmöglichkeiten ein gewisses Maß von Selbstbetätigung, genügend Selbstbewußtsein und eine ausreichende Willenskraft entwickelt wurden. Das künftige therapeutische Denken wird, mehr als heute, die Betonung auf das Individuelle des psychisch leidenden Menschen legen, und es wird auch die individuelle Art seiner Selbstentfaltung respektieren und fördern. Das die Heilung bringende Bewußtmachen von unbewußten Konfliktsituationen – von der Psychoanalyse als therapeutische Richtlinie empfohlen – wird abgeändert werden, entsprechend dem Gebrauch, den der psychisch gestörte, zur Selbsterkenntnis gelangte Mensch von seiner gewonnenen, bzw. wiedergewonnenen inneren Freiheit machen kann. Die zukünftige Psychotherapie wird die Möglichkeit für ein eigenes Leben in Freiheit zu fördern versuchen. Daß dazu das Recht auf eigene Individualität mehr als jetzt betont werden muß, bedarf keiner näheren Erklärung. «Erziehung zur Selbsterziehung» (der Wahlspruch Hanselmanns) wird auch die Richtschnur der künftigen Psychotherapie sein, sie wird die Individualität des menschlichen Geistes als Realität ansehen. Aber auch der Psychotherapeut wird sich nicht vorstellen können, was der psychisch Gestörte aus seinen Lebensmöglichkeiten noch machen wird, weil die innere Freiheit ja nicht an vorausberechenbare Gesetzmäßigkeiten gebunden ist.

Die zukünftige Psychotherapie wird – mit offenem Auge für die biologische Wesensart des Menschen, seine biologisch bedingten Nöte und Konflikte, sein zwiespältiges Verhältnis zum Mitmenschen – und mehr noch das gestörte Selbstverständnis und die gestörte Form des In-der-Welt-Seins als «condition humaine» ansehen. Gestörte Strukturen, wie z. B. das Mit-sich-selbst-Sein, das Mit-dem-Anderen-Sein und das Sein-mit-der-Welt, spiegeln sich in der psychischen Störung wider. Aufgabe der Zukunft wird sein, die verschiedenen tatsächlichen Dimensionen dieser Strukturen kennenzulernen. Die künftige Noopsychiatrie wird sich um das Verstehen – und nicht nur Erklären – der Störungen der gesamten Struktur des In-der-Welt-Seins beim neurotischen oder psychotischen Menschen bemühen. Die Psychotherapie der Zukunft wird dem psychisch Leidenden zeigen, auf welche Irrwege er bei seiner Selbsterziehung gekommen ist bzw. durch welche der ihm offen stehenden Möglichkeiten er in Verwirrung geraten ist. Angst und Schuld werden ihm als menschliche Antworten auf eine drohende Vernichtung des Daseins erkennbar gemacht, das seinen rechten Sinn nicht gefunden hat. Und wenn sich der psychisch Gestörte in der Zwangsvorstellung eines bestimmten Weltbildes verkrampft hat, wird versucht, ihm eine Kompensation für sein Bedürfnis nach Sicherheit, Geborgenheit, Macht oder Einheitserleben zu bieten. Für die künftige Psychotherapie wird es wichtig sein, ob es ihr gelingt, ein gegenseitiges Verständnis, also eine «geistige Begegnung», zustande zu bringen. Man kann annehmen, daß in jedem Menschen die Möglichkeit für eine gewisse Form der Übertragung latent vorhanden ist, und man weiß, wie wichtig in therapeutischer Hinsicht dieses Phänomen für die Psychoanalytiker ist. Obgleich Übertragung und Begegnung ihrem Wesen nach verschiedene Begriffe sind und der erste auf ein infantil-fundiertes erotisches Verhältnis hinweist, wird der Weg zu einer Begegnung (als reziprokes Erlebnis) durch die Übertragung geebnet.

Der Gebundenheitssituation in der Übertragung steht das Freiheitserlebnis der Begegnung gegenüber, da auf dem Niveau der Triebhaftigkeit keine Begegnung stattfinden kann. Solange der Mensch an Sexual- und Machtprobleme gebunden bleibt, kann unter diesem Abhängigkeitsverhältnis von einer freien Begegnung noch keine Rede sein. Daher wird eine vorbereitende Psychotherapie, die den psychisch Kranken erst bis zu einem gewissen Grad der Selbstbefreiung bringen kann, der eigentlichen, noopsychiatrisch begründeten Therapie vorangehen müssen.

Die Einsicht, daß vor der Möglichkeit zu einer Begegnung ein gewisser Grad von Selbstbefreiung erreicht werden muß, ist noch kaum Allgemeingut geworden, obgleich dies augenscheinlich klar auf der Hand liegt.

Frankl, der in den Mittelpunkt seiner Logotherapie die Verantwortlichkeit und die Sinnerkennung des menschlichen Seins gestellt hat, erwartet diese Erhellung des Geistes (Existenzerhellung im Sinn von Jaspers) durch ein aufklärendes Gespräch. Es handelt sich hier um eine ganz besondere Begegnung, die das eigene Dasein auf ein persönliches Ziel auszurichten hat. Die wichtigsten Facetten menschlicher Problematik, die sich auf Störungen in der Möglichkeit zur Begegnung gründen, drücken sich in Neurose und Psychose aus. Im allgemeinen nimmt man an, daß sich in beiden Fällen ein Kampf um die Selbsterhaltung abspielt und daß diese Zustände Ausdruck fehlerhafter Begegnungsweisen sind. Hierzu kann man auch eine Einschränkung oder ein Erlöschen der Möglichkeit, die objektiv gültige Wirklichkeit zu erfahren, rechnen, die zu einer Wahnvorstellung oder zu anderen Äußerungen einer geringen Verbundenheit mit der Welt führen kann. So zeigt auch das veränderte Bewußtsein in einer Depersonalisation den Zustand von Vereinsamung und Unfähigkeit zur Begegnung.

Nach heutigem noopsychiatrischen Denken strebt der Mensch in seinem Weltentwurf nach einer Begegnung mit dem Anderen. Dies gilt genauso für den psychisch Kranken. Eine andere Frage ist jedoch, inwieweit die angestrebte Begegnung möglich ist. Während der letzten 20 Jahre hat sich unter dem Einfluß von Jaspers, Heidegger, Haeberlin, Binswanger und anderen Forschern eine phänomenologische Anthropologie entwickelt, die sich das methodische Studium der (psychiatrischen) «Begegnung» als Aufgabe gestellt hat. Eine – wenn auch mangelhafte – Begegnung zwischen dem psychisch Gesunden und dem psychisch Kranken wird grundsätzlich für möglich gehalten, vorausgesetzt, daß dieser auf jeden Fall Mensch geblieben ist. So gesehen sind die Ausdrucksformen des psychisch Gestörten als sein Verhältnis zur Welt zu betrachten, in der er lebt. Und hier bestätigt sich eine alte Wahrheit, nach der eine Begegnung nur in ein und demselben Weltbild realisierbar ist oder – anders gesagt – nur auf einem Niveau, das noch eine Identifikationsmöglichkeit zuläßt. Jede Äußerungsform des psychisch Gestörten muß sinnvoll sein. Man muß nur eine Methode suchen, die dieses Sinnvolle auch als «sinnvoll» erkennen läßt.

Die Begegnung mit dem psychisch Kranken lehrt durch seine körperlichen Ausdrucksformen seine Art des Menschseins erkennen. Wie armselig dem psychisch Gesunden diese Form des menschlichen Seins manchmal auch erscheinen mag, an sie klammert sich der Patient gleichsam fest und von ihr sendet er seine «Symptome» in die Welt hinaus, als Signale seiner geistigen Not. Der psychisch Leidende wird auch nur insoweit unverständlich bleiben, als der Psychiater nicht fähig ist, sich Zutritt zu seiner Welt zu verschaffen und sich mit seinem Gemütszustand zu identifizieren, der sich ja diese Welt geschaffen hat. Der psychisch Gestörte – der «Aliéné» – ist tatsächlich der Welt des psychisch Gesunden entfremdet, und das Verständnis für ihn wird seine Grenze an der Möglichkeit finden, noch *bei* ihm, d. h. *in* ihm zu sein. Das Verstehen offenbart sich in der Begegnung zwischen dem Psychiater und dem psychisch Gestörten auch als einer Möglichkeit, sein einstweilen noch Unverständlich-Sein zu erleben. Man wird den einen psychisch gestörten Menschen nicht besser oder schlechter verstehen als den anderen, aber jeden auf eine andere Weise. Es wird sich zeigen, daß es nur

Modi der Verstehbarkeit gibt und keine Grade, ebenso wie dies für die Intelligenz gilt.

In der Noopsychiatrie der Zukunft wird der psychisch Leidende stets irgendwie Mensch sein und bleiben. Dies wird sogar für Zustände extremer Demenz gelten, die man als Endstadien mancher geistigen Störungen antrifft. Und selbst da, wo von einer Begegnung im tieferen Sinne keine Rede mehr sein kann, bleibt doch noch eine Kontaktmöglichkeit, die den psychisch Kranken in seinem Menschsein anzurühren vermag. Zu den wichtigsten Aufgaben des Psychiaters wird es gehören, die geeignete Atmosphäre für eine Begegnung bzw. einen Kontakt mit dem Patienten zu schaffen. Er wird alle körperlichen Äußerungsformen, alle Erwartungen und Empfindungen verstehen lernen, die der psychisch Gestörte in Begegnung oder Kontakt bei ihm hervorrufen wird, wenn beide «beisammen» sind, eingebettet in die Sphäre des Menschseins. Man wird bedenken, daß das Weltbild des psychisch Gestörten verstehen auch bedeutet, ihn selbst verstehen!

Veröffentlichungen von Prof. Dr. E. A. D. E. CARP

1921. Resttoestanden na encephalitis epidemica. *Ned. T. Geneesk.* IIA/65 (684).

1922. Over syringobulbie. *Ned. T. Geneesk.* IB/66 (2239).

1923. Over zelfmoord. *Ned. Maandschr. Geneesk.*, Nieuwe Reeks, 3 (709).

1923. A case of transvestitism. *Psychiat. neurol. Bl. (Amst.).* 27 (368).

1923. *Het manische element in de paranoia.* Proefschrift. J. J. Groen & Zn. Leiden. Diss.

1924. Over de verandering van het persoonlijkheidsbewustzijn in een geval van melancholia anaesthetica (met G. Kraus). *Psychiat. neurol. Bl. (Amst.).* 28 (360).

1924. Die Rolle der prägenitalen Libidofixierung in der Perversion. *Int. Z. Psychoan.* ld (258).

1925. Sur la fonction de la couche des grains du cervelet. *Psychiat. neurol. Bl. (Amst.),* 29 (10).

1925. La psychoanalyse d'un cas d'exhibitionisme. *Psychiat. neurol. Bl. (Amst.),* 29 (21).

1925. Over de verwerking van een actueel conflict in de inhoud van een schizophrene psychose. *Psychiat. neurol. Bl. (Amst.).* 29 (255).

1926. Uit de geschiedenis ener gevangenispsychose. *Ned. T. Geneesk.* Tweede helft, IIA/70 (620).

1926. Over de waarde der moderne methoden van psychologisch en biologisch onderzoek bij de beoefening der klinische psychiatrie. *Ned. Maandschr. Geneesk.*, Nieuwe Reeks 5 (111).

1926. Over de aanleg tot de manisch-depressieve psychose en de schizophrene procespsychose. *Ned. Maandschr. Geneesk.*, Nieuwe Reeks, 5 (342).

1926. Over psychoses bij lues cerebri. *Ned. T. Geneesk.* 2B/70 (1504).

1926. Over projectie en splijting der persoonlijkheid. *Psychiat. neurol. Bl. (Amst.),* 30 (273).

1926. Over het vraagstuk der verwantschap tussen hysterie en schizophrenie, *Ned. T. Geneesk.* Eerste helft, 2A/70 (7).

1927. Een geval van atrophie van Pick. Vergad. versl. Z. Holl. Neurol. Ver. *Ned. T. Geneesk.* 1A/71 (330).

1927. Over het schizophrenie-begrip. *Ned. T. Geneesk.* 1A/71 (352).

1927. Anatomische demonstratie van een geval van tubereuze sclerose. *Ned. T. Geneesk. Eerste helft,* IB/71 (2314).

1927. Die Analyse einer besonderen Form von Sadismus. (Mädchenstecher). *Psychiat. neurol. Bl. (Amst.),* 31 (403).
1927. Anatomische demonstratie van twee gevallen van tuberkels in de pons. Vergad. versl. Z. Holl. Neurol. Ver.
1927. Over de localisatie der spirochaete pallida in de hersenen bij progressieve paralyse. *Ned. T. Geneesk.* 2A/71 (386).
1927. Demonstratie van spirochaetenonderzoekingen bij progressieve paralyse. *Ned. T. Geneesk.* 2B/71 (2440).
1927. Over de Psycho-analytische behandelingsmethode, getoetst aan enige gevallen. *Ned. T. Geneesk.* 2B/71 (2614).
1927. Over vormen van hebephrenie met een dwangneurotische symptomatologie, *Ned. T. Geneesk.,* Nieuwe Reeks, 6 (315).
1927. Over dwangneurosen, in verband met enige andere geesteszìekten. *Ned. Maandschr. Geneesk.,* Nieuwe Reeks, 6 (458).
1927. De schizosen. *Psychiat. neurol. Bl. (Amst.),* 31 (215).
1928. Zur psychoanalytischen Auffassung der Hypochondrie. *Z. ges. Neurol. Psychiat.* 115 (478).
1928. Het dwangneurotische karakter. *Ned. T. Geneesk.* I/72 (511).
1928. Over affect-epileptische aanvallen en hun psycho-biologische betekenis. *Ned. T. Geneesk.* LII/72 (4004).
1928. Over degeneratiepsychosen (met. A. H. Fortanier). *Ned. T. Geneesk.* IV/72 (5596).
1928. Über den Mechanismus der Geschlechtsverwandlung. *Z. ges. Neurol. Psychiat.* 116 (605).
1928. Over den aanleg tot dwangneurose. *Ned. Maandschr. Geneesk.* Nieuwe Reeks, 7 (1).
1929. Over de bijdrage der psychoanalytische opvattingen tot de kennis der involutieve en praeseniele geestesstoornissen. *Ned. Maandschr. Geneesk.* Nieuwe Reeks, 7 (537).
1929. Über den Anteil der psychoanalytischen Auffassungen an den Kenntnissen der involutiven und präsenilen Geistesstörungen. *Psychiat. Neurol. Bl. (Amst.).* 33 (406).
1929. Over de psychische behandeling der perversies van het geslachtsleven. *Ned. Maandschr. Geneesk.,* Nieuwe Reeks, 8 (91).
1929. *Over dwangneurosen.* Monographie. S. C. v. Doesburgh. Leiden.
1929. Enige opmerkingen over criminaliteit bij kinderen. *Ned. T. Geneesk.* IV/73 (5693).
1930. *Bijdragen tot de psychologie der schizophrene psychosen.* Monographie. S. C. v. Doesburgh, Leiden.
1930. Over stoornissen in de persoonlijkheidsontwikkeling bij jeugdige individuen na encephalitis epidemica. *Ned. Maandschr. Geneesk.,* Nieuwe Reeks, 8 (664).
1930. Over het medisch standpunt ten opzichte van het sterilisatie-vraagstuk bij geestelijk minderwaardigen. *R.K. Artsenblad.* II (296).
1930. *Suggestie en suggestibiliteit.* Inaug. rede bij de aanvaarding van het hoogleeraarsambt. S. C. v. Doesburgh. Leiden. 10 dec.
1931. Enkele opmerkingen over kliniek en psychopathologie der paranoia. *Psychiat. neurol. Bl. (Amst.).* 35 (433).

1931. Richtlijnen van een psychische behandeling van schizophrene psychosen. *Ned. T. Geneesk.* II/75 (1902).
1931. Over de circumscripte hersenatrophie van Pick. *Ned. Maandschr. Geneesk.*, Nieuwe Reeks, 9 (687).
1931. De elementen der seniele plaque. *Ned. T. Geneesk.* III/75 (3808).
1931. De angst-neurosen. *Ned. T. Geneesk.* IV/75 (5365).
1932. *Het misdadige kind in psychologisch opzicht.* Naar een cursus gegeven voor de Volks Universiteit te 's Gravenhage. Scheltema & Holkema. Amsterdam.
1932. Quelques remarques sur la psychologie du dégoût. *Encéphale.* 27 (107).
1932. Depersonalisatie en doodsdrift bij depressie. *Ned. T. Geneesk.* II/76 (1925).
1932. Het 'délire des négations'. *Ned. T. Geneesk.* III/76 (3720).
1932. Persoonlijkheids-zwakte. *Psychiat. neurol. Bl. (Amst.)* Feestbundel L. Bouman.
1932. *De neurosen.* Scheltema & Holkema. Amsterdam.
1933. Sadistisch negativisme. *Ned. T. Geneesk.* II/77 (1618).
1933. Psychologisches zur wissenschaftlichen Kritik. *R.K. Artsenblad.* 12 (185).
1933. *Het exhibitionisme in zijn psycho-pathologische en forensische betekenis* (met Marx). Versl. Psychiat. Jurid. Gezelsch. 20 mei.
1933. De grondslagen der klinische psychiatrie. *R.K. Artsenblad.* 12/4 (93).
1933. Over het verband tussen schizoide psychopathie en schizophreen proces. *Ned. T. Geneesk.* IV/77 (1).
1934. Het psychopathiebegrip. *Ned. T. Geneesk.* I/78 (142).
1934. De psychoanalyse als vorm van psychotherapie. *R.K. Artsenblad.* 13 (1).
1934. Het huisgezin en de geestelijke volksgezondheid. Jaarverg. R.K. Charitatieve Ver. v. Geestelijke Volksgezondheid.
1934. *Conflicten van het kinderleven.* HAGA. Den Haag.
1934. *De psychopathien.* Scheltema & Holkema. Amsterdam.
1934. Die Anwendung der Psychoanalyse als Form von Psychotherapie. *Zbl. Psychother.* 7 (317).
1935. Encopresis. *Ned. T. Geneesk.* IV/79 (5726).
1936. De ontwikkeling van het geweten, psychologisch beschouwd. *R.K. Artsenblad.* 14.
1936. Inleiding tot de psychologie der zwakzinnigheid. *Uvos.* 1.
1936. *La stérilisation d'un point de vue d'eugénésie négative.* Rapport Int. Artsencongres. Wenen.
1936. *Die Sterilisierung im Sinne negativer Eugenetik.* Rapport Int. Artsencongres. Wenen.
1936. Dementie. *Ned. T. Geneesk.* III/80 (3930).
1936. Sigmund Freud 80 jaar. *Ned. T. Geneesk.* II/80 (1956).
1936. *Onvruchtbaarmaking als therapie.* Romen, Roermond.
1937. Over de sociale en prophylactische betekenis van psychotherapie voor het Kind. *Ons Groene Kruis.* Febr.
1937. Sur la formation de la plaque sénile. *Psychiat. neurol. Bl. (Amst.).* 41 (201).
1937. Enkele kritische beschouwingen omtrent Freuds doodsdrift. *Studien.* Juli.

1937. Psychotherapie en wereldbeschouwing. *Studien.* Dec.
1937. Nieuwe perspectieven in de behandeling van lijders aan schizophrene geestesstoornissen. *Ned. T. Geneesk.* II/81 (3017).
1937. *Psychosen op exogene grondslag en geestelijke defecttoestanden.* Scheltema & Holkema. Amsterdam.
1938. *De individual-psychologische behandelingsmethode.* De Tijdstroom. Lochem.
1938. Psychoanalyse. *Scientia.* Deel 1.
1938. Over de psychologische betekenis der zelfbevrediging in verband met het ontstaan van neurotische stoornissen. *R.K. Artsenblad.* 17 (1).
1938. Wetenschap en wonder. *T. Handelswetensch.*
1938. Uitkomsten verkregen met psychotherapie. *Ned. T. Geneesk.* I/82 (971).
1938. Psychologische beschouwingen omtrent zelfmoord. *Studien.* Mei.
1938. Inleiding tot de psychologie van het spel. *Synthese.* 3 (159).
1938. Psychoanalyse en gestichtspsychiatrie. *Psychiat. neurol. Bl. (Amst.).* 42 (169).
1938. Reclassering van sexuele delinquenten. *R.K. Artsenblad.* 17 (289).
1938. Neurotische levenhoudingen en levensproblematiek. *R.K. Artsenblad.* 17 (289).
1938. De voorstelling en de denkwereld van het jonge kind. *T. soc. Geneesk.* (265).
1939. *De suggestieve behandelingsmethodes en het suggestieve element in de psychotherapie.* De Tijdstroom. Lochem.
1939. *Het criminologisch aspect van zwakzinnigheid.* In: Zwakzinnigheid in verband met criminaliteit. M. Nijhoff. Den Haag.
1939. *Het affectieve leven van het kind (met R. Dellaert).* De Oogst. Antwerpen.
1939. De sociale waarde van geestelijke volksgezondheit. Soc. paedag. Voordr. Dr. Bosstichting. 3.
1939. De moderne organisatie ener psychiatrische kliniek. *Psychiat. neurol. Bl. (Amst.).* 43 (880).
1939. Over oorlogspsychiatrie. *Ned. T. Geneesk.* IV/83 (5036).
1939. *De neurosen.* Tweede druk. Scheltema & Holkema. Amsterdam.
1939. Het mensheidsprobleem der gebondenheid in verband met het wezen der suggestieve beïnvloeding. *Ned. T. Psychol.* 7 (235).
1939. In Memoriam Sigmund Freud. *Ned. T. Geneesk.* III/83 (4714).
1939. Indicaties bij de toepassing der individual-psychologische behandelingsmethodiek. *J. belge Neurol. Psychiat.* 39 (404).
1940. Prof. Dr. G. Jelgersma. 1 nov. 1859-1 Nov. 1939. *Psychiat. neurol. Bl. (Amst.)* 44.
1940. Over geestesstoornissen in mobilisatie- en oorlogstijd. *Milit. Geneesk. T.* Jan.
1940. Organisatie van de psychiatrische dienst onder de burgerbevolking en preventieve maatregelen tegen paniekstemming. Radiolezing K.R.O. Jan.
1940. Priester en psychiater. *R.K. Artsenblad.* 19 (25).
1940. Pathologische uitingsvormen van agressieve aard bij dienstplichtigen en hun beoordeling. *Geneesk. Gids.* Juni.
1940. Over neurotische spraakstoornissen bij gemobiliseerden. *Ned. T. Geneesk.* III/84 (2788).

1940. Psychische hygiëne der weermacht. *Psychiat. neurol. Bl. (Amst.).* 44 (206).
1940. De geneesheer voor het zgn. Leib-Seele probleem *T.R.K.B.L.O.*
1940. Depressietoestanden bij kinderen in de prae-puberteit. *Ned. T. Psychol.* 7 (403).
1940. De betekenis der geestelijke hygiëne voor de onvolwaardigenzorg. *Ned. T. Psychol.* 8 (158).
1941. Geestelijke hulpbehoevendheid. *Ned. T. Geneesk.* II/85 (2869).
1941. Voorbehoeding tegen zelfmoord. *Ned. T. Geneesk.* I/85 (52).
1941. Over de methode van structuur-analytisch persoonlijkheidsonderzoek in de clinische psychiatrie. *Psychiat. neurol. Bl. (Amst.).* 45 (359).
1941. Persoonlijkheids-facetten en persoonlijkheids-structuur. *Ned. T. Psychol.* 8 (367).
1941. Het probleem der 'onechtheid' in de psychologie. Id.
1942. Een geval van pubertas praecox. *Ned T. Geneesk.* III/86 (2158).
1942. In Memoriam Prof. Dr. G. Jelgersma. *Psychiat. neurol. Bl. (Amst.).* 46 (361).
1942. De betekenis der onderscheiden vormen van therapie in het kader van het geneeskundig denken. I. *Ned. T. Geneesk.* II/86 (1122).
1942. De betekenis der onderscheiden vormen van therapie in het geneeskundig denken. II. *Ned. T. Geneesk.* II/86 (1678).
1942. Assimilatie en assimilatiestoornissen. *Ned. T. Psychol.* 10 (139).
1943. Steelzucht bij kinderen. *Ned. T. Geneesk.* I/87 (293).
1943. Pubertas praecox. II. *Ned. T. Geneesk.* II/87 (388).
1943. Buchbesprechung von: *Leerboek der kinderpsychiatrie en der heilopvoedkundige behandeling,* von R. Nijsen (mit R. Busschaert und J. van der Ven). Lehrbuch der allgemeinen Kinderpsychiatrie von M. Tramer.
1943. Jelgersma. *Leven en werken van een verdienstelijk Nederlander.* De Tijdstroom. Lochem.
1943. Ontwikkelingspsychologie en structuur-analyse. *Ned. T. Psychol.* 100 (253).
1944. Migraine en periodieke onstemmingstoestanden. *Ned. T. Geneesk.* I/88 (418).
1944. Psychotherapie en wereldbeschouwing. *Psychiat. neurol. Bl. (Amst.).* 49 (303).
1946. Simulatie? *Ned. T. Geneesk.* II/90 (1144).
1946. De electroshockbehandeling bij depressietoestanden. *Ned. T. Geneesk.* I/90 (120).
1946. *Grondslagen van psychotherapie.* De Tijdstroom. Lochem.
1946. De mensbeschouwing bij Jung, Freud en Adler. *Ned. T. Psychol.* Nieuwe Reeks, Deel I (213).
1947. Individualiteit en collectiviteit. R.K. Studentenver. 'St. Virgilius', Delft.
1947. Kindermoord. *Ned. T. Geneesk.* III/91 (1766).
1947. *Medische psychologie en pathopsychologie.* Scheltema & Holkema. Amst.
1947. Het psychopathie-probleem. *Psychiat. neurol. Bl. (Amst.).* 50/5 (382).
1947. *De neurosen.* Derde druk. Scheltema & Holkema. Amsterdam.
1947. *Suggestie.* H. Meulenhoff, Amsterdam.
1947. *Psychosen op exogene grondslag en geestelijke defect-toestanden* (met A. H. Fortanier en T. A. Kandou). Tweede druk. Scheltema & Holkema. Amsterdam.
1948. *Patho-psychologische bijdragen tot de kennis van het moordprobleem* (met A. H. Fortanier, J. H. Plokker en Mej. J. C. M. Bok). De Tijdstroom. Lochem.

1948. *Conflicten van het kinderleven.* Tweede druk. HAGA. Den Haag.
1948. Schuld en mensbeeld. T. Philos. 10/1.
1948. Problème de la mort représenté comme drame (psychodrama). *Psychiat. neurol. Bl. (Amst.).* 51 (130).
1948. De psychopathieën. Derde druk. Scheltema & Holkema. Amsterdam.
1948. *De analytisch-psychologische behandelingsmethode volgens Jung.* H. Meulenhoff, Amsterdam.
1949. *Psychodrama. Dramatisering als vorm van psychotherapie.* Scheltema & Holkema. Amsterdam.
1949. *Sexuele misdadigheid.* A. J. G. Strengholt, Amsterdam.
1950. *De suggestieve behandelingsmethodes en het suggestieve element in de psychotherapie.* Tweede druk. De Tijdstroom. Lochem.
1950. *De individual-psychologische behandelingsmethode.* Tweede druk. De Tijdstroom. Lochem.
1950. Faiblesse d'esprit comme problème social. Voordr. Congr. Heilpaedag. Amsterdam.
1950. Buchbesprechung von *«Ein Querschnitt durch die Arbeit der Tübinger Nervenklinik»*, herausgegeben zum 60. Geburtstag von Ernst Kretschmer. Springer. Berlin, 1949.
1950. Quelques remarques sur la psycho-thérapie d'après Adler et Jung. *Folia psychiat. (Amst.).* 53/1.
1950. Inleiding tot de pathopsychologie der getuigenis. *R.K. Artsenblad.* Juli.
1950. Zoostuprum. *Folia psychiat. (Amst.).* 53/6.
1951. *Psychopathologische opsporingen* A. J. G. Strengholt. Amsterdam.
1951. Maligne dwangneurose. *Ned. T. Geneesk.* II/95 (1218).
1951. Het aandeel van Nederland in de vooruitgang der geneeskundige wetenschap van 1900 tot 1950. *Ned. T. Geneesk.* II/95 (1342).
1951. Verslag van het internationale congres voor psychotherapie van 5—8 september 1951 te Oegstgeest.
1951. *Rodion Raskolnikow. A psychopathological study.* A. J. G. Strengholt. Amsterdam.
1951. *Hoe zien wij de mens. Psychologische beschouwingswijze.* Studium Generale-Colleges. Nov. 1949. Universitaire Pers. Leiden.
1951. *Medische Psychologie en pathopsychologie.* Scheltema & Holkema. Amsterdam. Tweede druk.
1951. Schuld en mensbeeld. *Solia Psychiat. (Amst.)* 54/4 5.
1952. Geloof en mensbeschouwing. Voordr. 10 febr. Christen-Studentenraad.
1952. Het wereldbeeld van de geesteszieke mens. *Ned. T. Geneesk.* II/96 (1076).
1952. *Aspecten en afwijkingen van de menselijke geest.* Psychopathologische opsporingen. II A. J. G. Strengholt. Amsterdam.
1952. Groep en groepsvorming. *Ned. T. Psychol.* Nieuwe Reeks. VII/3.
1952. Pathologie van het lichaamsschema. *Ned. T. Geneesk.* II/96 (1124).
1952. Opvoeding tot een beter mensdom? *R.K. Artsenblad.* Juni.
1952. Troubles de l'image du corps. *Acta neurol. psychiat. belg.* 8

1952. *The affective contact.* Congr. boek Int. Congr. Psychotherapie, Oegstgeest. 1951.
1953. *Probleem van het mens-zijn.* Wijt. Rotterdam.
1953. *Grondslagen ener nieuwere oriëntatie in de kinderpsychopathologie* (met R. Dellaert). Wijt. Rotterdam.
1953. *Grondslagen van psychotherapie.* Tweede druk. De Tijdstroom. Lochem.
1953. *Problemen der groepspsychotherapie.* (met B. Stokvis en J. J. de Groot). De Tijdstroom. Lochem.
1953. Psychothérapie et conception du monde. *Acta psychother., psychosom, et orthopaedag.* 1 (56).
1953. Prophylaxie du suicide. Voordr. in België.
1953. Natuurwetenschap en leergezag. Voordr. te Nijmegen.
1953. Clinical symptomatology of dementia. *Folia psychiat. (Amst.).* 56 (293).
1953. Sur la simulation. *Acta neurol. psychiat.* belg. 9.
1953. Grondbeginselen van psychotherapie. *Ned. T. Geneesk.* II/97 (1110).
1953. Problemen der psychosomatische geneeskunde (met B. Stokvis). *Ned. T. Geneesk.* 4/97 (213).
1953. Het Ik-probleem. *Syllabus.* 1952/1953.
1953. Remarques sur la sociothérapie française. *Acta psychother., psychosom. et orthopaedag.* I (281).
1953. Transfert de relations sur base de fixation et d'union. *Acta psychother., psychosom. et orthopaedag.* 1 (304).
1953. Darstellende Psychotherapie. *Folia psychiat. (Amst.).* 56/5.
1953. De waarde van de dieptepsychologische karakterologie voor de orthopaedagogiek. *T. Ziek. en Opvoedingsl.* 3/4.
1954. *Dieptepsychologie en Katholieke opvoeding.* Versl. boek 14e R.K. Paedag. week.
1954. *Ondanks alles mens.* Wijt. Rotterdam.
1954. Psychodrama. *Z. Psychother.* 4 (163).
1954. Transvestitisme. *Ned. T. Geneesk.* 22.
1954. Der Wert der tiefenpsychologischen Charakterologie für die Orthopädagogik. *Acta psychother., psychosom. et orthopaedag.* II.
1954. *Sociotherapie.* De Tijdstroom. Lochem.
1954. *Conflicten van het kinderleven.* 3e druk (zie boven).
1955. Christian Psychotherapy. *Revista de Psichologia normale e Patológica* no. 2. 342.
1955. Perspectives of Sociotherapy. *Acta Psychotherapeutica.* Basel. Vol. 3. 335.
1955. The theoretical foundations of catharsis, *Folia psychiatrica.* Vol. 58. no. 4. 224.
1956. Menschenbild und Weltbild als Existenzmöglichkeit der normalen und krankhaften Persönlichkeit. *Jahrbuch f. Psychologie und Psychotherapie.* 221.
1956. *Nouvelles orientations de la Psychiatrie infantile.* (zusammen mit R. Dellaert). E. Vitte. Lyon-Paris.
1956. *Gerechtelijke psychiatrie* (met J. M. v. Bemmelen en D. Wiersma) Scheltema & Holkema. A'dam.
1957. Report on Psychotherapy in Holland. *Progress in Psychotherapy. Grune and Stratton.* U.S.A. 203.

1958. Blootleggende Psychotherapie. *Ned. T. Geneesk.* no. 27. 1289.

1958. Een hopeloos geval. *Huisarts en Wetenschap.* p. 239.

1958. Die mehrfache Dimensionalität der kathartischen Therapie. *Festschrift zum 70. Geburtstag von Ernst Kretschmer.* Georg Thieme Verlag. Stuttgart. 171.

1958. *Psychocatharsis. De Tijdstroom.* Lochem.

1959. Die personalistische Orientierung in der Psychotherapie, *in Handbuch der Neurosenlehre und Psychotherapie.* Urban & Schwarzenberg. München. Bd. III. 614.

1959. *Psychotherapie op grondslag van wereldbeelden. De Tijdstroom.* Lochem.

1959. Psychotherapeutische mogelijkheden bij schizofreen-gestoorden. *Ned. T. Geneesk.* no. 13. 657.

1960. Psychotherapeutische verstandhouding met schizofreen-gestoorden. *Ned. T. Geneesk.* no. 12.

1960. Opsporing van conflictsituaties achter klachten van lichamelijke aard en de invloed van conflictsituaties op het genezingsproces. *Boerhaave cursus. Rijksuniversiteit Leiden. Huisarts en Wetenschap.* 11.

1960. *Group-selection. Acta Psychotherapeutica.* Basel. Vol. 8. 450.

1960. Notities over de managerziekte. *Geneesk. Gids.* no. 17. 385.

1960. Vooroordelen tegen geesteszieken. *R. K. Artsenblad.* 39e jaargang. 273.

1960. Psychasthene en schizofrene toestanden. *Ned. T. Geneesk.* no. 22. 1065.

1961. Ter nagedachtenis aan Carl Gustav Jung. *Kath. Artsenblad.* no. 7. 189.

1961. Een geval van anankastische psychopathie. *Geneesk. Gids.* no. 24. 541.

1962. Huwelijk en koppelvorming in Conflicten in en van het huwelijksleven. Boerhaave cursus. Rijksuniversiteit Leiden. *Huisarts en Wetenschap.* 5. 300.

1962. Psychiatrische bemoeienis bij ernstig gestoorde zedelijkheidsdelinquenten. *Ned. T. v. Geneesk.* no. 19. 965.

1962. Concept des images du monde chez l'enfant. *Acta Psychotherapeutica.* Basel. 10. 465.

1963. Picturale expressie als hulpmiddel van diagnostiek. *Ned. T. v. Geneesk.* no. 24. (1073).

1963. Group Psychotherapy in lonely adolescents. *Festschrift f. Charlotte Bühler, Gegenwartsprobleme der Entwicklungspsychologie.* Göttingen. 188.

1963. Nichtverbale Kommunikationsmöglichkeiten und Koppelbildung. *Acta Psychotherapeutica.* Basel. 145. 293.

1964. Le besoin d'un optimisme thérapique, *Acta Psychotherapeutica.* Basel.

1964. *Eenzaamheid. Schets ener antropologische Psychiatrie.* Bijleveld. Utrecht.

1964. *De dubbelganger.* Beschouwingen over dood en leven. Aula Serie. Spectrum. Utrecht.

1966. Perspectieven der Psychiatrie. *Ned. T. Geneesk.* no. 13. 622.

1966. Einsamkeit. *Arzt und Seelsorger.* Stuttgart. 86.

1966. Het wereldbeeld van de sub-intelligente mens. *Tijdschr. v. R. K. buitengew. onderwijs.* 9. 278.

1966. Der Vereinsamte als Patient. *Psychother. Psychosom.* Basel. 14. 186.

1966. *Angst en Vrees.* Aula Serie. Spectrum. Utrecht.
1967. *Eenheid. Grondpatroon van het leven.* (tesamen met W. J. J. de Sauvage Nolting) Bulletin der kon. Maatschappij v. dierkunde. Antwerpen.
1968. Agressie en agressiviteit. Spectrum. Utrecht-Antwerpen.
1968. Opstandigheid en verwaarlozing. Tijdschr. kath. B. L. O.
1969. Teilhard de Chardin, Jung en Sartre over evolutie. Spectrum. Utrecht-Antwerpen.
1969. Sartre und die Grundlagen der mod. Soziotherapie, Psychotherapy. Karger. Basel.
1969. Toekomstige Psychiatrie. Strengholt. Amsterdam.
1970. Zelfonthulling in het mensbeeld van Jean Paul Sartre. Standaard. Antwerpen.